国家卫生健康委员会"十四五"规划教材

全国高等学校教材

新形态教材

U0658761

供医学检验技术专业用

临床血液学检验技术实验指导

第 2 版

主 编 王霄霞

副 主 编 屈晨雪 牛新清

编 委 （以姓氏笔画为序）

王 林	湖南医药学院	张宇明	广东医科大学附属医院
王霄霞	温州医科大学	陈彦猛	重庆医科大学
牛新清	新乡医学院	陈海生	佛山大学
邓 聪	广州医科大学附属第二医院	罗秀菊	中南大学湘雅三医院
江明华	温州医科大学	郑 沁	四川大学华西医院
李 强	南方医科大学南方医院	屈晨雪	北京大学第一医院
李俊勋	中山大学附属第一医院	莫武宁	广西医科大学第一附属医院
吴 洁	海南医科大学	徐子真	上海交通大学医学院附属瑞金医院
何巍巍	九江学院附属医院	高海燕	哈尔滨医科大学附属第六医院

编写秘书 胡王强 温州医科大学

人民卫生出版社

·北京·

版权所有，侵权必究！

图书在版编目（CIP）数据

临床血液学检验技术实验指导 / 王霄霞主编.
2版. -- 北京：人民卫生出版社，2025. 5. --（全国高
等学校医学检验专业第七轮暨医学检验技术专业第二轮规
划教材）. -- ISBN 978-7-117-37940-3

Ⅰ. R446.11

中国国家版本馆 CIP 数据核字第 20252AJ533 号

人卫智网	www.ipmph.com	医学教育、学术、考试、健康，购书智慧智能综合服务平台
人卫官网	www.pmph.com	人卫官方资讯发布平台

临床血液学检验技术实验指导
Linchuang Xueyexue Jianyan Jishu Shiyan Zhidao
第 2 版

主　　编：王霄霞
出版发行：人民卫生出版社（中继线 010-59780011）
地　　址：北京市朝阳区潘家园南里 19 号
邮　　编：100021
E - mail：pmph @ pmph.com
购书热线：010-59787592　010-59787584　010-65264830
印　　刷：人卫印务（北京）有限公司
经　　销：新华书店
开　　本：787×1092　1/16　　印张：12
字　　数：300 千字
版　　次：2015 年 9 月第 1 版　　2025 年 5 月第 2 版
印　　次：2025 年 6 月第 1 次印刷
标准书号：ISBN 978-7-117-37940-3
定　　价：56.00 元

打击盗版举报电话：**010-59787491**　 E-mail：**WQ @ pmph.com**
质量问题联系电话：**010-59787234**　 E-mail：**zhiliang @ pmph.com**
数字融合服务电话：**4001118166**　　 E-mail：**zengzhi @ pmph.com**

新形态教材使用说明

新形态教材是充分利用多种形式的数字资源及现代信息技术，通过二维码将纸书内容与数字资源进行深度融合的教材。本套教材全部以新形态教材形式出版，每本教材均配有特色的数字资源，读者阅读纸书时可以扫描二维码，获取数字资源。

获取数字资源的步骤

① 扫描封底红标二维码，获取图书"使用说明"。

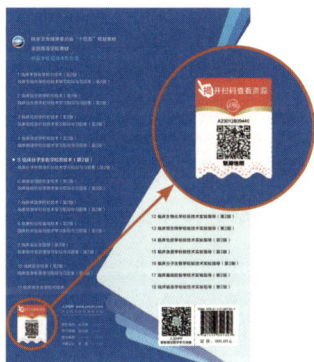

② 揭开红标，扫描绿标激活码，注册 / 登录人卫账号获取数字资源。

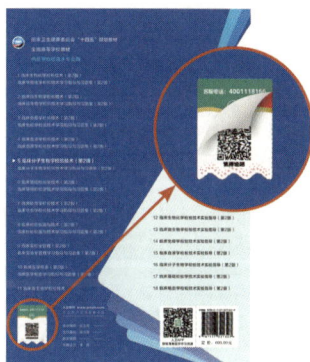

③ 扫描书内二维码或封底绿标激活码随时查看数字资源。

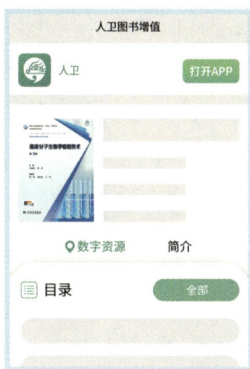

④ 登录 zengzhi.ipmph.com 或下载应用体验更多功能和服务。

扫描下载应用

客户服务热线 400-111-8166

读者信息反馈方式

欢迎登录"人卫e教"平台官网"medu.pmph.com"，在首页注册登录后，即可通过输入书名书号或主编姓名等关键字，查询我社已出版教材，并可对该教材进行读者反馈、图书纠错、撰写书评以及分享资源等。

全国高等学校医学检验专业第七轮暨医学检验技术专业第二轮规划教材修订说明

我国高等医学检验专业建设始于 20 世纪 80 年代初，人民卫生出版社于 1989 年出版了第一套医学检验专业规划教材，共 5 个品种。至 2012 年出版的第五轮医学检验专业规划教材，已经形成由理论教材与配套实验指导和习题集组成的比较成熟的教材体系。2012 年，教育部对《普通高等学校本科专业目录》进行了调整，将医学检验专业（五年制）改为医学检验技术专业（四年制），隶属医学技术类，授予理学学士学位。人民卫生出版社于 2013 年启动了新一轮教材的编写，在 2015 年推出了全国高等学校医学检验专业第六轮暨医学检验技术专业第一轮规划教材，对医学检验技术专业的发展起到了非常关键的引领和规范作用。

进入新时代，在推进健康中国建设，从"以治病为中心"向"以健康为中心"的转变过程中，医学检验技术专业的发展面临更多机遇与挑战。《国务院办公厅关于加快医学教育创新发展的指导意见》中明确指出，要推进医工、医理、医文学科交叉融合，加强"医学 +X"多学科背景的复合型创新拔尖人才培养。党的二十大报告也提出，要加强基础学科、新兴学科、交叉学科建设。医学检验技术属于典型的交叉学科，医工、医理结合紧密，发展迅速，学科内容不断扩增，社会需求不断增加，目前开设本专业的本科院校已增加到 160 余所，广大院校对教材建设也提出了新需求。

为促进教育、科技、人才一体化发展，人民卫生出版社在与教育部高等学校教学指导委员会医学技术类专业教学指导委员会、全国高等医学院校医学检验专业校际协作理事会联合对第一轮医学检验技术专业规划教材的使用情况进行广泛调研的基础上，启动全国高等学校医学检验专业第七轮暨医学检验技术专业第二轮规划教材的编写修订工作。

本轮教材的修订和编写特点如下：

1. 坚持立德树人，满足社会需求 从教材顶层设计到编写的各环节，始终坚持面向需求凝炼教材内容，以立德树人为根本任务，以为党育人、为国育才为根本目标。在专业内容中有机融入思政元素，体现我国医学检验学科 40 多年取得的辉煌成就，培育具有爱国、创新、求实、奉献精神的医学检验技术专业人才。

2. 优化教材体系，服务学科建设 为了更好地适应医学检验技术专业教育教学改革，体现学科特点，提升专业人才培养质量，本轮教材将原作为理论教材配套的实验指导类教材纳入规划教材体系，突出本专业的技术属性；第一轮教材将医学检验专业规划教材中的

《临床寄生虫检验》相关内容并入《临床基础检验学技术》，根据调研反馈意见，本轮另编《临床寄生虫学检验技术》，以适应院校教学实际需要。

3．坚持编写原则，打造精品教材 本轮教材编写立足医学检验技术专业四年制本科教育，坚持教材"三基"（基础理论、基本知识、基本技能）、"五性"（思想性、科学性、先进性、启发性、适用性）和"三特定"（特定目标、特定对象、特定限制）的编写原则。严格控制纸质教材字数，突出重点；注重内容整体优化，尽量避免套系内教材内容的交叉重复；提升全套教材印刷质量，全彩教材使用便于书写、不反光的纸张。

4．建设新形态教材，服务数字化转型 为进一步满足医学检验技术专业教育数字化需求，更好地实现理论与实践结合，本轮教材采用纸质教材与数字内容融合出版的形式，实现教材的数字化开发，全面推进新形态教材建设。根据教学实际需求，突出医学检验学科特色资源建设、支持教学深度应用，有效服务线上教学、混合式教学等教学模式，推进医学检验技术专业的智慧智能智育发展。

全国高等学校医学检验专业第七轮暨医学检验技术专业第二轮规划教材共18种，均为国家卫生健康委员会"十四五"规划教材。将于2025年出版发行，数字内容也将同步上线。希望广大院校在使用过程中能多提供宝贵意见，反馈使用信息，为第三轮教材的修订工作建言献策，提高教材质量。

主编简介

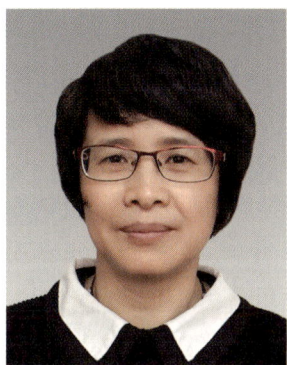

王霄霞

女，1963年2月出生于浙江省温州市。现担任中国中西医结合学会检验医学专业委员会第二届形态学分析诊断专家委员会副主任委员、温州医学会细胞形态学诊断分会副主任委员、温州医科大学检验医学院（生命科学学院）血细胞检验中心执行主任、"临床血液学检验技术"省级一流课程负责人、"外周血细胞形态学检查技术"省级一流课程负责人，连续多年承担全国大学生形态学大赛血液组组长等。

从事"临床血液学检验技术"课程的教学及临床血液病实验诊断30余年。发表专业及教学论文多篇。立项并结题教育部高等教育司产学合作协同育人项目1项、获省级教学成果奖二等奖1项、立项并结题省级新世纪高等教育教学改革研究课题1项、获省级新世纪高等教育教学改革项目二等奖1项、获市级优秀教师称号等。编著《外周血细胞形态学检查技术》，主编《临床骨髓细胞检验形态学》《血液系统疾病的检验诊断》《临床血液学检验技术实验指导》《临床血液学检验技术学习指导与习题集》，副主编教材多部，参编教材及参考书近30部。

副主编简介

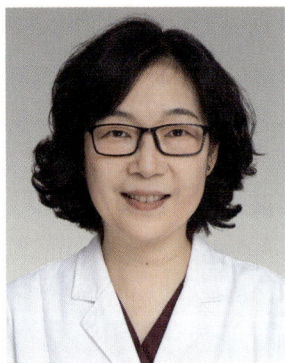

屈晨雪

女，1974年1月生于陕西省咸阳市。主任医师，博士生导师。现任北京大学第一医院检验科主任，北京大学医学部检验学系副主任委员、住院医师和专科医师规范化培训组组长。中国医师协会检验医师分会委员、北京医学会检验医学分会常务委员、北京中西医结合学会检验分会常务委员，全国卫生人才评价领域专家等。

从事临床、教学工作25年，主持国家重点研发计划项目、北京市科委项目等，发表论文多篇。主编/副主编教材、专著5部。参与制定行业标准多项。获教育部科学技术进步奖二等奖、北京市高等教育教学成果奖二等奖。

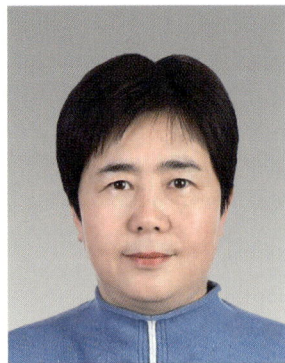

牛新清

女，1966年1月出生于河南省新乡市。新乡医学院医学技术学院教授，医学博士，主任医师，硕士研究生导师。全国普通高等学校本科教育教学评估专家，教育部硕士学位论文评审专家，河南省高等学校教师资格技能评定专家，河南省免疫学会血液病理实验诊断专业委员会副主任委员等。

从事教学及科研、临床工作30余年，副主编及参编国家级规划教材9部，出版专著2部；主持及参与省级以上教改课题5项。主持及参与省、厅级以上科研课题7项，获得厅级成果奖3项，发表论文50余篇。获河南省文明教师、新乡医学院教学名师等荣誉称号。

前　言

2012年，教育部将原有"医学检验"专业更名为"医学检验技术"专业，学制由五年改为四年，授予理学学位。人民卫生出版社于2013年启动了新一轮规划教材的编写，在2015年出版了第一版《临床血液学检验技术实验指导》。为了适应教育部、国家卫生健康委员会等关于人才培养的新目标，我们在借鉴第1版教材的基础上，再次组织高校、临床血液学检验专家编写了第2版《临床血液学检验技术实验指导》，通过淘汰陈旧知识、更新前沿知识、精练文字内容、增加细胞彩图等，来提升本教材的实用性、科学性、先进性及启发性。

全书共分五章，第一章血细胞检验技术，第二章红细胞疾病检验技术，第三章白细胞及造血组织疾病检验技术，第四章止血与血栓疾病检验技术，第五章血液系统疾病的检验诊断。前三章含有丰富、高质量的细胞彩图（默认为瑞特染色、×1 000视野）。且每章包含一定数量的数字资源，种类包括临床案例分析、临床报告单样本、实验操作视频、测试题。通过内容的改革，使得理论与实践、教学与临床密切结合，培养学生具有较好的岗位胜任力、临床思维能力和综合分析能力。

本教材是第2版《临床血液学检验技术》的配套教材，可作为全国高等医学院校医学检验技术专业本科及相关专业学生的实验教材，也可作为临床医学本科生、研究生、临床检验从业人员、医学专业研究人员的参考书。

本书得到了全体编委及其他教授的通力合作、支持，管洪在教授等为本书的编写提供了宝贵的建议和意见，陈彦猛、徐子真教授为了拍摄视频投入了大量精力，各位编者保时、保质量地完成了编写任务，许议丹教授共享了她的细胞化学染色彩图，温州医科大学附属第一医院相关老师为本书提供了大量彩图等。在此一并表示感谢。

尽管编者已经尽力完成编写任务，但由于水平和经验有限，不妥之处在所难免，恳请同行专家、教师、学生和读者批评指正。

王霄霞

2025年1月

目　录

11

第一章　血细胞检验技术

血细胞检验技术包括正常血细胞形态学、细胞化学染色等检验技术。正常血细胞形态学检验技术是最常规、最基本的方法，是诊断血液系统等疾病重要的手段之一，通过血细胞形态学检验可知晓骨髓中各种血细胞数量、形态有无异常，从而协助诊断疾病、观察疗效及判断病情变化；细胞化学染色技术也是诊断血液系统等疾病不可或缺的手段，主要用于辅助急性白血病的亚型判断、疾病的诊断及鉴别诊断。

第一节　正常血细胞形态学检验技术

根据发育过程将骨髓细胞分为三个阶段：原始细胞、幼稚细胞及成熟细胞。从细胞系统来说包括红细胞系统、粒细胞系统、巨核细胞系统、单核细胞系统、淋巴细胞系统、浆细胞系统及非造血细胞等，其中以前三者最为重要。典型的正常血细胞形态变化相对较小，一般较易识别；而不典型的正常血细胞、病理情况下的血细胞形态往往有较大的变化，须注意识别、鉴别。

正常人骨髓中的有核细胞主要包括中性中幼粒细胞、中性晚幼粒细胞、中性杆状核粒细胞、中性分叶核粒细胞、中幼红细胞、晚幼红细胞、淋巴细胞及巨核细胞，还有少许的原始细胞、嗜酸性粒细胞、单核细胞、浆细胞等。掌握以上各种细胞形态特点是诊断血液系统疾病的前提。本节按系统介绍瑞特染色后光学显微镜下的正常血细胞形态学特征。

实验一　红细胞系统的形态观察

【实验目的】

1. 掌握红细胞系统（简称红系）的形态变化规律、各阶段细胞的形态特点及划分。

2. 熟悉红系形态观察的注意事项。

3. 了解红系的参考区间。

【实验标本】　制备良好且典型的基本正常骨髓片、增生性骨髓片、溶血性贫血骨髓片、原发免疫性血小板减少症骨髓片等。

【形态观察】

1. 低倍镜下选择厚薄合适、染色良好的部位，然后在油镜下观察各阶段有核红细胞形态特点。红细胞系统包括原始红细胞、早幼红细胞、中幼红细胞、晚幼红细胞及红细胞，各阶段有核红细胞的形态特点见表1-1、图1-1。

2. 从原始到成熟发育过程中，有核红细胞的形态变化规律为①胞体：圆形或类圆形，原始、早幼红细胞常有瘤状突起；②胞质：颜色从深蓝色→蓝灰色→灰红色→淡红色，无颗粒；③胞核：圆形、居中。

表1-1 各阶段有核红细胞的形态特点

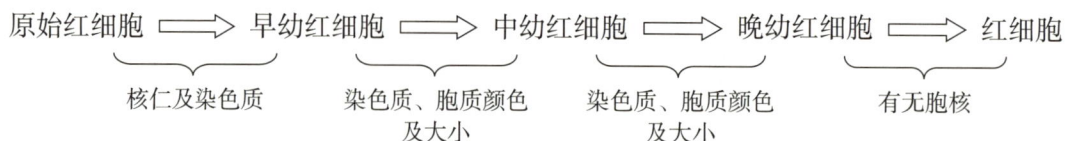

鉴别要点	原始红细胞	早幼红细胞	中幼红细胞	晚幼红细胞
胞体	15～25μm 圆形、类圆形 常有瘤状突起	15～20μm 圆形、类圆形 常有瘤状突起	8～15μm 类圆形	7～10μm 类圆形
核形	圆形 常居中	圆形 常居中	圆形 常居中	常圆形 居中、偏位
核仁	1～3个,欠清晰	模糊或无	无	无
染色质	颗粒状(较粗)	粗颗粒状或小块	块状 副染色质明显	团块状 副染色质常无
胞质量	较多	较多	多	多
胞质颜色	深蓝色、不透明 可有核周淡染区	深蓝色、不透明 可有核周淡染区	蓝灰色、灰色、灰红色	灰红色、淡红色
颗粒	无	无	无	无

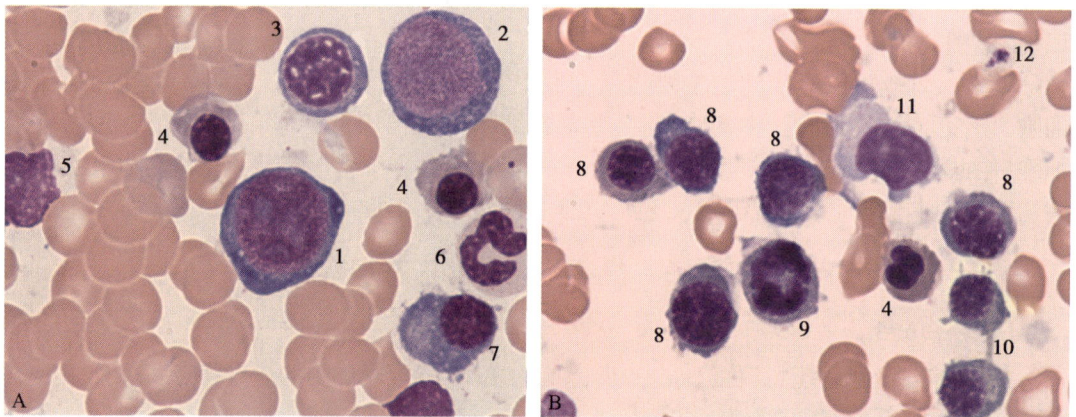

图1-1 各阶段有核红细胞等

1. 原始红细胞;2. 早幼红细胞;3. 中幼红细胞(胞核略退化);4. 晚幼红细胞;5. 涂抹细胞;6. 中性杆状核粒细胞;7. 浆细胞;8. 中幼红细胞;9. 分裂象细胞(中期,红系);10. 分裂象细胞(末期,红系);11. 大淋巴细胞;12. 血小板。

3. 根据细胞的形态特点,划分红系各阶段细胞,主要依据如下。

原始红细胞 ⟹ 早幼红细胞 ⟹ 中幼红细胞 ⟹ 晚幼红细胞 ⟹ 红细胞

核仁及染色质　　　染色质、胞质颜色　　　染色质、胞质颜色　　　有无胞核
　　　　　　　　　 及大小　　　　　　　　 及大小

4. 注意与其他血细胞进行鉴别。例如原始红细胞与原始粒细胞；中幼红细胞与淋巴细胞、浆细胞；炭核（指从晚幼红细胞脱出的胞核）与小淋巴细胞等。

【参考区间】 在健康成人的骨髓片中，红细胞系统占骨髓有核细胞的 15%～25%，以中、晚幼红细胞为主（约各占 10%），原始红细胞 <1%，早幼红细胞 <5%。

【注意事项】

1. 观察前应确定骨髓片的正反面，骨髓膜面反光性差一些。如反面朝上放置，低、高倍镜下可见细胞，油镜下却观察不到细胞，常过度调节焦距而压碎玻片。

2. 观察各种细胞时，在低倍镜下选择染色佳、厚薄适宜的部位（一般在体、尾交界处）进行观察非常重要，否则易做出错误的判断。膜厚的部位，细胞小些；尾部的细胞大些，且红细胞中央淡染区常消失。例如厚的部位有核红细胞胞体小、胞质量少，易误认为淋巴细胞或红系呈缺铁样改变。

3. 骨髓中细胞的种类很多，本次实验应选择具有红系特征的细胞进行观察，再进一步区分各阶段有核红细胞。观察有核红细胞胞质颜色时，应注意观察周围红细胞、中性粒细胞的着色情况，因为染色偏碱、偏酸均可导致胞质颜色偏蓝或偏红，从而影响细胞的辨认。

4. 由于细胞形态变化多种多样，故观察细胞时不能根据某个非特异性的特点，就轻易地做出否定或肯定性判断。而应全面观察细胞，如胞体（大小、形状）、胞质（量、颜色、颗粒、空泡）、胞核（大小、核形、位置、染色质、核仁）等，同时应注意与周围细胞进行比较后做出综合性判断。

5. 骨髓片中还有一定数量退化细胞（包括涂抹细胞）、分裂象细胞，应同时注意观察。

6. 红系增生的骨髓片中，有时可见幼红细胞造血岛，其中心有 1～2 个巨噬细胞，周围是各阶段幼维红细胞。

（王霄霞）

实验二 粒细胞系统的形态观察

【实验目的】

1. 掌握粒细胞系统（简称粒系）的形态变化规律、4 种颗粒的鉴别、各阶段细胞的形态特点及划分。

2. 熟悉粒系形态观察的注意事项、粒细胞与有核红细胞等的鉴别。

3. 了解粒系的参考区间。

【实验标本】 制备良好且典型的基本正常骨髓片、增生性骨髓片、原发免疫性血小板减少症骨髓片、慢性髓系白血病血片或骨髓片等。

【形态观察】

1. 低倍镜下选择厚薄合适、染色良好的部位，然后在油镜下观察各阶段粒细胞。粒细胞系统包括原始粒细胞、早幼粒细胞、中性中幼粒细胞、中性晚幼粒细胞、中性杆状核粒细胞、中性分叶核粒细胞、各阶段的嗜酸性粒细胞及嗜碱性粒细胞。各阶段粒细胞的形态特点见表 1-2（以中性粒细胞为例）、图 1-2，各阶段嗜酸性粒细胞及嗜碱性粒细胞形态特点与其相似，主要不同点是：特异性颗粒分别为嗜酸性颗粒、嗜碱性颗粒。

2. 从原始到成熟发育过程中，粒系的形态变化规律为①胞体：类圆形；②胞质：颗粒从无→出现非特异性颗粒→出现特异性颗粒、非特异性颗粒减少→仅有特异性颗粒；③胞核：核形从类圆形→类椭圆形→半圆形→肾形→杆状→分叶状。

3

表 1-2 各阶段粒细胞的形态特点（以中性粒细胞为例）

鉴别要点	原始粒细胞	早幼粒细胞	中幼粒细胞	晚幼粒细胞	杆状核粒细胞	分叶核粒细胞
胞体	10～20μm 类圆形	12～25μm 类圆或椭圆形	10～20μm 类圆形	10～16μm 类圆形	10～15μm 类圆形	10～14μm 类圆形
核形	类圆形	类圆或椭圆形,常偏一侧	类椭圆、半圆形或略凹陷,常偏位	肾形、半月形等,常偏位	带形、S形、U形等	分叶（2～5叶,核丝相连）
核仁	2～5个,较小	常清晰	常无	无	无	无
染色质	细颗粒	颗粒状,较原始粒细胞粗	聚集呈索块状	小块状,出现副染色质	粗块状,副染色质明显	粗块状,副染色质明显
胞质量	较少	常较多	多	多	多	多
胞质颜色	蓝色、深蓝色	蓝色、深蓝色	蓝色、淡蓝色	淡蓝色	淡蓝色	淡蓝色
颗粒	常无,或有少许、细小A颗粒	A颗粒常较多,少许覆盖在核上	出现中性颗粒,A颗粒减少	充满中性颗粒,A颗粒少或无	充满中性颗粒A颗粒无	充满中性颗粒A颗粒无

注：A颗粒指非特异性颗粒。

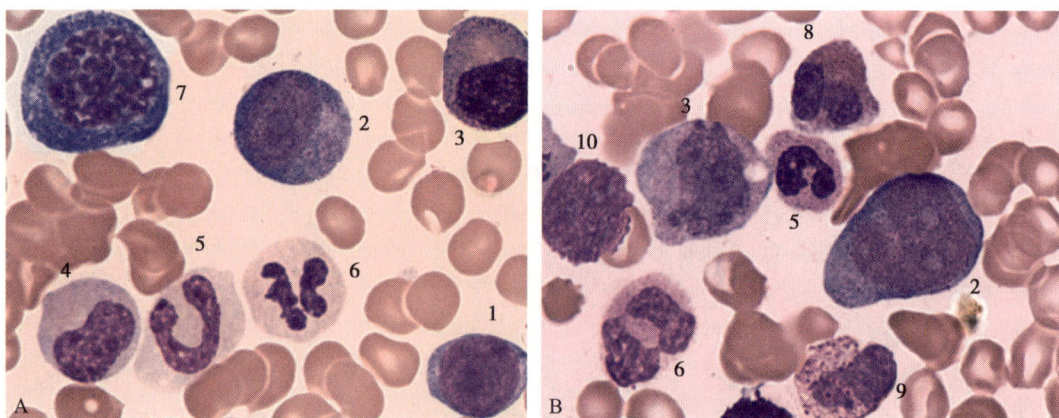

图 1-2 各阶段粒细胞

1. 原始粒细胞；2. 早幼粒细胞（B 图的早幼粒细胞的胞核不规则,其颗粒较粗大,与单核系细胞的粉尘样颗粒有所不同）；3. 中性中幼粒细胞；4. 中性晚幼粒细胞；5. 中性杆状核粒细胞；6. 中性分叶核粒细胞；7. 分裂象细胞（前期,红系）；8. 嗜酸性杆状核粒细胞；9. 嗜碱性粒细胞；10. 涂抹细胞。

3. 根据细胞的形态特点划分各阶段粒细胞,主要依据如下。

原始粒细胞 ⟹ 早幼粒细胞 ⟹ 中性中幼粒细胞 ⟹ 中性晚幼粒细胞 ⟹ 中性杆状核粒细胞 ⟹ 中性分叶核粒细胞

A颗粒、核质比　　中性颗粒及染色质　　颗粒组成、染色质及核形　　核形　　核形

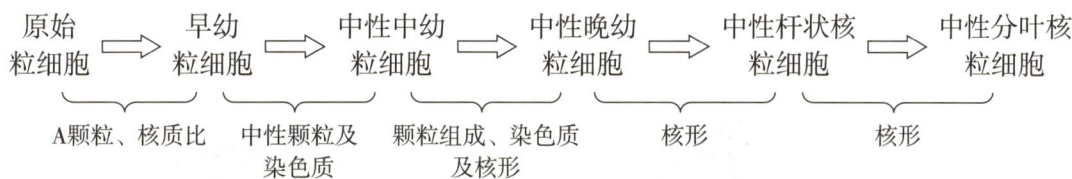

4. 根据胞核凹陷程度,来划分中幼粒及以下各阶段粒细胞,见表1-3,临床上最为常用是核凹陷程度/核假设直径之比。

表1-3　粒细胞胞核凹陷程度划分标准

细胞名称	核凹陷程度 / 核假设直径	核凹陷程度 / 假设圆形核直径	核最窄 / 核最宽
中幼粒细胞	—	<1/2	—
晚幼粒细胞	<1/2	1/2～3/4	>1/2
杆状核粒细胞	>1/2	>3/4	1/2～1/3
分叶核粒细胞	核丝	核丝	<1/3

5. 正常情况下,粒细胞有4种颗粒:非特异性颗粒和3种特异性颗粒(即中性颗粒、嗜酸性颗粒及嗜碱性颗粒),4种颗粒的鉴别见表1-4,有时这些颗粒并不像表1-4中所罗列的那么典型,故须综合分析。4种颗粒的形态特点对判断、鉴别各种粒细胞等具有重要作用。

表1-4　粒细胞胞质中4种颗粒的鉴别

颗粒	非特异性颗粒	中性颗粒	嗜酸性颗粒	嗜碱性颗粒
大小	较中性颗粒粗大 大小不一	细小 大小一致	粗大 大小一致	最粗大 大小不一
形态	形态不一	细颗粒状	圆形	形态不一
色泽	紫红色	淡红、淡紫红色	橘红色	深紫红、深紫黑色
数量	少量或中等量	多	多	常不多
分布	不一,有时覆盖在核上	均匀	均匀	不一,常覆盖在核上

6. 粒细胞与其他血细胞的鉴别

(1)原始粒细胞与原始红细胞的鉴别:这两种原始细胞在正常人骨髓中可见少许,两者鉴别见表1-5。

表 1-5 原始粒细胞与原始红细胞的鉴别

鉴别要点	原始粒细胞	原始红细胞
胞体	10～20μm，类圆形	15～25μm，圆形、类圆形，常有瘤状突起
核形	类圆形	圆形，常居中
核仁	2～5 个（多数 >3 个），较小，清晰	1～3 个，较大，欠清晰
染色质	细颗粒状，排列均匀，平坦	颗粒状（较粗），不太均匀，但着色深
胞质量	较少	较多
胞质颜色	蓝色、深蓝色（但不如原始红细胞深蓝），如水彩画蓝，着色均匀	深蓝色，如油墨画蓝，着色不均匀，可有核周淡染区
胞质颗粒	常无，或有少许细小颗粒	无
核质比	较大	比原始粒细胞小

（2）有的中性粒细胞须与单核细胞进行鉴别。

（3）有的嗜碱性粒细胞须与小淋巴细胞进行鉴别。因为有的嗜碱性粒细胞胞体小、结构不清，与小淋巴细胞非常相似。

【参考区间】 在健康成人的骨髓片中，粒细胞系统占 40%～60%，以中性中幼粒及以下各阶段粒细胞为主，原始粒细胞 <2%，早幼粒细胞 <5%，嗜酸性粒细胞 <5%，嗜碱性粒细胞 <1%。

【注意事项】

1. 正常人骨髓片中主要由粒细胞组成，粒细胞的颗粒是该系统细胞最主要的特点之一，仔细辨认这 4 种颗粒，对区分粒细胞与非粒细胞、粒细胞各阶段的划分均非常重要。由于骨髓中细胞的种类很多，初学者应选择具有粒细胞系统特征的细胞进行观察，再进一步辨认、区分各阶段粒细胞的特点。

2. 对于形态不典型的粒细胞，应注意与其他血细胞进行鉴别，如单核细胞、淋巴细胞等，通过与周围细胞进行比较，有助于做出正确判断。

3. 应注意辨认双染性嗜酸性粒细胞，一般见于嗜酸性中幼、晚幼粒细胞。由于有些颗粒不典型，易被误认为嗜碱性粒细胞。

4. 多数嗜碱性粒细胞的胞核结构不太清楚，故有时难确定其阶段；再者正常情况下骨髓中嗜碱性粒细胞很少且为成熟阶段，故可笼统归为嗜碱性粒细胞。

（王霄霞）

实验三 单核细胞系统的形态观察

【实验目的】

1. 掌握单核细胞系统（简称单核系）的形态变化规律、各阶段细胞的形态特点及划分。

2. 熟悉单核系形态观察的注意事项、单核系细胞与其他系类似细胞的鉴别。

3. 了解单核系的参考区间。

【实验标本】 制备良好且典型的基本正常或单核细胞增加的血片和骨髓片、急性单核细胞白血病血片或骨髓片等。

【形态观察】

1. 低倍镜下选择厚薄合适、染色良好的部位，然后在油镜下观察原始单核细胞、幼稚单核细胞及单核细胞。各阶段单核细胞形态的特点见表1-6、图1-3。在急性单核细胞白血病骨髓片中，可见大量原始和/或幼稚单核细胞，其他涂片中一般为单核细胞。

表 1-6 各阶段单核细胞的形态特点

鉴别要点	原始单核细胞	幼稚单核细胞	单核细胞
胞体	14～25μm 不规则或类圆形，可有伪足	15～25μm 不规则或类圆形，可有伪足	12～20μm 不规则或类圆形，可有伪足
核形	不规则或类圆形，可呈扭曲、折叠状	常不规则，呈扭曲、折叠状	不规则，呈扭曲、折叠状；或大肠形、马蹄形、S形等
核仁	常1个，大而清晰	有或消失	消失
染色质	纤细、疏松，呈细丝网状	开始聚集，呈丝网状	疏松，呈条索状、小块状
胞质量	较多	较多	多
胞质颜色	蓝色、灰蓝色，不透明	蓝色、灰蓝色，不透明	浅灰蓝色，毛玻璃样
颗粒	无或有少许细小颗粒	可见粉尘样紫红色颗粒	常有粉尘样颗粒
空泡	可有	可有	常有

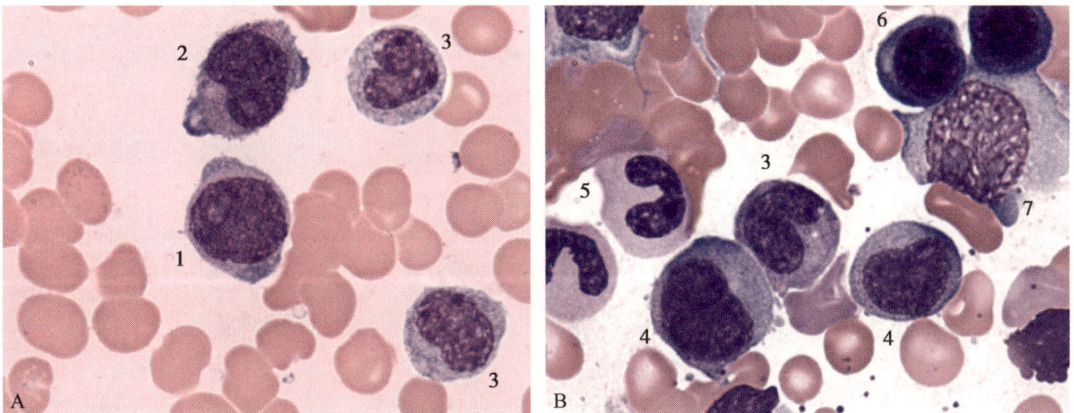

图 1-3 各阶段单核细胞

1. 原始单核细胞；2. 幼稚单核细胞（核仁清晰但含许多细小颗粒）；3. 单核细胞；4. 幼稚单核细胞（含少许细小颗粒，无中性颗粒，胞核不规则）；5. 中性杆状核粒细胞；6. 中幼红细胞；7. 退化细胞。

2. 单核细胞系统的主要形态特征为①胞体：常较大，可呈不规则形或伪足状突起；②胞质：量多，呈灰蓝色，可有空泡、粉尘样颗粒；③胞核：大且常不规则形，呈扭曲、折叠状，染色质比同期其他细胞细致、疏松。

3. 根据细胞的形态特点划分各阶段单核细胞，主要依据如下。

原始单核细胞 ⟹ 幼稚单核细胞 ⟹ 单核细胞

核仁、染色质、颗粒　　　染色质、胞质颜色
及核形

幼稚单核细胞与单核细胞的主要鉴别点为：幼稚单核细胞的胞质比单核细胞偏蓝；而单核细胞胞核扭曲、折叠更明显，染色质也较幼稚单核细胞更聚集等。

4. 单核细胞与其他血细胞的鉴别

（1）单核细胞（包括幼稚单核细胞）与中性粒细胞（包括中性幼稚及成熟粒细胞）的鉴别，见表1-7。如中性粒细胞存在颗粒减少、巨幼样变或胞核折叠等，两者鉴别更困难。

表1-7　单核细胞和中性粒细胞的鉴别

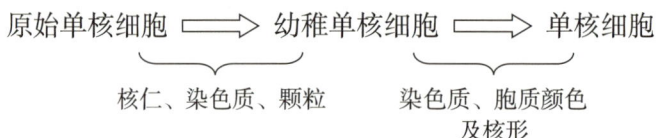

鉴别要点	中性粒细胞*	单核细胞
胞体	10～20μm，类圆形	12～25μm，不规则形或类圆形，可有伪足
核形	类椭圆形、半圆形、肾形、杆状、分叶等	常不规则，呈扭曲、折叠状；或大肠状、S形等
染色质	较细致至块状，有的可见明显副染色质	细致至小块状（但较疏松）
胞质量	较多	多
胞质颜色	蓝色、淡蓝色*	蓝色、灰蓝色、浅灰蓝色，如毛玻璃样
颗粒	有中性颗粒，A颗粒有或无	常有粉尘样的紫红色颗粒
空泡	常无	常有

注：a. 中性中幼粒细胞，b. 中性中幼粒细胞，c. 中性晚幼粒细胞，d. 中性杆状核粒细胞，e. 幼稚单核细胞，f. 单核细胞（胞核有切迹，无中性颗粒），g. 单核细胞，h. 单核细胞。*中性颗粒丰富者，常掩盖其胞质颜色，而使"胞质"呈中性颗粒的颜色。

（2）原始单核细胞须与原始粒细胞等鉴别，详见实验四具体相关内容。

【参考区间】 在健康成人的骨髓片中，单核细胞 <4%，幼稚单核细胞偶见，原始单核细胞罕见。

【注意事项】

1. 单核细胞在正常骨髓中是一种较难区分的细胞，因为其形态变化较大。所以初学者易将单核细胞误认为粒细胞或淋巴细胞。

2. 各阶段单核细胞划分中，幼稚单核细胞与单核细胞的划分，比原始与幼稚单核细胞的划分更重要、更困难。

（王霄霞）

实验四　淋巴细胞系统的形态观察

【实验目的】

1. 掌握淋巴细胞系统（简称淋巴系、淋系）的形态变化规律、各阶段细胞的形态特点及划分。

2. 熟悉淋巴系形态观察的注意事项、淋巴系细胞与其他系类似细胞的鉴别。

3. 了解淋巴系的参考区间。

【实验标本】 制备良好且典型的基本正常血片和骨髓片、增生性骨髓片、急性淋巴细胞白血病血片或骨髓片、慢性淋巴细胞白血病血片或骨髓片等。

【形态观察】

1. 低倍镜下选择厚薄合适、染色良好的部位，然后在油镜下观察原始淋巴细胞、幼稚淋巴细胞及淋巴细胞（包括大、小淋巴细胞）。各阶段淋巴细胞的形态特点见表1-8、图1-4。在急性淋巴细胞白血病骨髓片中，可见大量原始和/或幼稚淋巴细胞，其他涂片中一般为成熟的淋巴细胞。

表 1-8　各阶段淋巴细胞的形态特点

鉴别要点	原始淋巴细胞	幼稚淋巴细胞	大淋巴细胞	小淋巴细胞
胞体	10～18μm 类圆形等	10～16μm 类圆形等	12～15μm 类圆形等	6～9μm 类圆形、蝌蚪形等
核形	类圆形等	类圆形等	类椭圆形，常偏位	类圆形、小切迹等
核仁	1～2个，较清晰	模糊或消失	消失	消失
染色质	颗粒状	较原始淋巴细胞粗	紧密而均匀	聚集呈大块状，副染色质不明显
胞质量	少	少	较多	少或极少
胞质颜色	蓝色、深蓝色	蓝色	清澈的淡蓝色	淡蓝色、蓝色
颗粒	常无	偶有少许	常有少许	常无

9

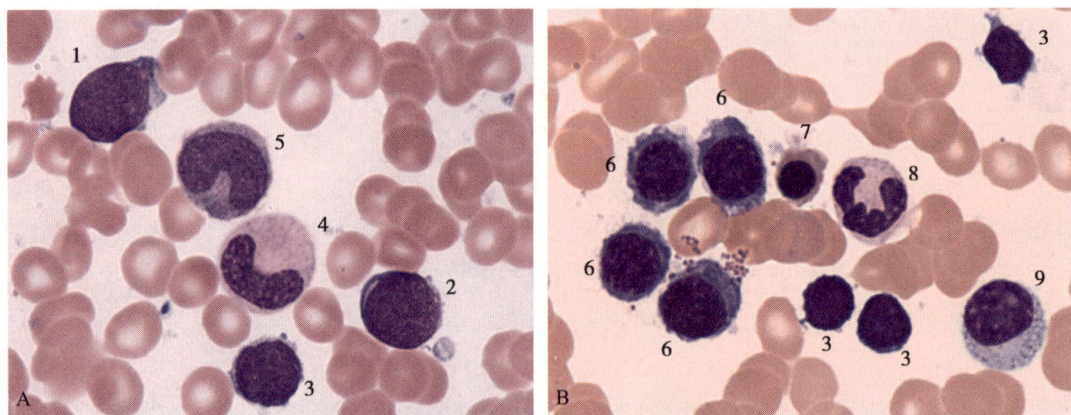

图 1-4 各阶段淋巴细胞

1. 原始淋巴细胞；2. 幼稚淋巴细胞；3. 小淋巴细胞；4. 中性晚幼粒细胞；5. 单核细胞；6. 中幼红细胞；7. 晚幼红细胞；8. 中性杆状核粒细胞；9. 大淋巴细胞。

2. 淋巴细胞系统的主要形态特征为：①胞体及胞核小，呈类圆形等；②胞质少，呈蓝色或淡蓝色。

3. 根据细胞的形态特点，划分各阶段淋巴细胞，主要依据如下。

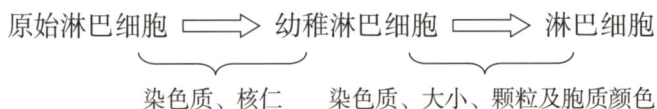

原始淋巴细胞 ⟹ 幼稚淋巴细胞 ⟹ 淋巴细胞

染色质、核仁 ⎵ 染色质、大小、颗粒及胞质颜色

4. 淋巴细胞与其他血细胞的鉴别

（1）小淋巴细胞与中幼红细胞、浆细胞的鉴别，见表 1-9。

表 1-9 小淋巴细胞与中幼红细胞、浆细胞的鉴别

鉴别要点	小淋巴细胞	中幼红细胞	浆细胞
胞体	6～9μm，类圆形、蝌蚪形等	8～15μm，类圆形	8～15μm，类椭圆形等
核形	类圆形或有小切迹等	圆形，常居中	圆形，常偏位
核仁	消失	无	无
染色质	致密、大块状，副染色质不明显	块状，副染色质明显	块状，副染色质较明显
胞质量	少或极少，位于局部	多，围绕核周	丰富
胞质颜色	常淡蓝色，有时较蓝	蓝灰色、灰色、灰红色	常深蓝色，个别呈红色
颗粒	常无，但有时可有少许颗粒	无，可有嗜碱性点彩	偶有颗粒
其他	有时可见胞质突起	有时可见胞质突起，常无空泡	有核旁淡染区、小空泡

（2）小淋巴细胞与胞体小的嗜碱性粒细胞、炭核（指从晚幼红细胞脱出的胞核）的鉴别，见表 1-10。

表1-10 小淋巴细胞与胞体小的嗜碱性粒细胞、炭核的鉴别

鉴别要点	小淋巴细胞	胞体小的嗜碱性粒细胞 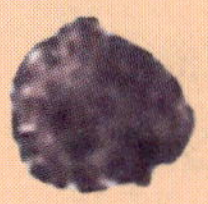	炭核
胞体	6~9μm	大小与小淋巴细胞相仿	比小淋巴细胞小
核形	类圆形、有小切迹等	轮廓不清楚	常呈圆形
染色质	致密、大块状	粗但结构常不清楚	团块状,未见副染色质
胞质	少或极少,多呈淡蓝色	少,淡蓝色	无
颗粒	常无,但有时可见少许紫红色颗粒	有少许粗大、大小不一的紫黑色颗粒*,有的覆盖在核上	无

注:*嗜碱性颗粒属于水溶性颗粒,染色时颗粒易溶解导致颗粒轮廓不清,且易出现"胞质"呈紫红色的现象。

(3)大淋巴细胞与中性幼稚粒细胞的鉴别。主要鉴别点见表1-11。因有的大淋巴细胞胞体较大且颗粒较多或胞核呈肾形,有的中性幼稚粒细胞颗粒减少或胞体较小等,故两者需要鉴别。

表1-11 大淋巴细胞与中性幼稚粒细胞的主要鉴别点

鉴别要点	大淋巴细胞 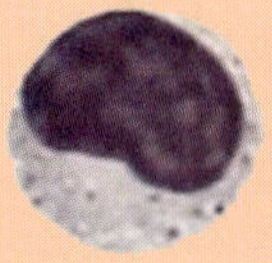	中性幼稚粒细胞 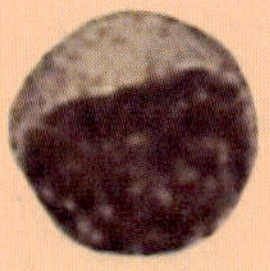
胞体	12~15μm	10~20μm
染色质	致密,副染色质不明显	索块状,或块状且出现副染色质
胞质颜色	淡蓝色	蓝色、淡蓝色,可因中性颗粒覆盖而无法观察
颗粒	有少许颗粒,较中性颗粒粗大	有较多中性颗粒,有的可见A颗粒

(4)淋巴细胞与单核细胞的鉴别。因为有的淋巴细胞胞核不规则,有的单核细胞胞体较小且胞质较少,两者易混淆,主要鉴别点见表1-12。

表1-12 淋巴细胞与单核细胞的主要鉴别点

鉴别要点	淋巴细胞 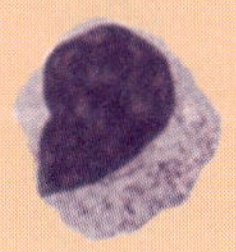	单核细胞 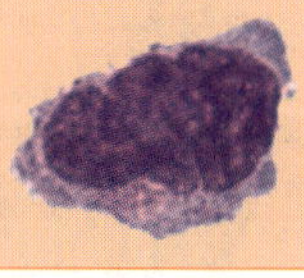
胞体	12~15μm	12~20μm
核形	规则或不规则,通常无折叠	常不规则,呈扭曲、折叠状
染色质	致密	较疏松
胞质颜色	淡蓝色(有时略带灰色),较清澈	浅灰蓝色,毛玻璃样

续表

鉴别要点	淋巴细胞 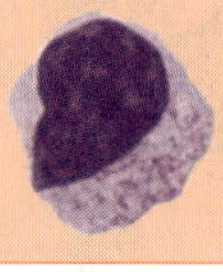	单核细胞 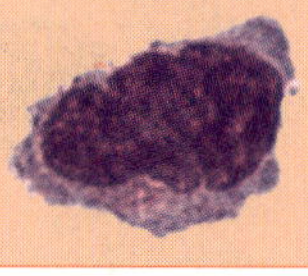
颗粒	可有,量较少,较粗大	常有,量多,呈粉尘样
空泡	常无	常有

（5）原始淋巴细胞与原始粒细胞、原始单核细胞的鉴别,见表 1-13。

表 1-13 原始淋巴细胞与原始粒细胞、原始单核细胞的鉴别

鉴别要点	原始淋巴细胞 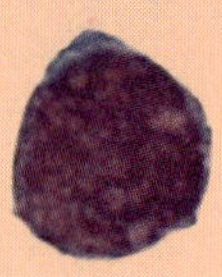	原始粒细胞 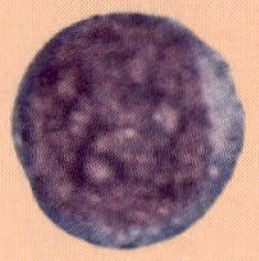	原始单核细胞 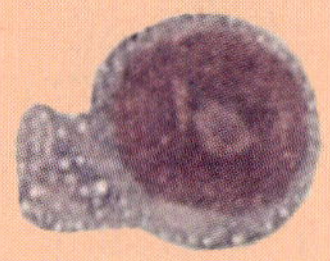
胞体	小,10~18μm 类圆形等	中等,10~20μm 类圆形	大,14~25μm 不规则或类圆形,可有伪足
核形	类圆形等	类圆形	不规则或类圆形,可折叠
核仁	1~2个,较清晰	2~5个,较小而清晰	1~3个(常1个),大而清晰
染色质	颗粒状,排列紧密,分布不均匀,有明显厚实感	细颗粒状,分布均匀,有轻度厚实感	纤细、疏松,呈细丝网状,有起伏不平感,无厚实感
胞质量	少或很少	较少	较多
胞质颜色	蓝色、深蓝色	蓝色、深蓝色	蓝色、灰蓝色
颗粒	常无	可有少许细小颗粒	可有少许细小颗粒

【参考区间】 在健康成人的骨髓片中,淋巴细胞系统占 12%~24%,均为淋巴细胞,并以小淋巴细胞为主,幼稚淋巴细胞偶见,原始淋巴细胞罕见。

【注意事项】

1. 淋巴细胞分为大淋巴细胞、小淋巴细胞,骨髓片中一般以小淋巴细胞为主。骨髓有核细胞计数分类时,一般不需要将两者分开报告。

2. 各阶段淋巴细胞的划分较粒细胞、红细胞系统难,其关键是如何将原始及幼稚淋巴细胞与淋巴细胞区分开来。

3. 观察急性淋巴细胞白血病涂片时,尤其应注意观察部位的选择,如在厚的部位观察,易将原始淋巴细胞、幼稚淋巴细胞误认为淋巴细胞。

（王霄霞）

实验五 浆细胞系统的形态观察

【实验目的】

1. 掌握浆细胞系统(简称浆系)的形态变化规律、各阶段细胞的形态特点及划分。

2. 熟悉浆系形态观察的注意事项、浆系细胞与其他系类似细胞的鉴别。

3. 了解浆系的参考区间。

【实验标本】 制备良好且典型的浆细胞反应性增加的骨髓片、多发性骨髓瘤骨髓片等。

【形态观察】

1. 低倍镜下选择厚薄合适、染色良好的部位，然后在油镜下观察原始浆细胞、幼稚浆细胞及浆细胞的形态特点。各阶段浆细胞的形态特点见表 1-14、图 1-5。多发性骨髓瘤涂片中，常可见一定数量原始和/或幼稚浆细胞，其他涂片中一般为浆细胞。

2. 浆细胞系统的主要形态特征为①胞质：丰富，呈深蓝色，且常有核旁淡染区及小空泡；②胞核：圆形，常偏位；③核质比：小。

表 1-14 各阶段浆细胞的形态特点

鉴别要点	原始浆细胞	幼稚浆细胞	浆细胞
胞体	12～25μm 类圆形、椭圆形	12～16μm 常类椭圆形	8～15μm 常类椭圆形
核形	圆形，核偏位	圆形，核偏位	圆形，核偏位
核仁	1～2个，较清晰	模糊、无	无
染色质	粗颗粒状	较原始浆细胞粗	块状，副染色质较明显
胞质量	多	丰富	丰富
胞质颜色	深蓝色， 有核旁淡染区	深蓝色， 有核旁淡染区	深蓝色，有时呈红色， 有核旁淡染区
颗粒	无	偶有少许	偶有少许
空泡	可有	常有	明显

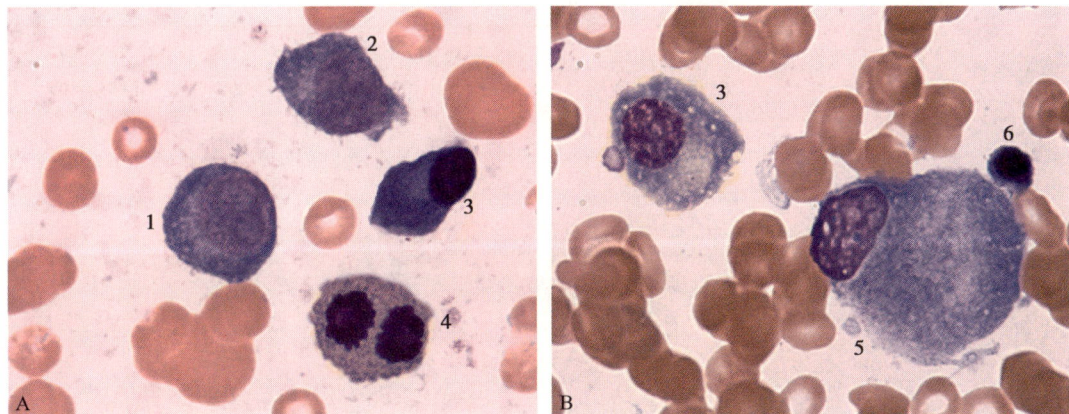

图 1-5 各阶段浆细胞

1. 原始浆细胞；2. 幼稚浆细胞；3. 浆细胞；4. 分裂象细胞（后期，红系）；5. 成骨细胞；6. 晚幼红细胞。

3. 根据细胞的形态特点,划分各阶段浆细胞,主要依据如下。

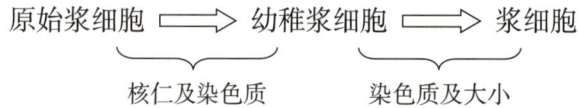

原始浆细胞 ⟹ 幼稚浆细胞 ⟹ 浆细胞

核仁及染色质　　　　染色质及大小

4. 浆细胞与成骨细胞非常相似,应注意鉴别。有的浆细胞形态不典型,应注意与中幼红细胞鉴别,见表1-9。

【参考区间】 在健康成人的骨髓片中,浆细胞 <2%,幼稚浆细胞偶见,原始浆细胞罕见。

【注意事项】

1. 多发性骨髓瘤涂片中的异常浆细胞,其形态与正常浆细胞有许多相似之处,但从本质上来说它们不是正常浆细胞,故也称为骨髓瘤细胞。

2. 幼稚浆细胞与浆细胞的划分,比原始浆细胞与幼稚浆细胞的划分更为重要。

3. 反应性浆细胞增加等骨髓片中,有时可见 3 个或 3 个以上浆细胞围绕巨噬细胞或组织细胞,称为浆细胞造血岛。

（王霄霞）

实验六 巨核细胞系统的形态观察

【实验目的】

1. 掌握巨核细胞系统(简称巨核系、巨系)的形态特点、各阶段细胞的形态特点及划分。

2. 熟悉巨核系形态观察的注意事项、巨核系细胞与其他系类似细胞的鉴别。

3. 了解巨核系的参考区间。

【实验标本】 制备良好且典型的原发免疫性血小板减少症骨髓片、增生性骨髓片或基本正常骨髓片等。

【形态观察】

1. 低倍镜下选择厚薄合适、染色良好的部位查找巨核细胞,找到后置视野正中再转油镜观察。巨核细胞系统包括原始巨核细胞、幼稚巨核细胞、颗粒型巨核细胞、产板型巨核细胞、裸核型巨核细胞及血小板。各阶段巨核细胞的形态特点见表1-15、图1-6、图1-7。

表1-15 各阶段巨核细胞的形态特点

鉴别要点	原始巨核细胞	幼稚巨核细胞	颗粒型巨核细胞	产板型巨核细胞	裸核型巨核细胞
胞体	15～30μm 类圆形、不规则形,常有指状突起	30～50μm 不规则形	40～70μm 不规则形	40～70μm 不规则形,胞膜不完整	— —
核形	类圆形、椭圆形等,1至多个胞核	不规则形	不规则形(分叶后重叠)	不规则形(分叶后重叠)	不规则形(分叶后重叠)
核仁	2～3个,常不清晰	常无	无	无	无
染色质	较细,排列紧密且分布不均匀	粗、小块状	块状、条状	块状、条状	块状、条状

续表

鉴别要点	原始巨核细胞	幼稚巨核细胞	颗粒型巨核细胞	产板型巨核细胞	裸核型巨核细胞
胞质量	较少	较丰富	极丰富	极丰富	无或有少许
颜色	深蓝色、蓝色	深蓝色、蓝色	淡蓝色	淡蓝色	—
颗粒*	无	有,常近核处	常充满	常充满,有的见雏形血小板	—
胞体周围	常有血小板附着	可有血小板附着	—	有释放的血小板	—

注:*颗粒特点为细小、大小一致、呈淡紫红色。

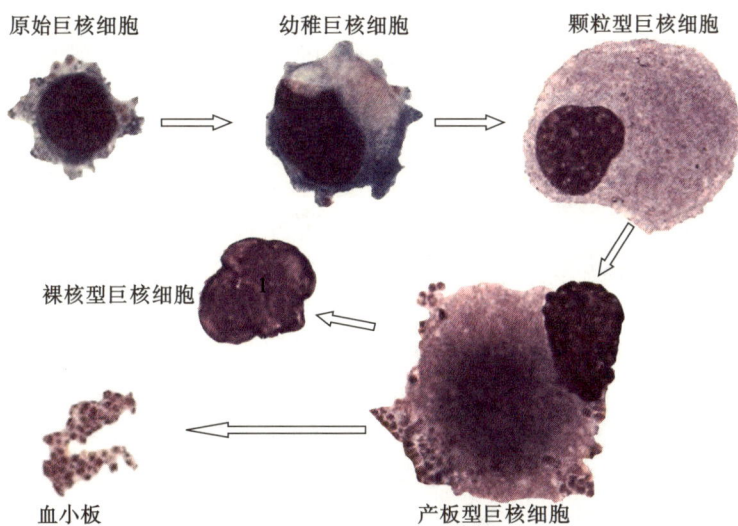

图 1-6　各阶段巨核细胞

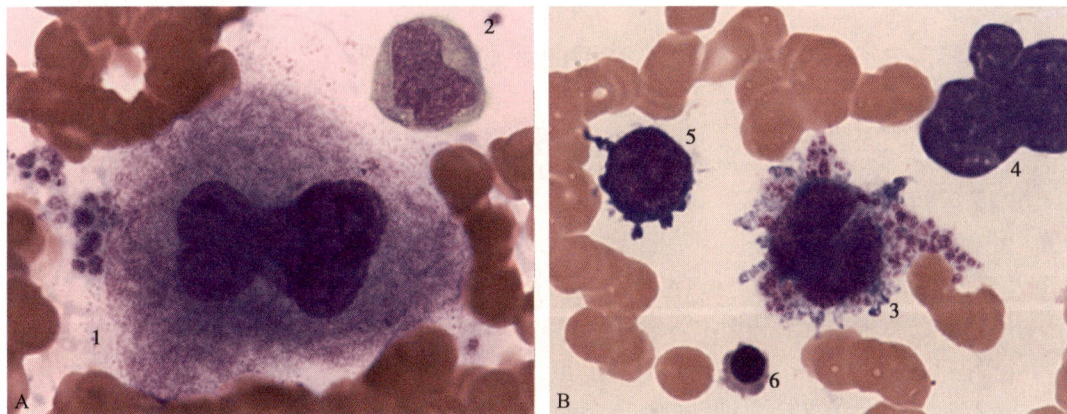

图 1-7　各阶段巨核细胞

1.产板型巨核细胞;2.单核细胞;3.原始巨核细胞(周边有血小板附着);4.裸核型巨核细胞;5.早幼红细胞;6.晚幼红细胞。

2. 巨核细胞系统(除原始巨核细胞外)的形态特征为①胞体:巨大,不规则形;②胞质:成熟巨核细胞(指颗粒型及产板型巨核细胞)胞质常极丰富,并有大量细小颗粒;③胞核:常巨大,成熟巨核细胞的胞核高度分叶且重叠。

3. 根据细胞的形态特点,划分各阶段巨核细胞,主要依据如下。

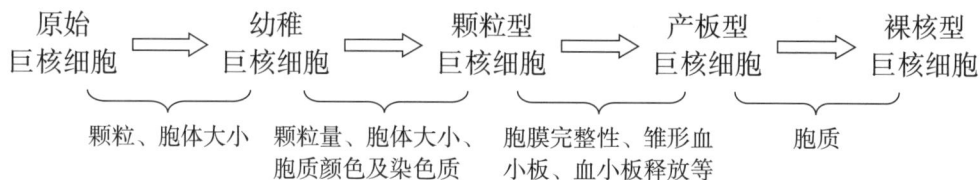

原始
巨核细胞 ⟶ 幼稚
巨核细胞 ⟶ 颗粒型
巨核细胞 ⟶ 产板型
巨核细胞 ⟶ 裸核型
巨核细胞

颗粒、胞体大小　　颗粒量、胞体大小、　　胞膜完整性、雏形血　　胞质
　　　　　　　　胞质颜色及染色质　　小板、血小板释放等

4. 由于巨核细胞胞体巨大且胞质中常有丰富的颗粒,所以一般情况下比较容易辨认。但颗粒型巨核细胞与破骨细胞有许多相似之处,需鉴别。

【参考区间】 全片巨核细胞为 10~120 个;"标准"涂片面积(1.5cm×3cm)可见 7~35 个巨核细胞(该总数与实际相比偏低)。其中原始巨核细胞占 0~5%,幼稚巨核细胞占 0~10%,颗粒型巨核细胞占 10%~50%,产板型巨核细胞占 20%~70%,裸核型巨核细胞占 0~30%,血小板较易见,呈成堆存在。

【注意事项】

1. 巨核细胞是个多倍体细胞,其胞体巨大,多位于骨髓膜的边缘(包括骨髓膜尾部、上下边缘及头部),且全片数量较少,故先在低倍镜下观察骨髓膜边缘部分,找到巨核细胞后移至视野正中,然后转油镜观察,进行确认和分期。

2. 骨髓片中的原始巨核细胞一般很少,且可与其他血细胞的大小相似或略大,所以很难发现。它常具有以下特征:胞质指状突起、血小板附着、胞核可多个、核仁常不清晰等,故与其他原始细胞较易鉴别。各种原始细胞的鉴别详见《临床血液学检验技术》(第 2 版)第二章表 1-2-4。

3. 观察骨髓片时,应同时注意观察血小板形态、数量、大小及分布状态,正常情况下血小板成堆分布,当血小板数减少时血小板往往散在分布。

(王霄霞)

实验七 非造血细胞的形态观察

【实验目的】

1. 掌握较常见的非造血细胞,如肥大细胞、组织细胞、吞噬细胞、成骨细胞、破骨细胞、脂肪细胞等的形态特点。

2. 熟悉非造血细胞形态观察的注意事项、非造血细胞与其他系统类似细胞的鉴别。

【实验标本】 制备良好且典型的再生障碍性贫血、白血病化疗后、噬血细胞综合征及其他原因所致的非造血细胞增加骨髓片等。

【形态观察】

1. 多种较常见的非造血细胞的形态特点,见表 1-16、图 1-8、图 1-9。

2. 非造血细胞需与多种血细胞鉴别

(1)成骨细胞与浆细胞的鉴别,主要鉴别点见表 1-17。

(2)破骨细胞与巨核细胞的鉴别,主要鉴别点见表 1-18。

表1-16 多种非造血细胞的形态特点

鉴别要点	肥大细胞	组织细胞	吞噬细胞	成骨细胞	破骨细胞	脂肪细胞
胞体	12～20μm 梭形、蝌蚪形、类圆形等	长轴20～50μm 或以上 胞膜常不完整，如撕纸状	不定，多数较大 形态不一	20～40μm 长椭圆形或不规则形，边缘清晰或云雾状	60～100μm 不规则形，边缘清晰或如撕纸状	30～50μm 类圆形、椭圆形等
核形	圆形、小	椭圆形	类圆形、椭圆形或不规则等	椭圆形、圆形	椭圆形、圆形	不规则、小，常偏位
核个数	1个	1个	常1个	1个	1至数十个	1个
核位置	居中	不定	常偏位	偏位	—	偏位
核仁	无	1～2个	有或无	1～3个	1～2个	无
染色质	块状	粗网状	较疏松	粗网状	粗网状	致密
胞质量	较丰富	较丰富	不定	丰富	极丰富	多
颜色	淡蓝色	淡蓝色	淡蓝色	深蓝、蓝色	淡蓝、淡红色	淡蓝色
颗粒	充满圆形、大小均一、深紫红或紫黑色粗大颗粒	可有少许紫红色颗粒	可有颗粒	偶有少许紫红色颗粒	有大量细小、淡紫红色颗粒	无
其他	胞体周围有时可见红晕	—	可见数量不等的吞噬物	常成簇分布，核远处常有淡染区，常有空泡	有的同时伴有粗大紫红色颗粒，核间无核丝相连	充满大小不一空泡

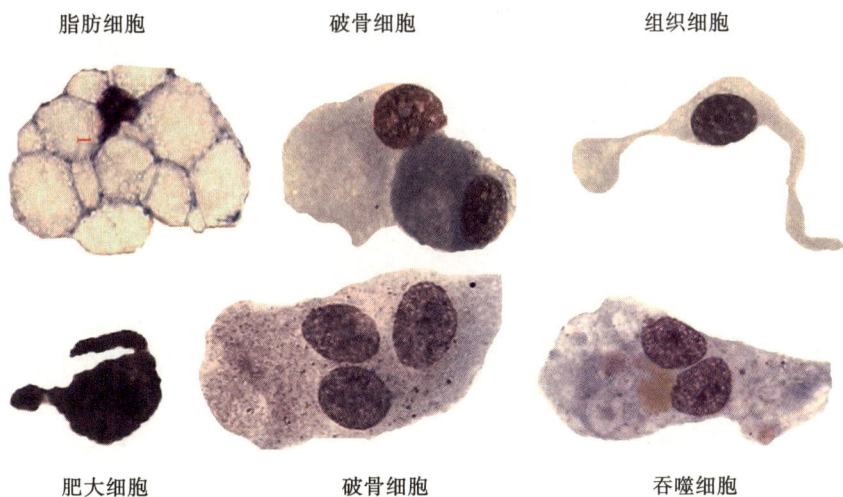

图1-8 常见非造血细胞的形态特点

（图中标注：脂肪细胞、破骨细胞、组织细胞、肥大细胞、破骨细胞、吞噬细胞）

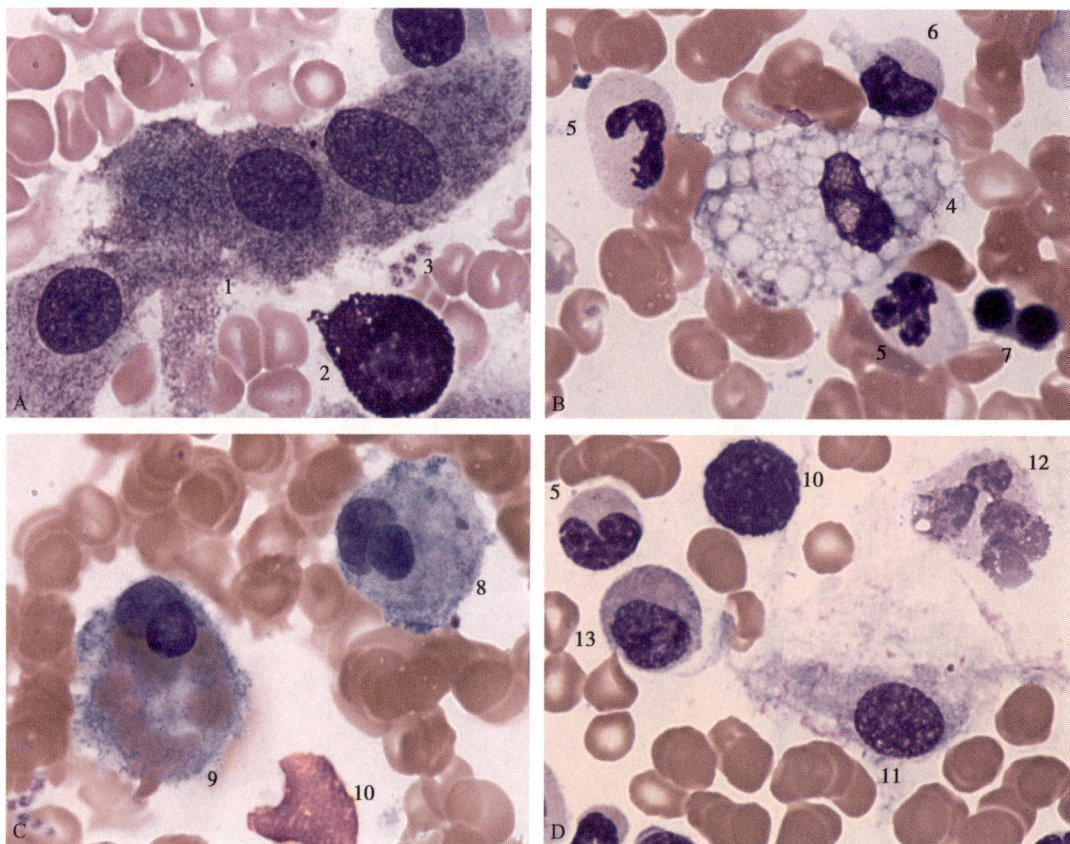

图 1-9　常见非造血细胞

1. 破骨细胞；2. 肥大细胞；3. 血小板；4. 脂肪细胞；5. 中性杆状核粒细胞；6. 中性晚幼粒细胞；7. 晚幼红细胞；8. 吞噬细胞；9. 噬血细胞；10. 涂抹细胞；11. 组织细胞；12. 退化的中性粒细胞；13. 中性中幼粒细胞。

表 1-17　成骨细胞与浆细胞的主要鉴别点

鉴别要点	成骨细胞	浆细胞
胞体大小	20～40μm	8～15μm
胞体形态	长椭圆形、不规则，边缘清楚或云雾状	常椭圆形
胞质	丰富（较浆细胞更多），常呈深蓝色	丰富，常呈深蓝色，个别呈红色
染色质	粗网状	块状
核仁	常有，1～3个	无
淡染区	距胞核较远处，呈椭圆形	位于胞核旁，呈半月形
存在方式	常成簇存在，有时单个散在	常单个散在，有时成堆存在

表 1-18　破骨细胞与巨核细胞的主要鉴别点

鉴别要点	破骨细胞	巨核细胞
核形	圆形或椭圆形，1 至几十个，大小较一致，彼此孤立，无核丝相连	不规则形，高度分叶且常重叠，核叶数常无法计数，有的可见核丝相连
染色质	粗网状	条状或块状
核仁	每个胞核常有 1～2 个核仁，较清晰	无
颗粒	有大量较细小、大小一致的淡紫红色颗粒，或同时伴有粗大的紫红色颗粒	有大量较细小、大小一致的淡紫红色颗粒

【参考区间】　健康成人骨髓片中，非造血细胞可见少许或偶见。

【注意事项】

1. 由于非造血细胞胞体较大，且骨髓片中数量少，一般需在低倍镜下寻找，找到疑似细胞后再转至油镜下确认。

2. 有些非造血细胞在骨髓小粒中较易见（尤其为再生障碍性贫血患者），如组织细胞、肥大细胞、脂肪细胞等，故可先在骨髓小粒中查找。

3. 有的肥大细胞胞质中颗粒排列致密，染色后整个细胞呈紫黑色，易误认为异物，但仔细观察往往可发现胞质中充满颗粒。

（王霄霞）

实验八　骨髓细胞形态学检验

【实验目的】　掌握骨髓片染色方法、检验步骤、结果计算、取材结果判断、报告单书写、注意事项，掌握骨髓增生程度判断方法及健康成人骨髓象特点。

【实验标本】　基本正常骨髓片、增生性骨髓片等。

【实验步骤】

1. 骨髓片染色

（1）选择 3～4 张骨髓取材满意、涂片制备良好的新鲜骨髓片，贴上标签。

（2）将骨髓片的血膜面朝上放平，将瑞特染液滴加至片上，覆盖血膜固定数秒。

（3）滴加 pH 6.4～6.8 磷酸盐缓冲液，使瑞特染液与缓冲液之比以 1:3～1:2 为佳，两液混匀后染色 20～25 分钟。

（4）流水冲洗，晾干后置显微镜下观察。

2. 低倍镜观察　低倍镜观察之前先肉眼观察涂片的颜色、厚薄、骨髓小粒、正反面等情况。染色良好者血膜呈淡紫红色，染色偏碱者血膜呈灰蓝色或蓝色；骨髓小粒多位于片尾，由于其中有大量有核细胞，故肉眼观察为深蓝色的颗粒状。低倍镜观察内容见表 1-19、图 1-10。

表 1-19 低倍镜观察内容

骨髓片质量	观察血膜厚薄、骨髓小粒、油滴、染色等情况,并在低倍镜下选择染色好、厚薄合适、细胞分布均匀的区域进行分类、计数
骨髓增生程度预判	根据有核细胞量预判骨髓增生程度
巨核细胞计数及分类	由于巨核细胞大、全片数量少,故计数一般在低倍镜下进行(计数 1.5cm×3.0cm 血膜中巨核细胞数或全片巨核细胞数),而分类一般应在油镜或高倍镜下进行。如巨核细胞系统数量、形态或血小板数量异常,应至少计数并分类 50 个巨核细胞;如巨核细胞系统无明显异常,可不予分类
异常细胞	观察全片有无体积较大或成堆分布的异常细胞(尤其应注意血膜尾部等边缘部位),如骨髓转移癌细胞、淋巴瘤细胞、噬血细胞、戈谢细胞、尼曼-皮克细胞、海蓝组织细胞等

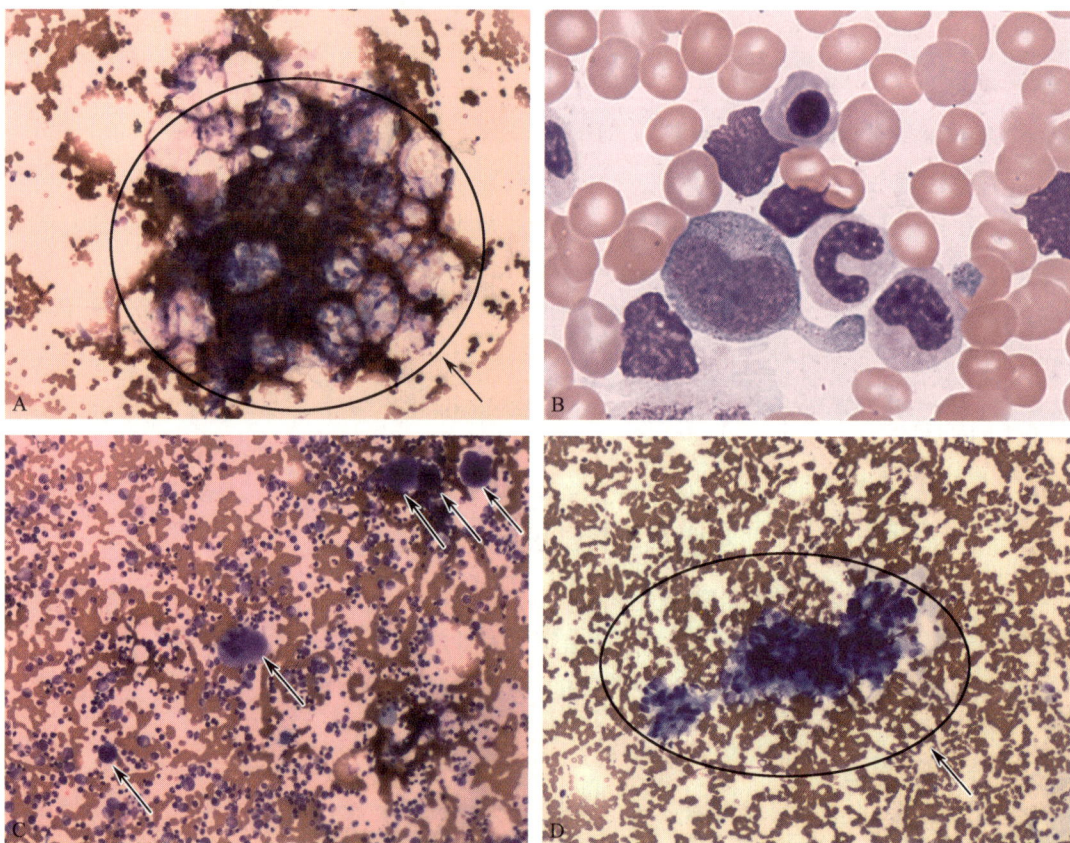

图 1-10 低倍镜观察内容

A. 箭头所指为骨髓小粒(×100 视野);B. 染色良好的细胞;C. 箭头所指为巨核细胞(×100 视野);D. 箭头所指为成堆分布的转移癌细胞(×100 视野)。

3. **高倍镜判断增生程度** 骨髓增生程度通常根据一个高倍镜视野(HPF)中有核细胞数来判断,详见表 1-20。判断骨髓增生程度时,应选择细胞分布均匀、细胞不重叠也不过度分散的部位进行观察,同时应观察多个视野后取其平均值。如果增生程度介于两级,应将增生程度划为上一级。

表 1-20　骨髓增生程度分级及标准

分级	有核细胞数 /（个 /HPF）	临床意义
增生极度活跃	>100	白血病
增生明显活跃	50～100	白血病、增生性贫血等
增生活跃	20～50	健康成人、贫血等
增生减低	5～10	再生障碍性贫血、造血功能低下、部分稀释等
增生极度减低	<5	再生障碍性贫血、化疗后、完全稀释等

注：每高倍视野下有核细胞数量在 10～20 个时，应根据具体情况（如年龄等）进行判断。

4. 油镜观察　通常先进行油镜下浏览得出初步印象后，再进行有核细胞的计数及分类；必要时在细胞化学染色后再进行计数、分类。计数、分类的同时，应注意观察细胞形态、有无异常细胞等。

（1）有核细胞的计数及分类：详见表 1-21。一般情况下，大、小淋巴细胞合在一起计数分类；各型反应性淋巴细胞（又称为异型淋巴细胞）合在一起计数分类；巨幼细胞贫血患者的各阶段巨幼红细胞应与正常有核红细胞分开计数分类等。

表 1-21　骨髓有核细胞计数及分类

计数部位	应选择厚薄合适且细胞分布均匀、细胞结构清楚、红细胞呈淡红色、背景干净的部位进行计数，一般在体尾交界处。由于位于尾部的细胞会变大、变形，且尾部胞体大、不完整细胞也较多，位于厚的部位细胞会变小、结构不清。因此选择合适部位计数非常重要，否则易做出错误判断
计数顺序	计数应有一定顺序，以免出现重复计数的现象。如可从右到左、从上到下，呈"S"形走势
计数细胞	包括除巨核细胞、退化细胞、分裂象细胞以外的有核细胞，即包括各阶段粒细胞、有核红细胞、各阶段淋巴细胞、各阶段单核细胞、各阶段浆细胞、组织细胞、吞噬细胞、肥大细胞、脂肪细胞、成骨细胞、破骨细胞及各种异常细胞等。由于涂片中巨核细胞数较少，一般需单独对巨核细胞进行计数和分类
计数数目	至少计数 200 个有核细胞。增生明显活跃以上者以计数 500 个为佳；对于增生极度减低者可计数 100 个

（2）观察内容：见表 1-22。观察应全面，包括各类细胞胞体（如大小、形态）、胞核（如核形、核位置、染色质、核仁大小、核仁数量等）及胞质（如胞质量、颜色、颗粒、空泡等）的形态特点等，对于病变系统的细胞更应仔细观察。

表 1-22　油镜下骨髓片主要观察内容

观察对象	观察内容
粒细胞系统	增生程度、各阶段粒细胞比例及形态，如胞体大小、形态，染色质、核仁、核形，胞质量、颜色、颗粒、有无毒性改变、核质发育是否平衡、棒状小体有无等
红细胞系统	增生程度、有核红细胞比例及形态，如胞体大小、形态，染色质、核仁，核形，胞质量、颜色、核质发育是否平衡等。同时观察红细胞大小、形态、颜色、淡染区及排列情况，有无 Howell-Jolly 小体、嗜碱性点彩、嗜多色性红细胞等

续表

观察对象	观察内容
淋巴细胞系统	淋巴细胞比例、形态,有无原始、幼稚淋巴细胞
浆细胞系统	浆细胞比例、形态,有无原始、幼稚浆细胞
单核细胞系统	单核细胞比例、形态,有无原始、幼稚单核细胞
巨核细胞系统	计数全片或 1.5cm×3.0cm 骨髓膜中巨核细胞数量并分类一定数量巨核细胞,观察巨核细胞形态,有无微小巨核细胞、小巨核细胞、单圆核巨核细胞、多圆核巨核细胞和分叶过度巨核细胞等。同时观察血小板数量、大小、形态、聚集性、颗粒等
骨髓小粒	骨髓小粒中有核细胞量、有核细胞成分、油滴等
其他	如退化细胞、肥大细胞、组织细胞、吞噬细胞、成骨细胞、破骨细胞、分裂象细胞等变化,全片油滴情况、有无寄生虫及其他明显异常细胞,如淋巴瘤细胞、噬血细胞、戈谢细胞、尼曼-皮克细胞、海蓝组织细胞、转移性癌细胞等

　　细胞计数、分类完成后,应再一次进行全面观察。注意细胞分类情况与其他区域是否一致,必要时采用单独快速计数来验证或重新计数;同时也应注意其他部位有无异常细胞等情况。如有血片进行观察,并至少计数、分类 100 个有核细胞。如有细胞化学染色涂片,也需进行观察。骨髓中的正常细胞见图 1-11。

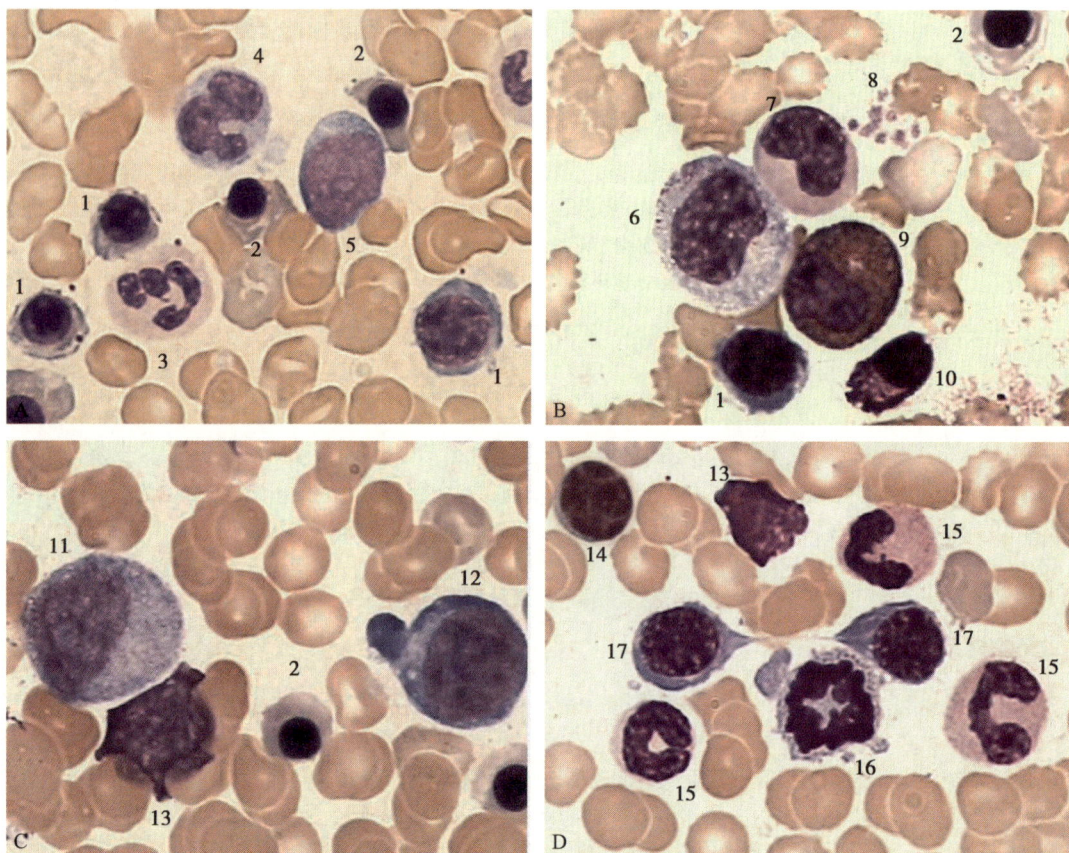

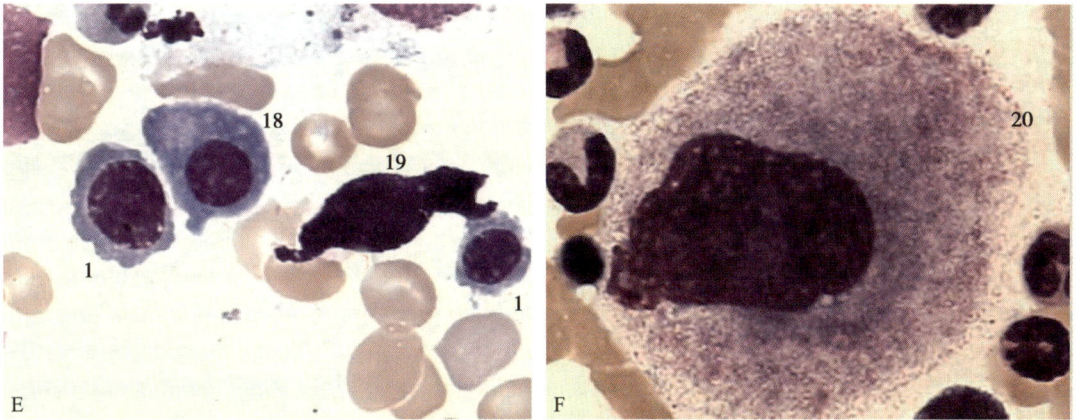

图 1-11 骨髓中的正常细胞

1. 中幼红细胞；2. 晚幼红细胞；3. 中性分叶核粒细胞；4. 单核细胞；5. 原始粒细胞；6. 中性中幼粒细胞；7. 中性晚幼粒细胞；8. 血小板；9. 嗜酸性晚幼粒细胞；10. 嗜碱性粒细胞；11. 早幼粒细胞；12. 早幼红细胞；13. 涂抹细胞；14. 淋巴细胞；15. 中性杆状核粒细胞；16. 分裂象细胞（中期，红系）；17. 分裂象细胞（末期，红系）；18. 浆细胞；19. 肥大细胞；20. 颗粒型巨核细胞。

5. **结果计算** 包括有核细胞百分比、各系细胞百分比、粒红比值（granulocyte/erythrocyte，G/E）等，见表 1-23。血片分类结果计算同骨髓有核细胞百分比；细胞化学染色结果包括阳性率、积分或阳性状态，阳性率及积分的计算方法见本章实验十三 中性粒细胞碱性磷酸酶染色等。

表 1-23 骨髓细胞形态学检验的结果计算

内容	结果计算
有核细胞百分比	指计数一定数量有核细胞数时，某种有核细胞占所有有核细胞的百分比
各系细胞百分比	指某系细胞中各阶段有核细胞百分比总和
粒红比值	指各阶段粒细胞（包括中性、嗜碱性及嗜酸性粒细胞）百分率总和与各阶段有核红细胞百分率总和之比
巨核细胞	计数全片或 1.5cm×3.0cm 面积血膜中的巨核细胞数，以及各阶段巨核细胞的个数或百分比

6. **书写报告单** 书写内容见表 1-24。如果各系细胞形态基本正常，只需简单描述即可（重点描述粒系、红系及巨核系）；如果某一系细胞明显异常，则首先详细描述该系细胞，其他细胞系列的描述顺序不变。目前国内骨髓报告单多采用专用的图文报告系统（表 1-26）。骨髓细胞形态学检验流程见图 1-12。

表 1-24 骨髓细胞形态学检验报告单的书写内容

一般情况	包括姓名、性别、年龄、科室、病区、床号、住院号、骨髓穿刺部位、骨髓穿刺时间及临床诊断、本次骨髓片号等
检验数据	包括报告单中各阶段细胞百分比、计数的有核细胞总数等。各阶段细胞的百分比总和必须为 100%

涂片的文字描述	一般由骨髓片、血片及细胞化学染色三部分组成,重点描述骨髓片。描述时要求条理清晰、简明扼要、重点突出
骨髓片	描述时应简明扼要、条理清晰、重点突出。可参考以下方式描述
	(1)血膜制备、骨髓小粒量、血膜染色情况
	(2)骨髓增生程度、粒红比值
	(3)粒系增生程度,共占多少,各阶段细胞比例及形态
	(4)红系增生程度,共占多少,各阶段细胞比例及形态
	(5)各阶段淋巴细胞、浆细胞比例及形态
	(6)各阶段单核细胞比例及形态
	(7)全片或 1.5cm×3.0cm 血膜中巨核细胞数量,各阶段巨核细胞数量及形态,血小板量(如极易见、易见、少见等)、分布(如大堆、小堆、散在等)及形态
	(8)其他方面,如是否见到寄生虫、其他明显异常细胞等
血片	有核细胞量(如增加、减少等)、比例、形态;红细胞形态;血小板量、分布、形态;有无异常细胞及寄生虫等
细胞化学染色	逐项对每个染色结果进行描述,每项染色结果一般包括阳性率、积分(即阳性指数)或阳性状态
诊断意见及建议	诊断意见性质及特点见表 1-25。必要时提出建议(如进一步检查项目、随访、换位复查等)。对于诊断已明确的疾病,需与之前进行比较,得出疾病完全缓解、部分缓解、改善、退步、复发等意见
报告日期及签名	包括报告日期、报告人及审核人签字

表 1-25　骨髓检查诊断意见性质及特点

诊断意见性质	特点
肯定性诊断	骨髓呈特异性变化、临床表现又典型者,如白血病、巨幼细胞贫血、多发性骨髓瘤、骨髓转移癌、戈谢病、尼曼-皮克病等
提示性诊断	骨髓有改变但特异性不强,如再生障碍性贫血、缺铁性贫血、急性白血病亚型等
符合性诊断	骨髓呈非特异性改变,但结合临床及其他检查可解释临床表现。如溶血性贫血、原发免疫性血小板减少症、原发性血小板增多症、脾功能亢进等
疑似性诊断	骨髓象有变化或出现少量异常细胞,临床表现不典型,可能为某种疾病的早期、前期或不典型病例,如骨髓增生异常肿瘤等
排除性诊断	临床怀疑为某种血液病,而骨髓象大致正常或不支持,可考虑排除此病,但有时也存在疾病早期或病灶呈灶性分布的可能性
形态学描写	骨髓象有改变但又做不出上述性质的诊断意见,即可简述其主要特点作为诊断意见

表 1-26　骨髓细胞检验形态学图文报告单

细胞名称		血片	骨髓片		
		%	$\overline{X}$	±SD	%
粒系	原始粒细胞		0.42	0.42	
	早幼粒细胞		1.27	0.81	1
	中性 中幼	1	7.23	2.77	2.5
	中性 晚幼	2	11.36	2.93	1.5
	中性 杆状核	4	20.01	4.47	1
	中性 分叶核	6	12.85	4.38	1
	嗜酸性 中幼		0.50	0.49	
	嗜酸性 晚幼		0.80	0.64	
	嗜酸性 杆状核		1.06	0.95	
	嗜酸性 分叶核	1	1.90	1.48	1
	嗜碱性 中幼		0.01	0.03	
	嗜碱性 晚幼		0.02	0.03	
	嗜碱性 杆状核		0.03	0.07	
	嗜碱性 分叶核		0.16	0.24	
红系	原始红细胞		0.37	0.36	
	早幼红细胞		1.34	0.88	
	中幼红细胞		9.45	3.33	1
	晚幼红细胞		9.64	3.50	2.5
	巨原始红细胞				
	巨早幼红细胞				
	巨中幼红细胞				
	巨晚幼红细胞				
淋系	原始淋巴细胞		0.01	0.01	
	幼稚淋巴细胞		0.08	0.15	
	淋巴细胞	8	18.90	5.46	10
浆系	原始浆细胞		0.002	0.01	
	幼稚浆细胞		0.03	0.07	
	浆细胞		0.54	0.38	1
单核系	原始单核细胞	30	0.01	0.02	53
	幼稚单核细胞	41	0.06	0.07	20
	单核细胞	7	1.45	0.88	4.5
其他	组织细胞		0.16	0.20	
	肥大细胞		0.02	0.03	
	吞噬细胞		0.18	0.19	
	分类不明细胞		0.02	0.04	
	异型淋巴细胞				
粒红比值			（2～4）:1		2.29:1
共数有核细胞数/个		100	200		

姓名 ×××　年龄 23 岁　性别 女
科别 血液内科　病区 ×××　床号 ×××
住院号 ××××××
采取日期 ××××年×月×日
采取部位 右髂后上棘
临床诊断 牙龈出血，发热待查
涂片号 ×××××××

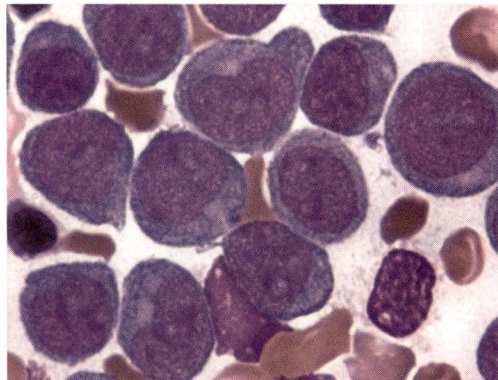

【骨髓片】

1. 骨髓小粒易见，血膜制备良好，染色良好。

2. 骨髓增生极度活跃，G/E＝2.29:1。

3. 原始及幼稚细胞（似单核系）异常增生，分别占 53%、20%。其胞体大小不一，多数较大，少数可见突起；胞核不规则或类圆形，染色质细致，多数可见 1 个、大而清楚的核仁；胞质较多、灰蓝色，少数可见细小颗粒，Auer 小体未见。

4. 粒系、红系明显减少，分别占 8%、3.5%，形态无明显异常。

5. 淋巴细胞比例减少，浆细胞可见。

6. 全片巨核细胞约 60 个，血小板少见，呈散在分布。

【血片】

有核细胞量偏多，以原始及幼稚细胞（似单核系）为主，占 71%，形态基本同骨髓片；并见少许幼稚粒细胞，血小板少见。

【细胞化学染色】

1. MPO 染色：阳性率 15%，其中 14%（±）、1%（+）。

2. NAS-DCE 染色：阳性率 0。

3. α-NAE 染色：阳性率 100%，多数呈强阳性，加 NaF 被抑制。

4. PAS 染色：阳性率 75%，呈细颗粒弥散状。

【诊断意见及建议】

急性髓细胞白血病骨髓象（提示急性单核细胞白血病），请结合流式细胞学等检查。

检验日期 ××××年×月×日
检验者 ×××　审核者 ×××

```
┌─────────────────────────────┐              ┌─────────────────────────────┐
│ 骨髓穿刺后制备骨髓涂片，      │ ──────────→  │ 取制备佳的骨髓涂片3~4张及血涂片2张 │
│ 同时送骨髓形态学检验申请单、血涂片 │              │ 进行瑞特染色                 │
└─────────────────────────────┘              └─────────────────────────────┘

┌─────────────────────────────────────────────────────────────┐
│ 显微镜下判断骨髓增生程度，观察各系细胞增生情况、形态及有无异常细胞等 │
└─────────────────────────────────────────────────────────────┘

┌──────────────────┐     ┌──────────────────┐     ┌──────────────────┐
│ 计数并分类有核细胞 │     │ 做相应的细胞化学染色 │     │ 观察血片，计数并分类 │
│ （至少200个）     │     │ 并观察结果        │     │ 有核细胞（至少100个）│
└──────────────────┘     └──────────────────┘     └──────────────────┘

┌──────────────────┐     ┌──────────────────┐     ┌──────────────────┐
│ 计算各系、各阶段细胞数量 │     │ 计算阳性率、阳性指数等 │     │ 计算各种有核细胞的百分比 │
│ （包括巨核细胞）、粒红比值 │     └──────────────────┘     └──────────────────┘
└──────────────────┘

┌─────────────────────────────────────────────────────────────┐
│ 得出诊断意见，将患者一般资料、分类结果、文字描述及诊断意见输入计算机中 │
│ 的骨髓细胞形态学检验图文报告系统，并存取典型的涂片数张，审核后签发    │
└─────────────────────────────────────────────────────────────┘

┌─────────────────────────────────────────────────────────────┐
│ 将已染色的涂片擦干净，装袋并贴标签、存档，                        │
│ 以备复查、比较及研究等使用                                     │
└─────────────────────────────────────────────────────────────┘
```

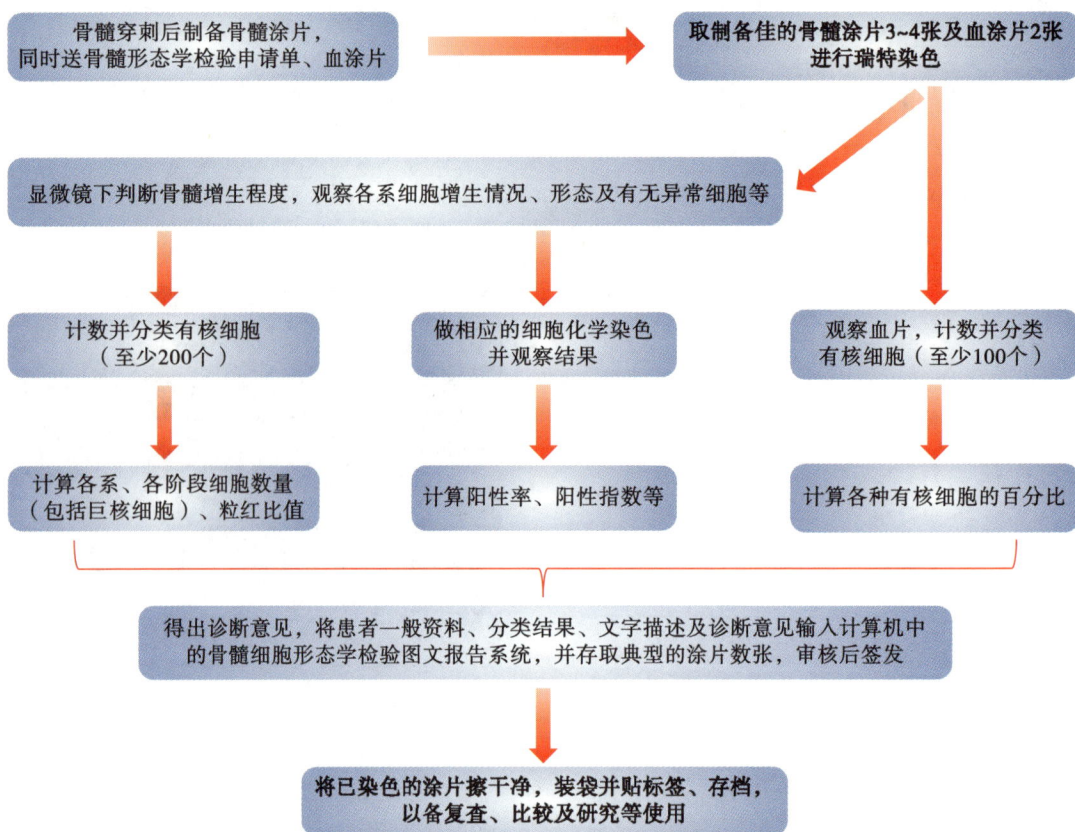

图 1-12 骨髓细胞形态学检验流程图

【参考区间】 目前无统一的参考区间，但符合表 1-27 者，可视为大致正常骨髓象。各单位的参考区间有所不同，尤其是巨核细胞参考区间相差较大（包括参考区间上限、下限及各阶段巨核细胞的百分比）。与临床实际情况相比较，表中存在"标准"涂片面积巨核细胞数偏低、产板型巨核细胞比例偏高等情况。

表 1-27 健康成人大致正常骨髓象的特点

骨髓增生程度	增生活跃
粒红比值	（2～4）:1
粒细胞系统	40%～60%，其中原始粒细胞 <2%，早幼粒细胞 <5%，中性中幼粒细胞约 8%，中性晚幼粒细胞约 10%，中性杆状核粒细胞约 20%，中性分叶核粒细胞约 12%，嗜酸性粒细胞 <5%，嗜碱性粒细胞 <1%
红细胞系统	15%～25%，以中、晚幼红细胞为主（各占 10%），原始红细胞 <1%，早幼红细胞 <5%
淋巴细胞系统	12%～24%，均为淋巴细胞，幼稚淋巴细胞偶见，原始淋巴细胞罕见
浆细胞系统	<2%，均为浆细胞，幼稚浆细胞偶见，原始浆细胞罕见
单核细胞系统	<4%，均为单核细胞，幼稚单核细胞偶见，原始单核细胞罕见

续表

骨髓增生程度	增生活跃
巨核细胞系统	全片巨核细胞为 10~120 个；"标准"涂片面积（1.5cm×3cm）巨核细胞 7~35 个。其中原始巨核细胞 0~5%，幼稚巨核细胞 0~10%，颗粒型巨核细胞 10%~50%，产板型巨核细胞 20%~70%，裸核型巨核细胞 0~30%。血小板较易见，成堆分布
其他细胞	可见分裂象细胞、吞噬细胞、组织细胞，偶见肥大细胞、成骨细胞等，寄生虫和明显异常细胞未见
细胞形态	各种有核细胞、红细胞及血小板形态正常

由于取材情况直接影响骨髓细胞形态学检验的诊断意见，故如何在显微镜下正确判断骨髓片的取材情况非常重要，详见表1-28。

表 1-28　显微镜下取材情况的判断

取材情况	显微镜下通常具有以下特点
取材良好	有较多骨髓小粒，骨髓增生活跃及以上，有核红细胞、中性幼稚粒细胞较易见，中性杆状核粒细胞比中性分叶核粒细胞多，还可见一定数量巨核细胞，有的还可见少量原始细胞、浆细胞、分裂象细胞、巨噬细胞、组织细胞，偶见成骨细胞、破骨细胞、肥大细胞
部分稀释	骨髓小粒无或少，骨髓常呈现增生减低或增生极度减低，中性粒细胞（尤其中性分叶核粒细胞）、淋巴细胞增加，幼稚粒细胞、有核红细胞减少，巨核细胞无或少
完全稀释	有核细胞少，骨髓呈现增生极度减低或增生减低，分类结果完全同血片，为中性粒细胞（以中性分叶核粒细胞为主）、淋巴细胞、单核细胞、嗜酸性粒细胞及嗜碱性粒细胞等

【注意事项】

1. 肉眼选择染色好、骨髓小粒多、涂片制备良好的骨髓片进行观察，观察前应注意辨认血膜的正、反面，以免误将血膜朝下而压碎玻片。

2. 油镜下有核细胞分类、计数时，务必选择合适的部位（即染色良好、细胞结构清晰、细胞分布均匀的部位），否则易做出错误的判断。

3. 由于细胞形态的变化多样，故观察细胞时不能根据某一两个非特异的特点，就轻易地做出肯定或否定的判断。而应全面观察：细胞的胞体大小、形态；胞核大小、形态、位置、染色质、核仁；胞质量、胞质颜色、颗粒、空泡等。同时应注意与周围细胞进行比较，必要时需结合细胞化学染色、血片进行综合分析。

4. 血细胞的发育是一个连续过程，为了便于识别而人为地将各系细胞划分为若干阶段。故观察中常会检到介于两个阶段之间的细胞，一般将它归入更成熟阶段细胞。

5. 对于个别介于两个系统之间的细胞，如难以判断，可采用大数归类法，即归入细胞多的细胞系列中。

6. 有时可见到难以识别的细胞，可参考涂片上其他细胞再做出判断，如仍不能确定，可归入"分类不明细胞";难以识别的细胞不是指检验人员不认识的细胞,而是指真正难以识别且认为有一定临床意义的细胞。若"分类不明细胞"有一定数量,则应通过细胞化学染色、集体读片或会诊等方法进行识别,并建议定期复查。

（王霄霞）

第二节　细胞化学染色

　　细胞化学染色（cytochemical stain）是以细胞形态学为基础,运用化学、生物化学等技术对细胞内的化学物质（包括蛋白质、糖类、酶类、核酸等）作定位、定性、半定量分析的方法。目前主要应用于辅助急性白血病细胞类型的鉴别、血液系统疾病的辅助诊断和鉴别诊断。

　　细胞化学染色的种类较多,包括髓过氧化物酶染色、氯乙酸 AS-D 萘酚酯酶染色、α-醋酸萘酚酯酶染色、醋酸 AS-D 萘酚酯酶染色、α-丁酸萘酚酯酶染色、酯酶双染色、酸性磷酸酶染色、中性粒细胞碱性磷酸酶染色、铁染色、过碘酸希夫反应等。不同的细胞化学染色,其染色原理、染色步骤各不同,实验标本除中性粒细胞碱性磷酸酶染色需要用血片外,其他染色原则上都要用骨髓片;各种基本操作步骤类似,包括固定、显色（即形成有色沉淀）、复染;酶类染色通常采用偶氮偶联法,基本步骤相同,如下所示。

固定液覆盖血膜（数分钟） $\xrightarrow[\text{冲洗}]{\text{流水}}$ 基质液覆盖血膜（37℃,0.5或1小时） $\xrightarrow[\text{冲洗}]{\text{流水}}$ 复染液覆盖血膜（数分钟） $\xrightarrow[\text{冲洗}]{\text{流水}}$ 晾干镜检

　　每种染色在显微镜下观察、计数的细胞有所不同,例如髓过氧化物酶染色、氯乙酸 AS-D 萘酚酯酶染色、α-醋酸萘酚酯酶染色、醋酸 AS-D 萘酚酯酶染色、α-丁酸萘酚酯酶染色、过碘酸希夫反应主要用于辅助判断急性白血病细胞类型,故主要观察急性白血病细胞（例如原始粒细胞、异常早幼粒细胞、原始及幼稚单核细胞、原始及幼稚淋巴细胞等）;中性粒细胞碱性磷酸酶染色观察成熟中性粒细胞;铁染色主要观察骨髓小粒及中、晚幼红细胞。以下介绍几种常用的细胞化学染色。

实验九　髓过氧化物酶染色

【实验目的】
　　1. 掌握髓过氧化物酶（myeloperoxidase, MPO）染色两种方法（二氨基联苯胺染色法、改良 Pereira 法）的实验原理、结果判定及报告、正常血细胞的染色反应。
　　2. 熟悉 MPO 染色的实验材料、实验步骤、注意事项。

（一）二氨基联苯胺染色法

【实验原理】　二氨基联苯胺（DAB）染色法利用血细胞内的 MPO 能催化 DAB 使其脱氢,形成不溶性棕黄色沉淀,定位于 MPO 所在的活性部位。而 DAB 所脱氢,使 H_2O_2 还原成 H_2O。

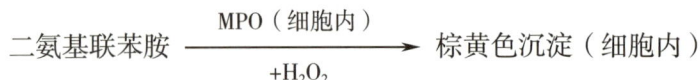

二氨基联苯胺 $\xrightarrow[\text{+H}_2\text{O}_2]{\text{MPO（细胞内）}}$ 棕黄色沉淀（细胞内）

【实验材料】

1. **器材** 染色缸、显微镜等。

2. **试剂**

(1) 甲醛 - 丙酮缓冲液（pH 6.6）。

(2) 基质液（临用前配制）：将 50mmol/L Tris-HCl 缓冲液（pH 7.6）50ml、二氨基联苯胺 20mg、3% 过氧化氢溶液 0.2ml 加在一起，振荡混合后过滤。

(3) 吉姆萨染液。

【实验步骤】

1. 取新鲜、取材良好的骨髓片，用冷甲醛 - 丙酮缓冲液（4℃）覆盖整个血膜，固定 30 秒后，流水冲洗，晾干。

2. 将骨髓片放入基质液中 10～15 分钟后，流水冲洗，晾干。

3. 用吉姆萨染液复染 30 分钟后，流水冲洗，晾干，镜检。

【结果判定及报告】 胞质内出现棕黄色沉淀，即为阳性。根据阳性颗粒量、大小、分布情况分为 6 级，详见表 1-29。观察 100 个急性白血病细胞（不同亚型所观察的细胞有所不同）得出阳性率及积分，并报告 MPO 的阳性率及积分（或阳性分布情况），计算方法类同本章实验十三 中性粒细胞碱性磷酸酶染色。

表 1-29 髓过氧化物酶染色的结果判断

结果判断	特点
(−)	无颗粒
(±)	颗粒小，分布稀疏，可覆盖在核上
(+)	颗粒较粗大，聚集，约占胞质面积 1/4
(++)	颗粒弥散状分布，有一定空隙，约占胞质面积 1/2
(+++)	颗粒均匀分布于胞质或聚集，约占细胞质面积 3/4
(++++)	阳性颗粒充满整个胞质，没有空隙

【正常血细胞 MPO 的染色反应】 见表 1-30。

表 1-30 正常血细胞 MPO 的染色反应

细胞系统	染色反应
粒细胞系统	分化差的原始粒细胞呈阴性，分化好的原始粒细胞至成熟中性粒细胞各阶段均呈阳性（随细胞成熟，阳性程度增强），嗜酸性粒细胞阳性最强，嗜碱性粒细胞通常呈阴性
单核细胞系统	阴性、弱阳性
其他细胞	除组织细胞、吞噬细胞有时可呈阳性外，其他细胞均呈阴性

【注意事项】

1. 骨髓片应新鲜、血膜厚薄适宜。

2. DAB 溶液应低温密封保存，防止光线照射失效。如有结晶析出，应确保结晶完全溶解再行使用。

3. 基质液应现用现配，新鲜配制的基质液应为无色或浅棕色，如颜色过深，请勿使用。

4. 标本中成熟中性粒细胞为强阳性，证明标本染色成功。

（二）改良 Pereira 法

【实验原理】 MPO 分解过氧化氢（H_2O_2）释放出新生氧，底物碘化钾接受新生氧而氧化为碘（I_2），碘再与煌焦油蓝作用形成不溶性蓝绿色沉淀，定位于具有酶活性的细胞质内。

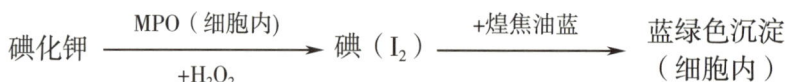

$$碘化钾 \xrightarrow[+H_2O_2]{MPO（细胞内）} 碘（I_2） \xrightarrow{+煌焦油蓝} \begin{array}{c}蓝绿色沉淀\\（细胞内）\end{array}$$

【实验材料】

1. 器材 显微镜等。

2. 试剂

（1）10% 甲醛 - 乙醇固定液。

（2）基质液：①磷酸盐 - 碘化钾缓冲液（pH 5.5）：将 100mg 碘化钾溶于 100ml 的 0.067mol/L 磷酸盐缓冲液（pH 5.5）；② 10g/L 煌焦油蓝溶液；③ 0.03% 过氧化氢溶液。

临用前配制基质液，即将磷酸盐 - 碘化钾缓冲液 5ml、10g/L 煌焦油蓝溶液 2～5 滴、0.03% 过氧化氢溶液 1～3 滴混匀。

（3）瑞特染液。

【实验步骤】

1. 取新鲜的骨髓片，置于 10% 甲醛 - 乙醇液中固定 30～60 秒，流水冲洗，晾干。

2. 将基质液覆盖整个血膜，染色 2～5 分钟后，流水冲洗，晾干。

3. 用瑞特染液复染 30 分钟后，流水冲洗，晾干，镜检。

【结果判定及报告】 同二甲基联苯胺法。

【正常血细胞的染色反应】 同二甲基联苯胺法，详见图 1-13。

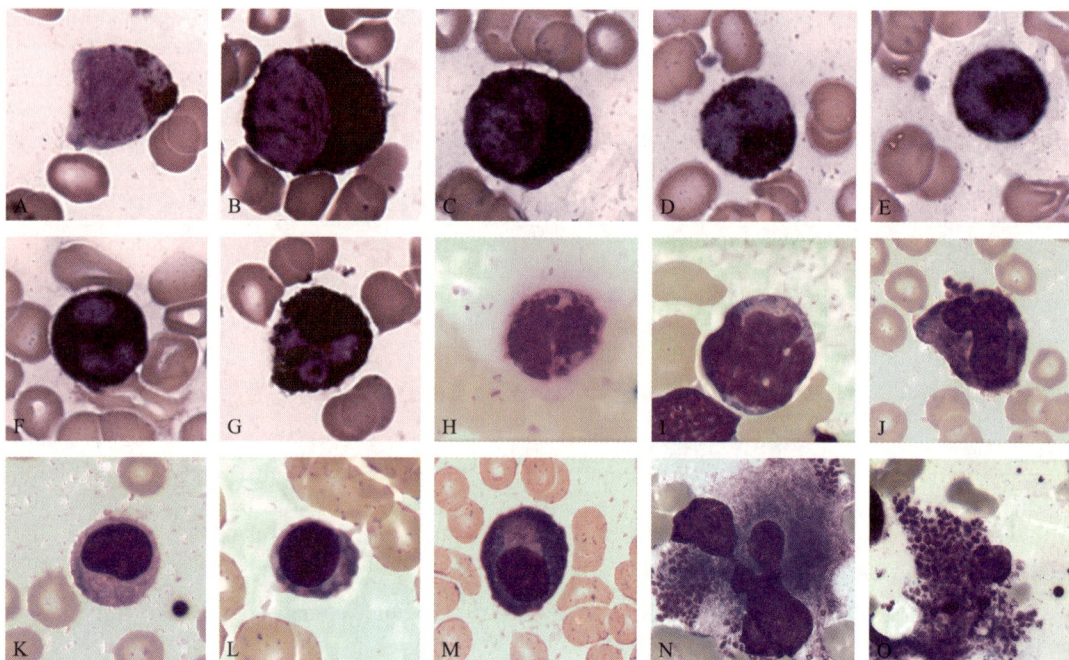

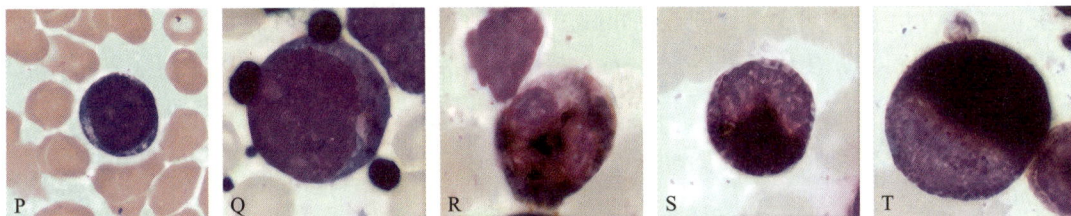

图 1-13 正常血细胞的髓过氧化物酶染色结果（改良 Pereira 法，瑞特复染）

阳性呈棕黑色。A. 原始粒细胞，阳性；B. 早幼粒细胞，强阳性。C. 中性中幼粒细胞，强阳性；D. 中性晚幼粒细胞，强阳性；E. 中性杆状核粒细胞，强阳性；F. 中性分叶核粒细胞，强阳性；G. 嗜酸性粒细胞，强阳性；H. 嗜碱性粒细胞，阴性；I. 单核细胞，阴性；J. 单核细胞，弱阳性；K. 淋巴细胞，阴性；L. 有核红细胞，阴性；M. 浆细胞，阴性；N. 巨核细胞，阴性；O. 血小板，阴性；P. MPO（-）；Q. MPO（±）；R. MPO（+）；S. MPO（+++）；T. MPO（++++）。

【注意事项】

1. 涂片应新鲜、血膜厚薄适宜。

2. 染色过程中每一步的试剂需覆盖整个涂片上的血膜或将涂片浸泡其中，以保证能完成每一步反应。

3. 每一步反应完成后需进行流水冲洗，切忌将试剂倒掉后冲洗，以免杂质等沉积在涂片上而影响结果观察。

4. 标本中成熟中性粒细胞为强阳性，证明标本染色成功。

5. MPO 染色除以上两种方法外，还有二盐酸联苯胺法、氨基 - 甲基卡巴唑染色法、复方联苯胺法、四甲基联苯胺法等。其中复方联苯胺法因其结果稳定、操作简单，之前在临床上得到了广泛应用，但由于试剂具有致癌性，目前应用逐渐减少。

（张宇明）

实验十 氯乙酸 AS-D 萘酚酯酶染色

【实验目的】

1. 掌握氯乙酸 AS-D 萘酚酯酶（naphthol AS-D chloroacetate esterase，NAS-DCE）染色的实验原理、结果判定及报告、正常血细胞的染色反应。

2. 熟悉 NAS-DCE 染色的实验材料、实验步骤、注意事项。

【实验原理】 氯乙酸 AS-D 萘酚被细胞内 NAS-DCE 水解，产生的 AS-D 萘酚与重氮盐偶联，生成不溶性有色沉淀物，定位于胞质内酶所存在的部位。

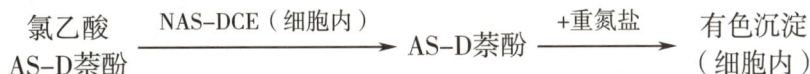

$$氯乙酸\ AS\text{-}D萘酚 \xrightarrow{NAS\text{-}DCE（细胞内）} AS\text{-}D萘酚 \xrightarrow{+重氮盐} 有色沉淀（细胞内）$$

【实验材料】

1. **器材** 水浴箱、显微镜等。

2. **试剂**

（1）10% 甲醛 - 甲醇固定液（4℃保存）。

（2）基质液：①氯乙酸 AS-D 萘酚；②二甲基甲酰胺溶剂；③ 0.067mol/L 磷酸盐缓冲液（pH 7.6）；④ 40g/L 盐酸副品红溶液；⑤ 40g/L 亚硝酸钠溶液。

临用前配制基质液，将氯乙酸 AS-D 萘酚液 2.5ml（用前氯乙酸 AS-D 萘酚 5mg 溶于

2.5ml 二甲基甲酰胺溶剂中）加到 0.067mol/L 磷酸盐缓冲液（pH 7.6）47.5ml 中，而后加入临时配制的 0.25ml 六偶氮副品红溶液（40g/L 盐酸副品红溶液、40g/L 亚硝酸钠溶液各 0.125ml 等量混匀 1 分钟）。

（3）10g/L 甲基绿复染液。

【实验步骤】

1．取新鲜、取材良好的骨髓片，在固定液中固定 30～60 秒，流水冲洗，晾干。

2．将骨髓片放入基质液中，37℃水浴 30 分钟，流水冲洗，晾干。

3．复染液复染 1～2 分钟，流水冲洗，晾干，镜检。

【结果判定及报告】 胞质内出现红色沉淀，即为阳性。阳性分级参照本章实验九 髓过氧化物酶染色，报告 NAS-DCE 染色的阳性率及积分（或阳性分布情况），计算方法类同本章实验十三 中性粒细胞碱性磷酸酶染色。

【正常血细胞的染色反应】 详见表 1-31、图 1-14。

表 1-31　正常血细胞氯乙酸 AS-D 萘酚酯酶的染色反应

细胞系统	染色反应
粒细胞系统	分化差的原始粒细胞呈阴性，分化好的原始粒细胞呈弱阳性，早幼粒细胞至成熟中性粒细胞呈阳性或强阳性；嗜酸性粒细胞、嗜碱性粒细胞多呈阴性，少数呈弱阳性
单核细胞系统	多数呈阴性，少数呈弱阳性
其他细胞	肥大细胞呈强阳性；巨核细胞、淋巴细胞、浆细胞、红细胞系统均呈阴性

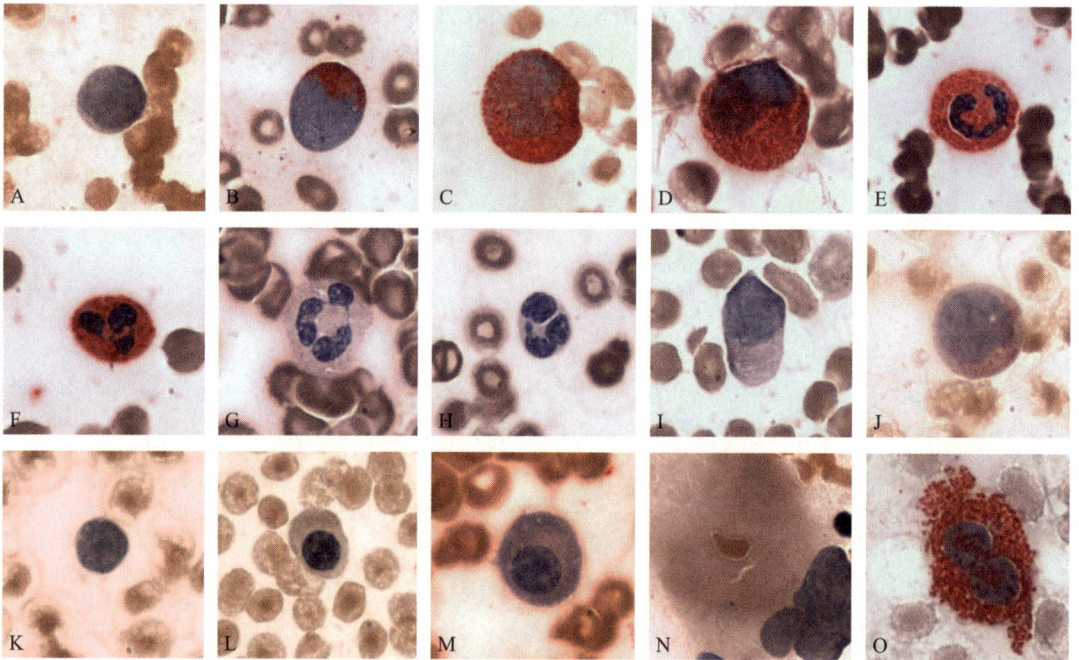

图 1-14　正常血细胞的氯乙酸 AS-D 萘酚酯酶染色结果

A．原始粒细胞，阴性；B．早幼粒细胞，阳性；C．中性中幼粒细胞，强阳性；D．中性晚幼粒细胞，强阳性；E．中性杆状核粒细胞，强阳性；F．中性分叶核粒细胞，强阳性；G．嗜酸性粒细胞，阴性；H．嗜碱性粒细胞，阴性；I．单核细胞，阴性；J．单核细胞，弱阳性；K．淋巴细胞，阴性；L．有核红细胞，阴性；M．浆细胞，阴性；N．巨核细胞，阴性；O．肥大细胞，强阳性。

【注意事项】

1. 标本需新鲜。如标本不能在 1 周内染色,应风干后置 4℃冰箱干燥器保存(使用时将标本平衡至室温),或预先进行固定,以免酶活性下降、细胞溶解。

2. 基质液配制后可能出现混浊,但不影响染色效果。基质液配制后需及时使用,以免失效或降低阳性强度。

3. 染色过程中每一步的试剂须覆盖涂片上的整个血膜或将涂片浸泡其中,以保证能完成每一步反应。每一步反应完成后的冲洗,切忌将试剂倒掉后再冲洗。

4. 染色后如标本中的中性粒细胞呈强阳性,说明染色成功。

(张宇明)

实验十一 α- 醋酸萘酚酯酶染色

【实验目的】

1. 掌握 α- 醋酸萘酚酯酶(α-naphthol acetate esterase, α-NAE)染色的实验原理、结果判定及报告、正常血细胞的染色反应。

2. 熟悉 α-NAE 染色的实验材料、实验步骤、注意事项。

【实验原理】 细胞中的 α-NAE 在中性条件下能将底物 α- 醋酸萘酚水解,释放出 α- 萘酚,后者与重氮盐偶联,生成不溶性有色沉淀,定位于胞质内酶活性处。该染色需同时做氟化钠抑制试验,单核系细胞出现的 α-NAE 活性能被氟化钠抑制,而其他系细胞通常不被抑制。

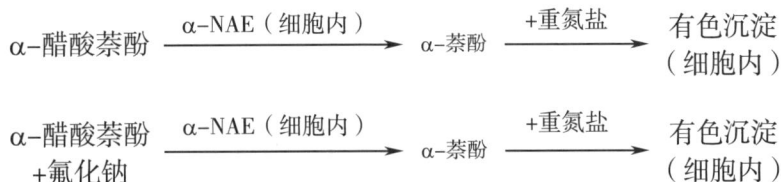

$$\alpha\text{-醋酸萘酚} \xrightarrow[]{\alpha\text{-NAE(细胞内)}} \alpha\text{-萘酚} \xrightarrow[]{+\text{重氮盐}} \text{有色沉淀}（\text{细胞内}）$$

$$\alpha\text{-醋酸萘酚}+\text{氟化钠} \xrightarrow[]{\alpha\text{-NAE(细胞内)}} \alpha\text{-萘酚} \xrightarrow[]{+\text{重氮盐}} \text{有色沉淀}（\text{细胞内}）$$

【实验材料】

1. **器材** 水浴箱、显微镜等。

2. **试剂**

(1)10% 甲醛 - 生理盐水液。

(2)基质液:① 1% α- 醋酸萘酚液:将 1g α-NAE 溶于 50ml 丙酮、50ml 蒸馏水中;② 0.05mol/L 磷酸盐缓冲液(pH 7.4);③重氮盐:坚牢蓝 B 等;④氟化钠(NaF)。

临用前配制基质液,即取 0.05mol/L 磷酸盐缓冲液 100ml,一边充分振荡一边缓慢滴入 1% α- 醋酸萘酚液 2ml,最后加入坚牢蓝 B 100mg,溶解后过滤,分为 2 份,其中 1 份加入氟化钠(使得最终浓度为 1.5g/L)。

(3)10g/L 甲基绿复染液。

【实验步骤】

1. 取 2 张新鲜、取材良好的骨髓片,置 10% 甲醛 - 生理盐水液中固定 5 分钟,流水冲洗,晾干。

2. 1 张放入基质液中,另 1 张放入含氟化钠的基质液中,各在 37℃水浴箱中孵育 1 小时,流水冲洗,晾干。

3. 用 10g/L 甲基绿复染液复染 2 分钟，充分水洗，晾干，镜检。

【结果判定及报告】

1. 细胞质内有灰黑、棕黑色弥漫性或颗粒状沉淀为阳性。阳性分级参照本章实验九髓过氧化物酶染色。

2. 计算氟化钠抑制率。用油镜分别计数 2 张骨髓片中的 100 或 200 个相应细胞，具体按以下公式计算出氟化钠抑制率。抑制率 >50% 即为氟化钠抑制试验阳性。抑制前、抑制后的阳性率和阳性积分的计算方法类同本章实验十三 中性粒细胞碱性磷酸酶染色。

$$氟化钠抑制率 = \frac{抑制前阳性率或阳性积分 - 抑制后阳性率或阳性积分}{抑制前阳性率或阳性积分} \times 100\%$$

【正常血细胞的染色反应】 详见表 1-32、图 1-15。

【注意事项】

1. 标本需新鲜。如标本不能在 1 周内染色，应风干后置 4℃冰箱干燥器保存（使用时将标本平衡至室温），或预先进行固定，以免酶活性下降、细胞溶解。

2. 基质液配制后需及时使用，以免失效或降低阳性强度。

3. 染色过程中每一步的试剂须覆盖涂片上的整个血膜或将涂片浸泡其中，以保证能完成每一步反应。每一步反应完成后的冲洗，切忌将试剂倒掉后再冲洗。

4. 如果标本中单核细胞呈阳性，证明标本染色成功。

表 1-32　正常血细胞 α-NAE 的染色反应

细胞系统	染色反应
单核细胞系统	原始单核细胞为阴性或阳性，单核细胞、幼稚单核细胞及组织细胞为阳性；加 NaF 被抑制
粒细胞系统	各阶段粒细胞为阴性或弱阳性，加 NaF 不抑制
巨核细胞系统	巨核细胞、血小板强阳性，加 NaF 不被抑制或抑制
红细胞系统	早期有核红细胞可呈阳性，随细胞成熟阳性逐渐减弱，不被 NaF 抑制
淋巴细胞系统	淋巴细胞呈阳性，原始及幼稚淋巴细胞阴性或阳性，不被 NaF 抑制
浆细胞系统	浆细胞呈阴性

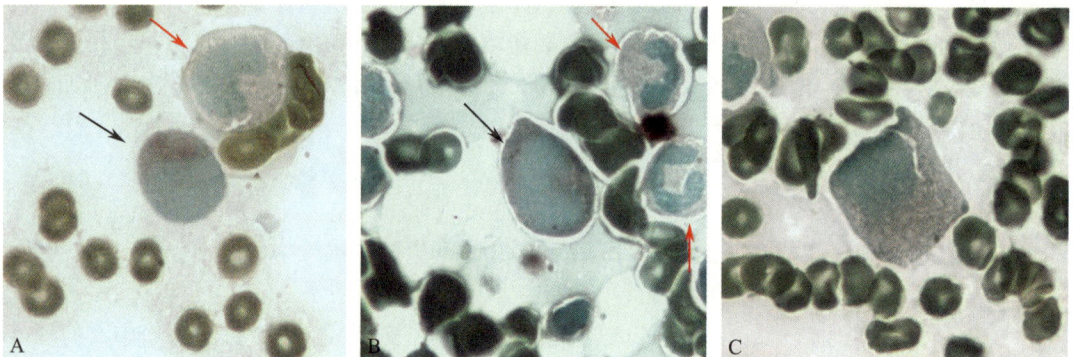

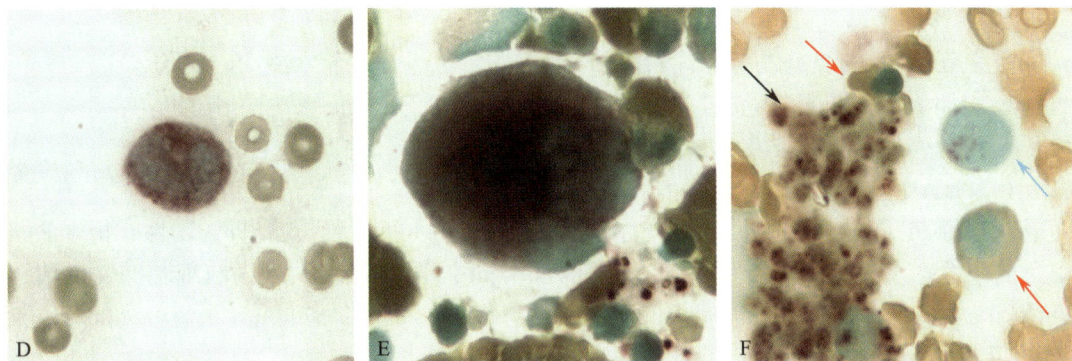

图1-15 正常血细胞的 α-醋酸萘酚酯酶染色结果

A. 原始粒细胞（黑色箭头），弱阳性；中性晚幼粒细胞（红色箭头，阴性）。B. 早幼粒细胞（黑色箭头），弱阳性；成熟中性粒细胞（红色箭头，阴性）。C. 中性中幼粒细胞，弱阳性。D. 单核细胞，阳性。E. 巨核细胞（最大细胞），阳性。F. 血小板（黑色箭头），阳性；有核红细胞（红色箭头），阴性；淋巴细胞（蓝色箭头），阳性。

（张宇明）

实验十二　过碘酸希夫反应

【实验目的】

1. 掌握过碘酸希夫反应（periodic acid-Schiff reaction，PAS）的实验原理、结果判定及报告、正常血细胞的染色反应。

2. 熟悉过碘酸希夫反应的实验材料、实验步骤、注意事项。

【实验原理】 过碘酸希夫反应之前称为糖原染色。细胞质内的糖原或多糖类物质含有乙二醇基，过碘酸是氧化剂，能使乙二醇基（—CHOH—CHOH）氧化，形成双醛基（—CHO—CHO），双醛基使希夫试剂中的无色品红变为紫红色沉淀，定位于糖原、多糖类物质存在的部位。

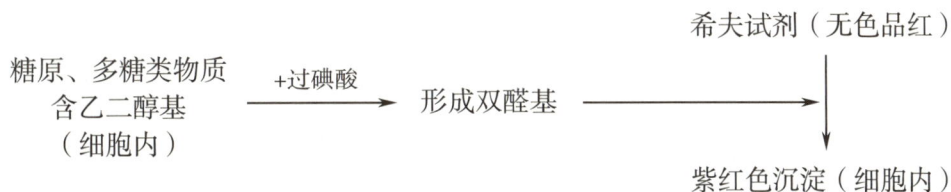

$$
\begin{array}{ccc}
& & \text{希夫试剂（无色品红）} \\
\text{糖原、多糖类物质} & \xrightarrow{+\text{过碘酸}} \text{形成双醛基} \longrightarrow & \Big| \\
\text{含乙二醇基} & & \downarrow \\
\text{（细胞内）} & & \text{紫红色沉淀（细胞内）}
\end{array}
$$

【实验材料】

1. **器材** 水浴箱、显微镜等。

2. **试剂**

（1）95% 乙醇固定液。

（2）10g/L 过碘酸溶液。

（3）希夫试剂：碱性品红 1g 溶于 200ml 煮沸的蒸馏水中，冷却至 60℃时加入 1mol/L 盐酸 40ml，冷却至 25℃时置于棕色瓶内，再加入偏重亚硫酸钠 2g，避光过夜，加入 1g 活性炭，吸附过滤后为无色透明液体，保存在 4℃冰箱。

（4）20g/L 甲基绿复染液。

【实验步骤】

1．取新鲜、取材良好的骨髓片，用95%乙醇固定10分钟，流水冲洗，晾干。

2．滴加10g/L过碘酸覆盖整个骨髓片血膜，氧化10分钟，流水冲洗，晾干。

3．将骨髓片置希夫染液中37℃（或室温）避光放置60分钟，流水冲洗，晾干。

4．20g/L甲基绿复染10分钟，流水冲洗，晾干，镜检。

【结果判定及报告】 胞质内出现弥散状、颗粒状或块状红色颗粒，即为阳性。报告PAS染色的阳性率及积分（或阳性情况），计算方法类同本章实验十三 中性粒细胞碱性磷酸酶染色。

【正常血细胞的染色反应】 详见表1-33、图1-16。

表1-33 正常血细胞的过碘酸希夫反应

细胞系统	染色反应
粒细胞系统	原始粒细胞为阴性或弱阳性；自早幼粒细胞及以下阶段中性粒细胞均呈弥散细颗粒状阳性，并随细胞成熟而逐渐增强；嗜酸性粒细胞的颗粒本身不着色，颗粒之间的胞质呈阳性；嗜碱性粒细胞的颗粒呈阳性，而颗粒之间的胞质不着色
红细胞系统	为阴性（包括红细胞）
单核细胞系统	为阳性（除分化差的原始单核细胞），呈细颗粒状，有时细胞边缘的阳性颗粒较粗大
淋巴细胞系统	大多数呈阴性，少数粗颗粒状、块状等呈阳性，散在分布
巨核细胞系统	为阳性（包括血小板），呈颗粒状、块状、珠状，弥散分布
其他细胞	少数浆细胞可呈弥散状阳性；肥大细胞呈弥散状强阳性；巨噬细胞可呈细颗粒状阳性

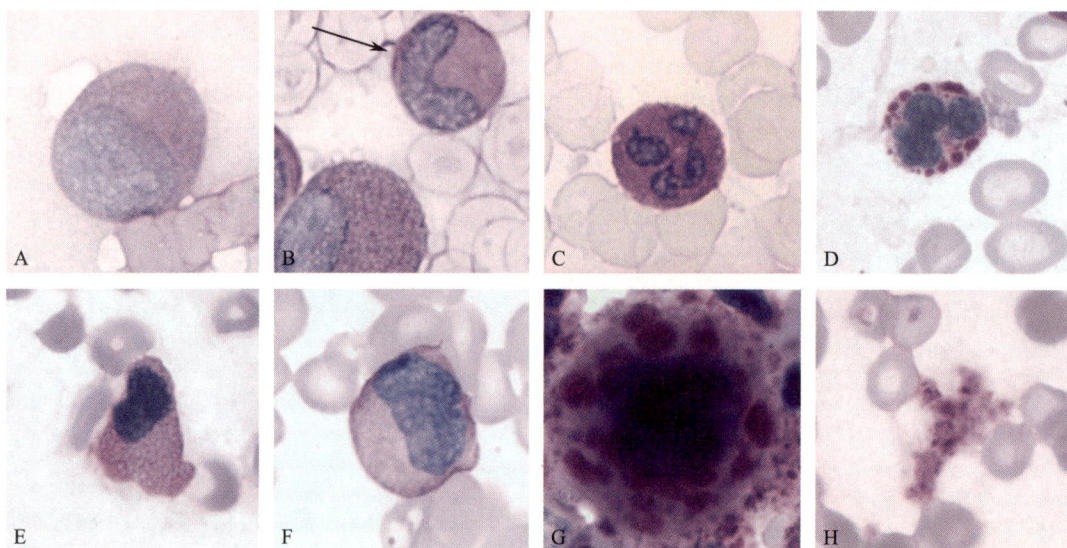

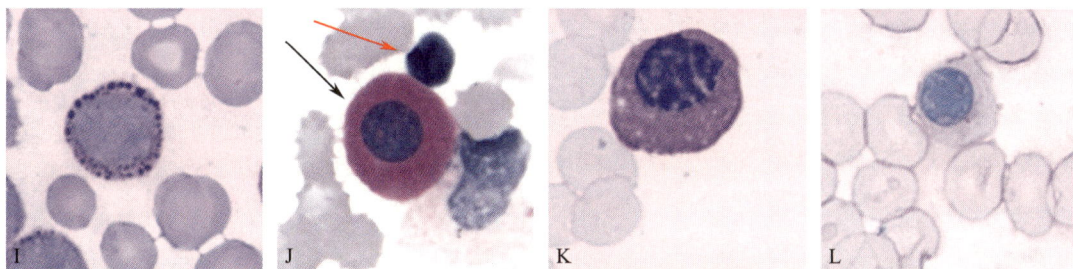

图 1-16 正常血细胞的过碘酸希夫反应结果

A. 早幼粒细胞，呈弥散细颗粒状弱阳性。B. 中性晚幼粒细胞（黑色箭头），呈弥散细颗粒状阳性。C. 中性分叶核粒细胞，呈弥散细颗粒状阳性。D. 嗜碱性粒细胞，嗜碱性颗粒呈粗颗粒、珠状阳性。E. 嗜酸性粒细胞，嗜酸性颗粒间质呈阳性。F. 单核细胞，呈颗粒状弥散阳性（边缘颗粒多些）。G. 巨核细胞，呈块状、珠状阳性。H. 血小板，呈阳性。I. 淋巴细胞，呈粗颗粒状阳性。J. 肥大细胞（黑色箭头），呈弥散强阳性；淋巴细胞（红色箭头）呈阴性。K. 浆细胞，呈弱阳性。L. 晚幼红细胞，呈阴性。

【注意事项】

1. 过碘酸易潮解，用后必须密封或放干燥器内保存。

2. 不同品牌的碱性品红染色效果不一，碱性品红的质量是试验成败的关键因素之一。

3. 希夫染液应放置于棕色试剂瓶避光、密封保存，一般 4℃条件下可保存 6 个月。试剂应为无色，一旦受空气和光氧化后，无色的亚硫酸品红分解，试剂变红，染色效力也随之降低。

4. 染色过程中每一步的试剂需覆盖涂片上的整个血膜或将涂片浸泡其中。每一步反应完成后的冲洗，切忌将试剂倒掉后再冲洗。

5. 标本中成熟中性粒细胞为阳性，证明标本染色成功。此外，染色后的标本应尽早观察，保存多天后会逐渐褪色。

（徐子真）

实验十三 中性粒细胞碱性磷酸酶染色

【实验目的】

1. 掌握中性粒细胞碱性磷酸酶（neutrophilic alkaline phosphatase，NAP）染色的实验原理、结果判定及报告。

2. 熟悉 NAP 染色的实验材料、实验步骤、正常血细胞的染色反应、参考区间、注意事项。

【实验原理】 中性粒细胞胞质中的碱性磷酸酶在 pH 9.6 左右的碱性条件下能水解磷酸萘酚钠，释放出萘酚，后者与重氮盐偶联形成不溶性的有色沉淀，定位于胞质中酶存在的部位。重氮盐有多种，如坚牢蓝 B、坚牢紫酱 GBC 等。

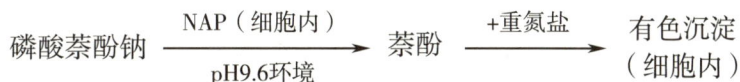

$$磷酸萘酚钠 \xrightarrow[\text{pH9.6环境}]{\text{NAP（细胞内）}} 萘酚 \xrightarrow{\text{+重氮盐}} 有色沉淀（细胞内）$$

【实验材料】

1. 器材 水浴箱、显微镜等。

2. 试剂

（1）10% 甲醛 - 甲醇固定液（4℃冰箱保存）。

（2）基质液：①α-磷酸萘酚钠；②0.05mol/L丙二醇缓冲液（二氨基二甲基-1，3-丙二醇2.65g，加蒸馏水500ml，混合溶解后4℃冰箱保存）；③坚牢蓝B。

临用前配制基质液，即将α-磷酸萘酚钠35mg溶于0.05mol/L丙二醇缓冲液35ml中，而后加入重氮盐坚牢蓝B 35mg混合、溶解。

（3）10g/L苏木精复染液。

【实验步骤】

1．取新鲜、干燥的血片2张（一张为正常对照），用冷的10%甲醛-甲醇液覆盖整个血膜，固定30秒，流水冲洗，晾干。

2．将血片浸入基质液中，置于37℃水浴箱温育30分钟后，流水冲洗，晾干。

3．用10g/L苏木精复染2分钟，流水冲洗，晾干，镜检。

【结果判定及报告】

1．成熟的中性粒细胞胞质内出现紫黑色或棕红色颗粒，即为阳性。根据胞质内阳性颗粒的有无、多少和分布情况，将反应强度分为5级，详见表1-34、图1-17。

表1-34　中性粒细胞碱性磷酸酶染色的结果分级

积分	分级	胞质中阳性情况
0分	−	无阳性颗粒
1分	+	含少量阳性颗粒，约占胞质面积1/4
2分	++	有中等量阳性颗粒，约占胞质面积1/2
3分	+++	有大量阳性颗粒，充满胞质但有少量空隙，约占胞质面积3/4
4分	++++	充满阳性颗粒，没有空隙

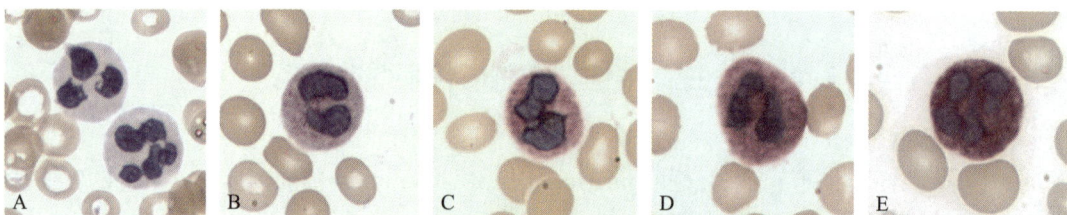

图1-17　中性粒细胞碱性磷酸酶染色的结果分级
A.（−）；B.（+）；C.（++）；D.（+++）；E.（++++）。

2．计算阳性率和积分，并报告结果。100个成熟中性粒细胞中阳性细胞的总数即为阳性率。100个成熟中性粒细胞中阳性细胞的积分之和即为积分。

【正常血细胞的染色反应】　健康人的血细胞碱性磷酸酶除成熟中性粒细胞（杆状核及分叶核）可呈阳性、吞噬细胞常呈阳性，其他细胞呈阴性反应。

【参考区间】　NAP染色的积分值为35～100分，阳性率为30%～70%。因不同实验室参考区间相差较大，所以要建立本实验室的参考区间。

【注意事项】

1．应选取新鲜血片进行NAP染色，尽可能在制片后12小时之内固定，染色效果最佳。

2．基质液需临用前新鲜配制。

3. NAP 染色需要做正常对照，以排除试剂因素导致的积分假性下降。

4. 染色过程中每一步的试剂需覆盖涂片上的整个血膜或将涂片浸泡其中。每一步反应完成后的冲洗，切忌将试剂倒掉后再冲洗。

5. NAP 染色应观察血片体尾交界、红细胞分布均匀处，并计数 100 个成熟中性粒细胞，其余细胞不在计数范围内。

（徐子真）

实验十四 铁 染 色

【实验目的】

1. 掌握铁染色（iron stain）的实验原理、结果判定及报告。

2. 熟悉铁染色的实验材料、实验步骤、参考区间、注意事项。

【实验原理】 健康人骨髓中的铁主要存在于幼红细胞和骨髓小粒中。骨髓中的 3 价铁和蛋白质结合不牢固，在酸性环境下会游离出来，与亚铁氰化钾发生作用，生成蓝色的亚铁氰化铁沉淀（即普鲁士蓝沉淀），定位于胞质中含铁的部位。反应原理如下：

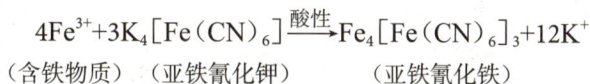

$$4Fe^{3+}+3K_4[Fe(CN)_6] \xrightarrow{酸性} Fe_4[Fe(CN)_6]_3+12K^+$$

$$（含铁物质）\quad（亚铁氰化钾）\qquad\qquad（亚铁氰化铁）$$

【实验材料】

1. **器材** 显微镜等。

2. **试剂**

（1）酸性亚铁氰化钾溶液（临用前配制）：200g/L 亚铁氰化钾溶液 5 份，缓缓滴加 1 份浓盐酸，边滴加边混匀，如最终仍有白色沉淀则加少量亚铁氰化钾溶液使白色沉淀消失。

（2）1g/L 沙黄复染液。

【实验步骤】

1. 取新鲜、富含骨髓小粒的骨髓片置染色架上，滴加酸性亚铁氰化钾溶液以覆盖整个血膜，室温下染色 30 分钟后，流水冲洗，晾干。

2. 1g/L 沙黄复染液复染 30 秒，流水冲洗，晾干，镜检。

【结果判定及报告】

1. **细胞外铁** 是观察骨髓小粒中铁的情况，因为细胞外铁主要位于巨噬细胞内（有时也可见巨噬细胞外），而巨噬细胞在骨髓小粒中多见。细胞外铁阳性结果呈蓝色，可为弥散状、铁颗粒、铁小珠及铁小块。根据骨髓小粒中铁的分布方式和量，将细胞外铁分为 5 级：（－）、（+）、（++）、（+++）、（++++），详见表 1-35、图 1-18，并报告细胞外铁的分级。

表 1-35 铁染色细胞外铁结果的判断方法

细胞外铁分级	特点
（－）	无蓝色
（+）	有少数铁颗粒或偶见铁小珠
（++）	有较多的铁颗粒或铁小珠
（+++）	有很多的铁颗粒、小珠和少数小块状
（++++）	有极多铁颗粒、小珠，并有很多密集成堆的小块

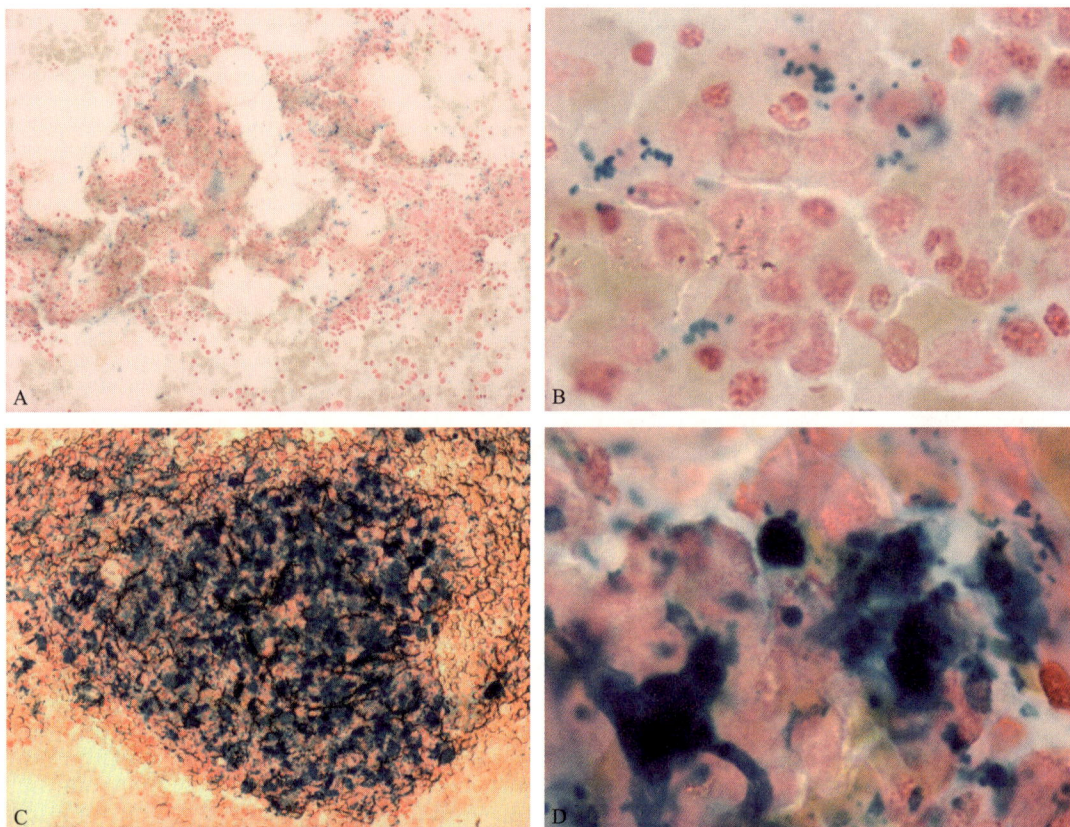

图 1-18　细胞外铁（A、C 为 ×100 视野）

A，B. 骨髓外铁（+）；C，D. 骨髓外铁（++++）。

2. 细胞内铁　指存在于中幼红细胞、晚幼红细胞及红细胞内的铁。幼红细胞内出现蓝色铁颗粒者称为铁粒幼红细胞，红细胞内出现蓝色铁颗粒者称为铁粒红细胞。根据铁粒幼红细胞内铁颗粒的数量分为Ⅰ、Ⅱ、Ⅲ、Ⅳ型，详见表 1-36、图 1-19。如铁颗粒≥5 颗且绕核≥1/3 者，称为环形铁粒幼红细胞（ringed sideroblast，RS）。细胞内铁是通过油镜计数 100 个中、晚幼红细胞，并记录、报告细胞内铁阳性率及分型情况。

【参考区间】　细胞外铁（+）～（++）；细胞内铁阳性率为 12%～44%，以Ⅰ型为主，少数为Ⅱ型，无环形铁粒幼红细胞。不同实验室细胞内铁的参考区间相差较大，所以要建立本实验室的参考区间。

表 1-36　铁粒幼红细胞的分型

铁粒幼红细胞分型	幼红细胞内铁颗粒量
Ⅰ型	1～2 颗
Ⅱ型	3～5 颗
Ⅲ型	6～10 颗
Ⅳ型	>10 颗

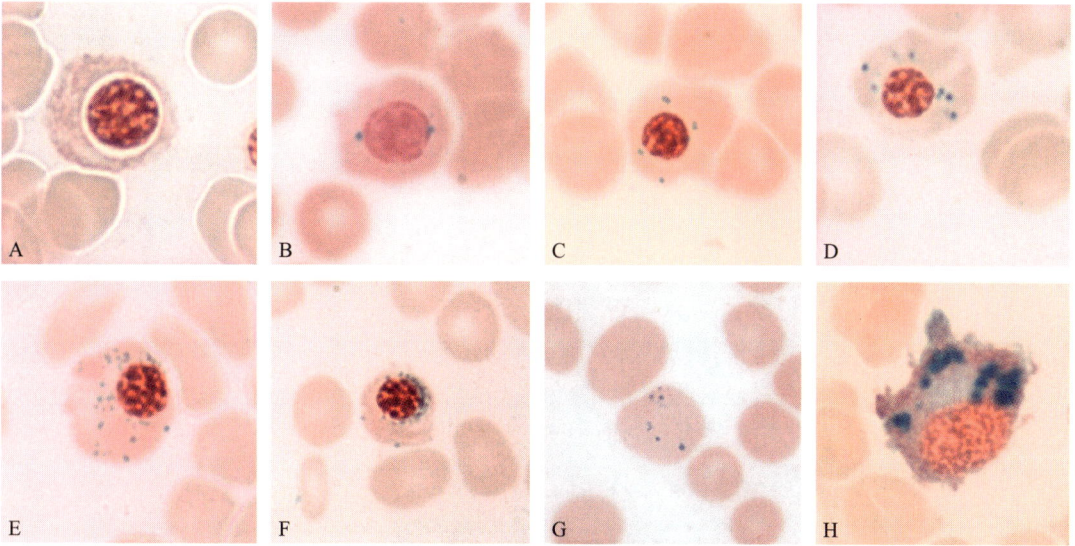

图 1-19　细胞内铁

A. 中幼红细胞（无铁颗粒）；B. Ⅰ型；C. Ⅱ型；D. Ⅲ型；E. Ⅳ型；F. 环形铁粒幼红细胞；G. 铁粒红细胞；H. 含铁浆细胞。

【注意事项】

1. 应选择骨髓小粒丰富的骨髓片进行铁染色，以免细胞外铁无法观察。

2. 酸性亚铁氰化钾（呈黄色）配制完毕，建议过滤后使用，避免沉渣、污染铁过多而影响结果观察。此外，如试剂因时间过久等导致铁污染将呈蓝黄色，试剂需重新配制。

3. 由于酸性亚铁氰化钾溶液同时具有固定作用，故可以省去血膜固定这一步骤。

4. 染色过程中每一步的试剂需覆盖涂片上的整个血膜。每一步反应完成后的冲洗，切忌将试剂倒掉后再冲洗。

5. 判断细胞外铁时，至少观察 3 个骨髓小粒，并避免将凝块、油滴、大片血小板等当成骨髓小粒，以免影响外铁的分级判断。判断细胞内铁时，需不时地进行微调以免漏检，因为细胞内的铁颗粒小且往往数量少。

6. 有的患者浆细胞内可见蓝色铁颗粒，其机制不详。

（徐子真）

第二章 红细胞疾病检验技术

临床上红细胞疾病以贫血最为常见，根据贫血的病因与发病机制分为红细胞生成减少、红细胞破坏增加，前者主要包括缺铁性贫血、巨幼细胞贫血、再生障碍性贫血等，后者包括各种原因（膜缺陷、酶缺陷、血红蛋白异常、免疫异常等）导致的溶血性贫血。贫血的实验室检查包括 3 个步骤：确定有无贫血、贫血的严重程度和类型、查明贫血的病因或原发病，3 个步骤中的检测项目详见表 2-1。

表 2-1　贫血的实验室检查步骤及检测项目

检查步骤及病因	检测项目名称
确定有无贫血	红细胞容积、血红蛋白量
贫血的严重程度及类型	血红蛋白量、平均红细胞体积（MCV）、平均红细胞血红蛋白含量（MCH）、平均红细胞血红蛋白浓度（MCHC）、红细胞体积分布宽度（RDW）
贫血的病因或原发病	
造血功能障碍	网织红细胞计数、形态学检查*、骨髓活检等
造血原料不足或利用障碍	铁代谢检测、叶酸及维生素 B_{12} 检测、形态学检查*
红细胞破坏增加	网织红细胞计数、间接胆红素、游离 Hb、高铁血红素清蛋白、乳酸脱氢酶检测及形态学检查*等
红细胞膜缺陷	红细胞渗透脆性试验*、红细胞膜蛋白电泳*、自身溶血试验及其纠正试验、蔗糖溶血试验*、酸化血清溶血试验*、CD55 和 CD59 检测*、白细胞 Flaer 检测*、尿含铁血黄素试验、伊红 -5'- 马来酰亚胺结合试验、红细胞膜蛋白基因检测等
红细胞酶缺陷	葡萄糖 -6- 磷酸脱氢酶活性检测*、丙酮酸激酶活性检测、高铁血红蛋白还原试验等
血红蛋白异常	血红蛋白电泳*、血红蛋白定量检测*、珠蛋白生成障碍性贫血基因检测*、红细胞包涵体试验*、抗碱血红蛋白试验*、HbF 酸洗脱法检测、热变性试验、异丙醇试验等
免疫异常	抗球蛋白试验*、冷凝集素试验*、冷热溶血试验*等

注：*为本章介绍的检测项目。

第一节　红细胞疾病的形态学检验

贫血的病因多种多样，非恶性疾病所致的贫血包括缺铁性贫血、巨幼细胞贫血、再生障碍性贫血、溶血性贫血、单纯红细胞再生障碍性贫血、急性造血功能停滞等，临床上常见的为前四者，下面逐一介绍常见红细胞疾病的形态学检验特点。

实验一　缺铁性贫血的形态学检验

【实验目的】

1. 掌握缺铁性贫血（iron deficiency anemia，IDA）的血象、骨髓象及细胞化学染色特点。
2. 熟悉 IDA 的形态学观察注意事项。
3. 规范书写 IDA 的骨髓检查报告单。

【实验标本】　制备良好、典型的 IDA 血片及骨髓片。

【形态观察】

1. **血象**　血红蛋白量、红细胞数减少（血红蛋白量减少程度比红细胞数减少明显），平均红细胞体积（MCV）、平均红细胞血红蛋白含量（MCH）、平均红细胞血红蛋白浓度（MCHC）下降，呈小细胞低色素性贫血，红细胞分布宽度（RDW）增加；血小板数、白细胞数一般正常，慢性失血者可有血小板数增加。血片中红细胞大小不等，以小红细胞为主，中心淡染区扩大，有的可见少量靶形红细胞、椭圆形红细胞等，严重者可见环形红细胞、有核红细胞；白细胞分类及形态无明显异常；有的血小板易见。详见图 2-1A。

2. **骨髓象**　骨髓增生活跃或明显活跃，粒红比值降低。红系增生（常 >30%），以中、晚幼红细胞增生为主，红系分裂象较易见。中、晚幼红细胞的形态特点为：胞体小，边缘不整，呈锯齿状或如破布样；胞质少、色偏蓝；胞核相对小，染色质相对致密、深染，呈"核老质幼"发育不平衡表现；红细胞形态基本同血片。粒系相对减少，有的可见血小板增加，其他无明显异常。详见图 2-1B～D。

3. **细胞化学染色**　铁染色显示外铁阴性，细胞内铁缺如或明显减少（铁粒幼红细胞 <15%）。

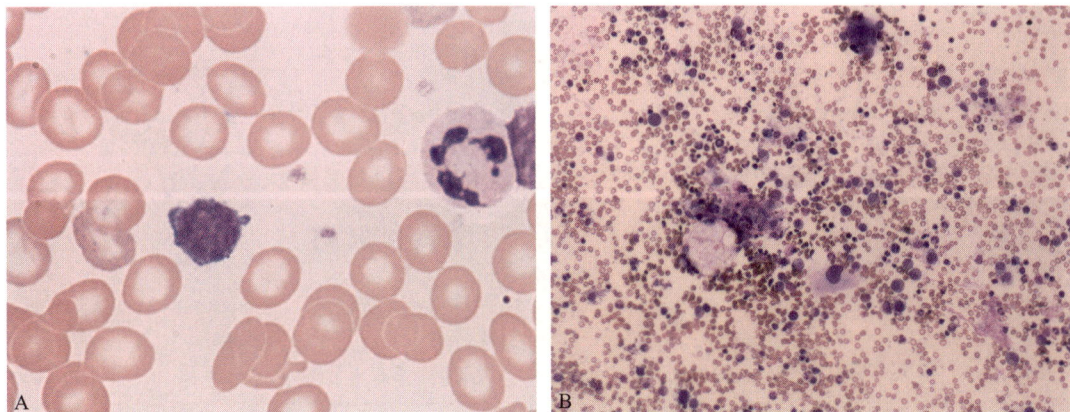

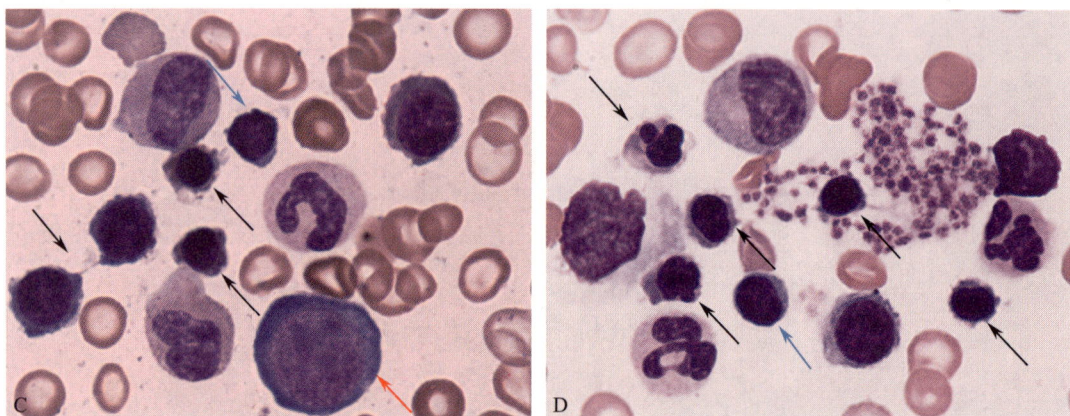

图 2-1 缺铁性贫血的血象及骨髓象（B 为 ×100 视野）

A. IDA 的血象，见淋巴细胞、中性分叶核粒细胞，红细胞较小且中央淡染区较明显扩大。B. IDA 的骨髓象，骨髓增生明显活跃。C，D. IDA 的骨髓象，红系增生，以中、晚幼红细胞（黑色箭头）为主，呈"核老质幼"改变，可见早幼红细胞（红色箭头）、淋巴细胞（蓝色箭头），红细胞呈小细胞低色素改变，血小板易见（图 D）。

【注意事项】

1. IDA 等各种骨髓片按照骨髓细胞学检验方法进行检验。

2. 观察骨髓片时应选择厚薄合适、细胞分布均匀的部位观察。太厚部位红细胞相互重叠而无法观察，有核细胞胞体也小些，易做出错误的判断；尾部等边缘部位的红细胞形态易失真而导致红细胞变大、中央淡染区消失，中、晚幼红细胞也往往会失去"核老质幼"的形态特点。

3. IDA 骨髓片中的中、晚幼红细胞由于呈"核老质幼"改变，易误认为淋巴细胞，两者鉴别见表 2-2。

表 2-2 "核老质幼"的幼红细胞与小淋巴细胞的鉴别

鉴别点	小淋巴细胞	"核老质幼"的幼红细胞
胞体	6～9μm（类）圆形、蝌蚪形等，有时可见毛状突起	比正常中、晚幼红细胞小，与前者相仿或略大，胞体边缘不整齐
核形	类圆形或有小切迹等	圆形
染色质	结块、副染色质不明显	结块、副染色质明显
核仁	消失、有时可有假核仁	无
胞质量	少或极少（位于局部）	较少，围绕核周
胞质颜色	淡蓝色或蓝色	灰蓝色、灰红色
颗粒	常无颗粒	无

4. 珠蛋白生成障碍性贫血、慢性病性贫血和铁粒幼细胞贫血等也呈小细胞低色素性贫血，故 IDA 应注意与其他小细胞低色素性贫血进行鉴别，借助铁染色、铁代谢检测、遗传学检验等可进行鉴别诊断。

5. 书写骨髓检查报告单时，应将红系置各系首位描述，详细描述红系增生情况、比例、形态特点（包括红细胞）。

（陈海生）

实验二 巨幼细胞贫血的形态学检验

【实验目的】

1. 掌握巨幼细胞贫血（megaloblastic anemia，MgA）的血象、骨髓象特点。
2. 熟悉 MgA 的形态学观察注意事项。
3. 规范书写 MgA 的骨髓检查报告单。

【实验标本】 制备良好、典型的 MgA 血片及骨髓片。

【形态观察】

1. **血象** 血红蛋白量、红细胞数减少（血红蛋白量减少程度不如红细胞数减少明显），网织红细胞绝对值减少，MCV、MCH 及 RDW 增加，MCHC 正常，为大细胞性贫血；白细胞数、血小板数常减少；故患者常表现为三系、二系血细胞减少。血片中可见粒细胞分叶过多（>5 叶），呈"核右移"现象，偶见巨中性杆状核粒细胞、巨中性晚幼粒细胞、巨晚幼红细胞等；红细胞明显大小不一，大红细胞、大椭圆形红细胞较易见，并见 Howell-Jolly 小体、嗜碱性点彩红细胞、裂片红细胞、大血小板等。详见图 2-2。

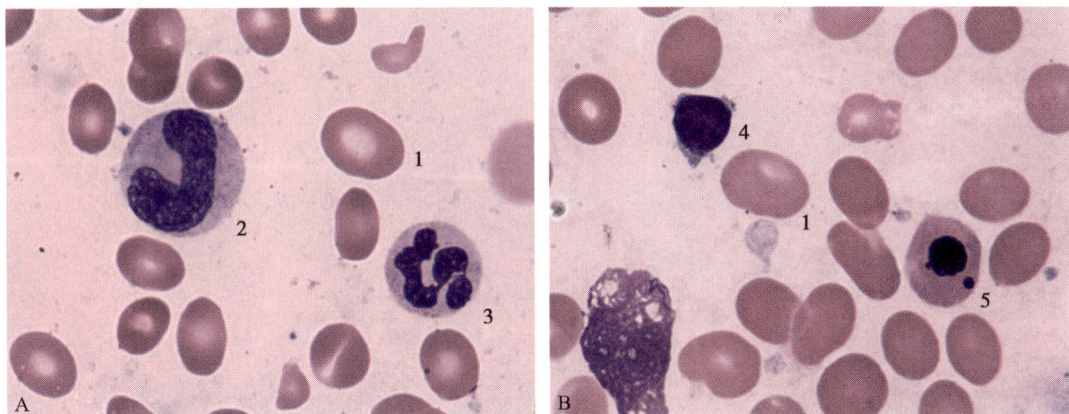

图 2-2 巨幼细胞贫血的血象

1. 大椭圆形红细胞。2. 巨中性杆状核粒细胞。3. 中性分叶核粒细胞。4. 淋巴细胞。5. 巨晚幼红细胞（含 Howell-Jolly 小体）。

2. **骨髓象** 骨髓多呈增生明显活跃，粒红比值降低，以红系、粒系、巨核系三系均出现巨幼变（即"核幼质老"改变）为特征，形态改变以红系最为明显，其次为粒系。红系、粒系巨幼变的形态特点为：胞体及胞核变大、染色质变疏松、胞质变多，详见图 2-3。红系明显增生（常 >30%），各阶段可见巨幼变（常 >10%），通常以巨中、巨晚幼红细胞多见，形态正常的

45

幼红细胞减少或不可见，Howell-Jolly 小体、分裂象较易见，可见核畸形、核碎裂，偶见多核巨幼红细胞，红细胞形态基本同血片。粒细胞增生或略活跃，巨幼变主要见于晚幼、杆状核粒细胞阶段，并可见中性粒细胞分叶过多。巨核细胞数量正常或减少，部分细胞可见胞体过大、分叶过多，血小板可减少，可见大血小板等。详见图 2-4。

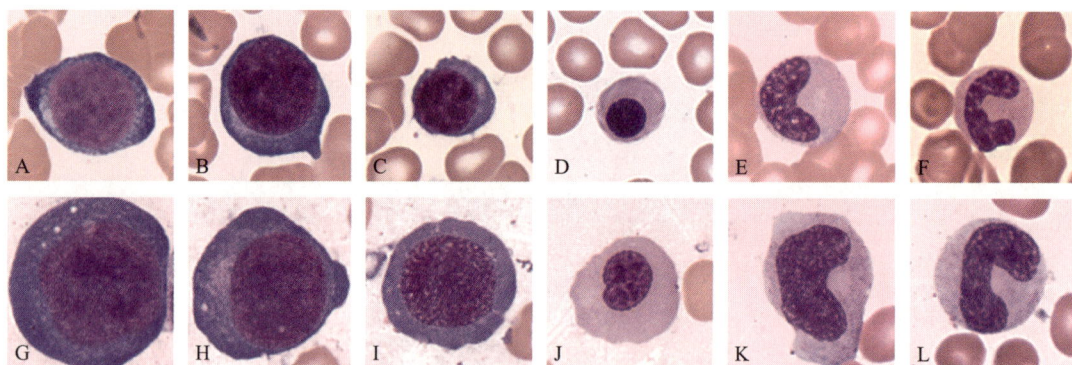

图 2-3　正常血细胞与巨幼变血细胞

A. 原始红细胞；B. 早幼红细胞；C. 中幼红细胞；D. 晚幼红细胞；E. 中性晚幼粒细胞；F. 中性杆状核粒细胞；G. 巨原始红细胞；H. 巨早幼红细胞；I. 巨中幼红细胞；J. 巨晚幼红细胞；K. 巨中性晚幼粒细胞；L. 巨中性杆状核粒细胞。

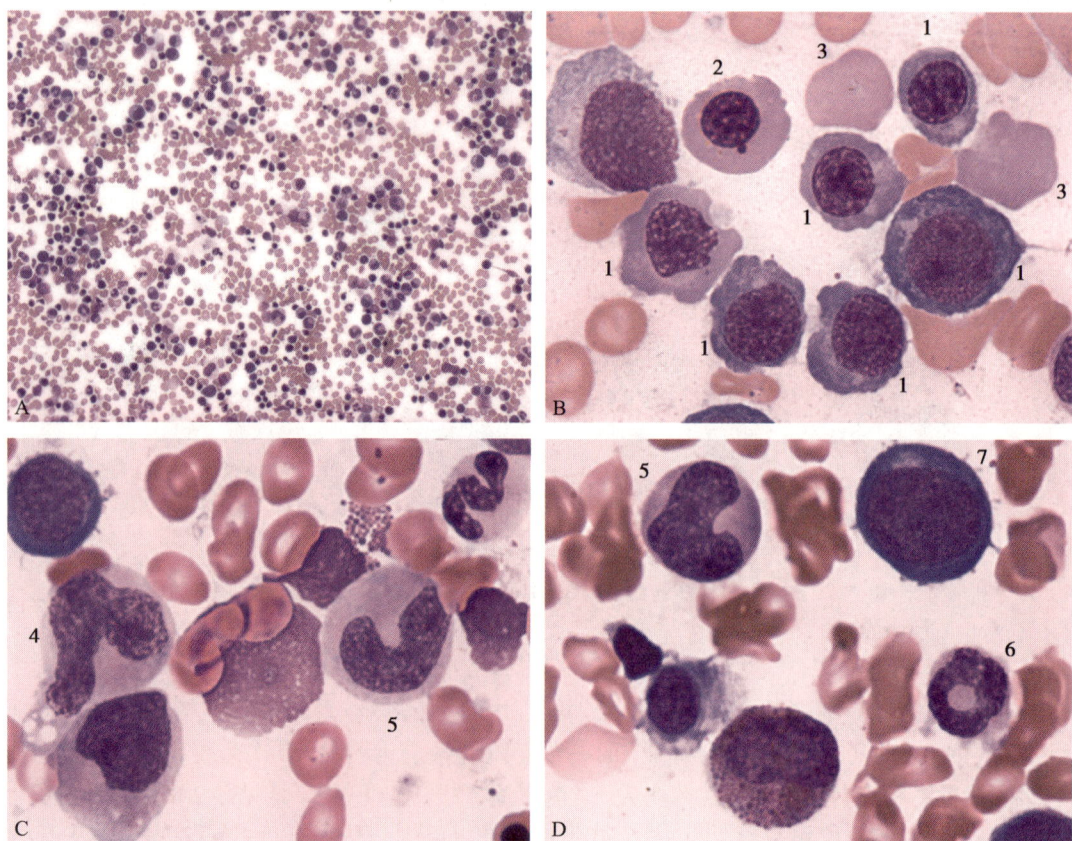

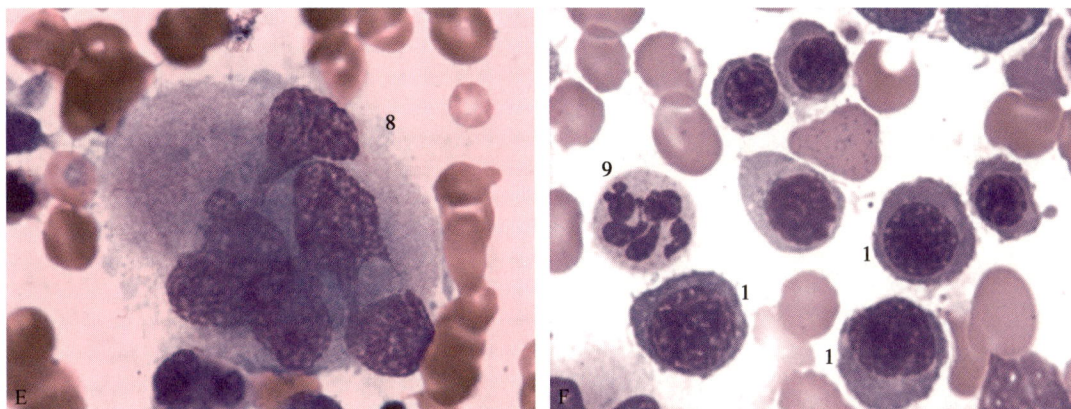

图 2-4　巨幼细胞贫血的骨髓象（A 为 ×100 视野）

A. 骨髓增生明显活跃；B、F. 易见红系巨幼变；C. 易见粒系巨幼变；D. 易见红系及粒系巨幼变；E. 见巨核细胞分叶过度。1. 巨中幼红细胞。2. 巨晚幼红细胞（含 Howell-Jolly 小体）。3. 嗜多色性红细胞。4. 巨中性杆状核粒细胞。5. 巨中性晚幼粒细胞。6 环形核中性粒细胞。7. 巨早幼红细胞。8. 分叶过多巨核细胞。9. 中性粒细胞分叶过多。

【注意事项】

1. 计数分类有核细胞时，需将各期巨幼变的有核红细胞与形态正常的有核红细胞分开计数分类，而巨幼变的粒系与正常的粒系则合在一起计数分类，同时还需注意观察 Howell-Jolly 小体、点彩红细胞、嗜多色性红细胞等。

2. 由于营养不良或胃大部分切除等原因而引起的巨幼细胞贫血，往往同时伴有缺铁性贫血，这种贫血称为混合性贫血，过去曾称双相性贫血，即血象和骨髓象表现为巨幼细胞贫血与缺铁性贫血并存的细胞形态学改变。

3. 粒系巨幼变常比红系巨幼变更具有诊断价值。①粒系巨幼变常在红细胞巨幼变、贫血前出现，为 MgA 的早期表现；②患者经过治疗后，红系巨幼变常在 48 小时后转为正常形态，而粒系巨幼变常持续 1～2 周，此时仍可根据粒系巨幼改变做出诊断；③当巨幼细胞贫血合并缺铁性贫血时，巨幼红细胞巨幼变常被掩盖而变化不明显，但粒系细胞的巨幼变不被掩盖；④少数患者骨髓象中红系增生不良，幼红细胞少见，巨核细胞也明显减少，但可见大量巨幼变粒系细胞，此时可根据粒系形态学改变做出巨幼细胞贫血的诊断。

4. 书写骨髓检查报告单时，应将红系置各系首位描述，详细描述红系增生情况、比例、巨幼红细胞及红细胞形态特点，粒系中也须描述巨幼变细胞的形态特点。

5. 巨幼细胞贫血的主要形态改变为粒系、红系巨幼变，而巨幼样变是骨髓增生异常肿瘤（MDS）的常见形态改变之一，两者主要鉴别点为 MDS 还可见粒系、红系、巨系病态造血。

（陈海生）

实验三　再生障碍性贫血的形态学检验

【实验目的】

1. 掌握再生障碍性贫血（aplastic anemia，AA，简称再障）的血象、骨髓象特点。

2. 熟悉 AA 的形态学观察注意事项。

3. 规范书写 AA 的骨髓检查报告单。

【实验标本】 制备良好、典型的 AA 血片及骨髓片。

【形态观察】

1. **血象** 血红蛋白量、红细胞数减少，网织红细胞百分比及绝对值减少；血小板数和/或白细胞数常减少，故常表现为三系血细胞减少。临床上将 AA 分为重型再障（SAA）、非重型再障（NSAA）。SAA 时呈重度全血细胞减少，网织红细胞绝对值 <20×10⁹/L，中性粒细胞绝对值 <0.5×10⁹/L，血小板 <20×10⁹/L；NSAA 时血红蛋白量下降速度较慢，各指标改变达不到 SAA 程度。血片中白细胞及中性粒细胞减少，淋巴细胞相对增加，血小板常减少，常无有核红细胞、幼稚粒细胞，血细胞形态常无明显异常（除有时可见粒细胞毒性改变外）。

2. **骨髓象** SAA、NSAA 的形态学表现有所不同，详见表 2-3，但常无法通过细胞形态学检验确定 AA 类型。骨髓主要特点为：骨髓增生减低或极度减低（NSAA 如穿刺到增生灶，可表现为增生活跃），粒、红系、巨系造血细胞减少（如穿刺到增生灶，红系可代偿性性增生），非造血细胞增多（常 >50%，包括淋巴细胞、浆细胞、网状细胞、肥大细胞、脂肪细胞、成骨细胞、破骨细胞），骨髓小粒中非造血细胞增多且常呈空网状结构，油滴较易见。典型的空网状骨髓小粒特点为：有核细胞明显减少、油滴增加，以淋巴细胞、浆细胞、网状细胞为主，并常见肥大细胞、脂肪细胞，而造血细胞很少或无。详见图 2-5。

3. **细胞化学染色** 骨髓铁染色可见细胞内、外铁增加，中性粒细胞碱性磷酸酶活性增加。

表 2-3 重型再障与非重型再障的骨髓象不同点

不同点	重型再障	非重型再障
增生程度	增生减低或极度减低	增生减低或增生活跃
粒系、红系	明显减少	减少或正常
巨核细胞数	明显减少或缺如	明显减少或缺如
非造血细胞	明显增加	可增加
油滴	明显增加	可增加
骨髓小粒	常呈空网状	空网状或其中非造血细胞增加

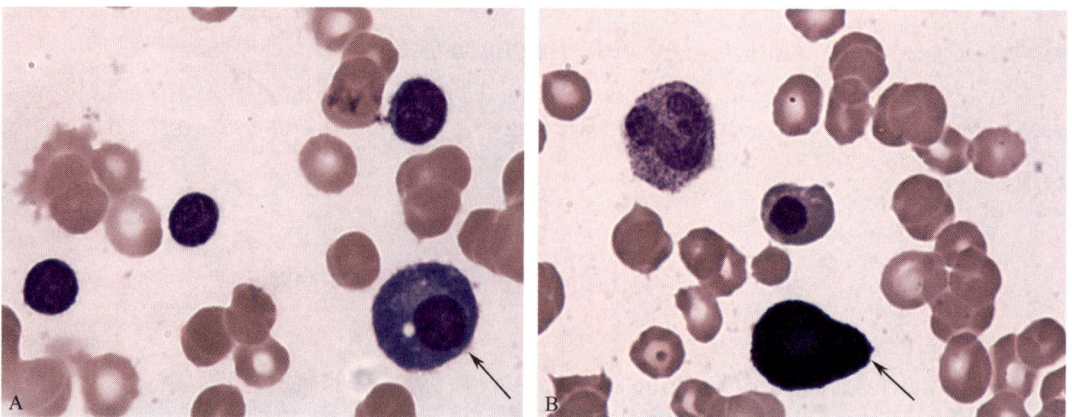

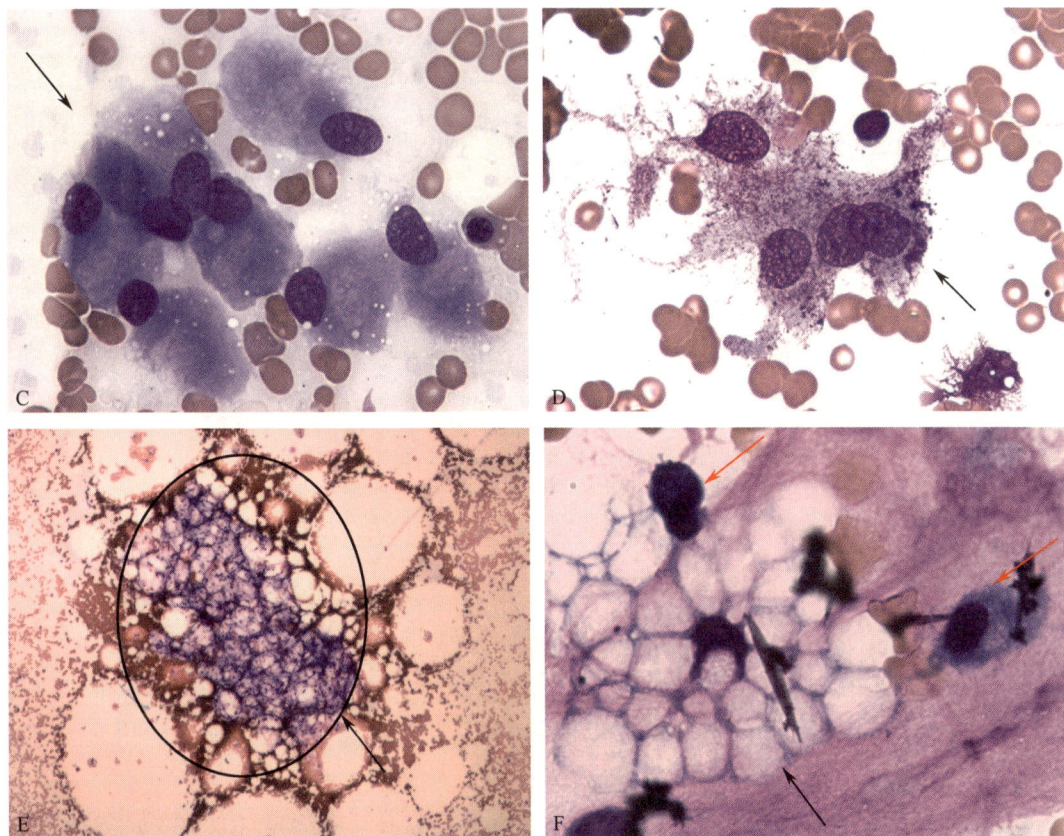

图 2-5　再生障碍性贫血的骨髓象（C、D 为 ×400 视野，E 为 ×40 视野）

A. 以淋巴细胞、浆细胞（黑色箭头）为主。B. 中性杆状核粒细胞（含中毒颗粒）、晚幼红细胞，并见肥大细胞（黑色箭头）。C. 成堆的成骨细胞（黑色箭头）。D. 破骨细胞（黑色箭头）。E. 骨髓增生减低，油滴易见，骨髓小粒呈空网状（黑色箭头）。F. 骨髓小粒中见脂肪细胞（黑色箭头）、浆细胞（红色箭头）。

【注意事项】

1. AA 骨髓片常具有脂肪滴多、骨髓液稀薄等特点，导致细胞不易展开且细胞数少，故需检验者仔细辨认细胞，全片观察查找有价值的细胞。此外，还需注意与取材不良、骨髓转移癌、骨髓增生异常肿瘤等导致的增生减低相区别，以免误诊、漏诊。取材不良者骨髓片中无骨髓特有细胞，如浆细胞、网状细胞、肥大细胞、脂肪细胞、成骨细胞、破骨细胞等。

2. 怀疑 AA 的骨髓片，应仔细计数全片或 1.5cm×3cm 面积内的巨核细胞数。因为巨核细胞减少是骨髓检查诊断 AA 的必要条件。

3. 重型再障的骨髓象一般比较典型；非重型再障的骨髓可以有散在增生灶，故有时需要多部位穿刺才可以诊断，其骨髓可呈增生活跃，红系可代偿性增生，但巨核细胞明显减少或缺如。

4. 书写骨髓检查报告单时，除常规描述内容外，必须描述巨核细胞数量，还需描述骨髓小粒结构特点、全片非造血细胞及油滴等情况。

5. 根据患者全血细胞减少、肝脾淋巴结无肿大及骨髓象特点等，常可做出"提示或疑为再生障碍性贫血骨髓象"的诊断意见，AA 的确诊主要依靠骨髓活检。同时也必须结合病史、临床，如恶性血液病化疗后也可导致骨髓呈一过性再障样改变。

（王　林）

实验四　溶血性贫血的形态学检验

【实验目的】

1. 掌握溶血性贫血（hemolytic anemia，HA）的血象、骨髓象特点。

2. 熟悉 HA 的形态学观察注意事项。

3. 规范书写 HA 的骨髓检查报告单。

【实验标本】　制备良好、典型的 HA 血片及骨髓片。

【形态观察】

1. **血象**　血红蛋白量、红细胞数减少，网织红细胞数、红细胞分布宽度增加，通常呈正细胞正色素性贫血或大细胞性贫血（嗜多色性红细胞增加所致），珠蛋白生成障碍性贫血呈小细胞低色素性贫血（有的患者无贫血），阵发性睡眠性血红蛋白尿症（paroxysmal nocturnal hemoglobinuria，PNH）也常呈小细胞低色素性贫血。血小板数、白细胞数正常或减少，减少见于自身免疫性溶血性贫血、阵发性睡眠性血红蛋白尿症等，血栓性血小板减少性紫癜者血小板数也常减少。

血片中白细胞分类常无明显异常或出现核左移；红细胞大小不一，易见嗜多色性红细胞，有的还可见晚幼红细胞、裂片红细胞、嗜碱性点彩红细胞、Howell-Jolly 小体等，有的自身免疫性溶血性贫血呈红细胞自凝现象。不同原因引起的溶血性贫血（尤其是遗传性溶血性贫血），有时会出现一定数量具有诊断价值的异形红细胞，如球形红细胞、椭圆形红细胞、口形红细胞、靶形红细胞等。详见图 2-6A、B。

2. **骨髓象**　骨髓增生明显活跃，粒红比值降低或倒置。红系明显增生，以中、晚幼红细胞增生为主，嗜多色性红细胞较易见，可见 Howell-Jolly 小体、嗜碱性点彩等，红系分裂象较易见，有的出现一定数量具有诊断价值的异形红细胞。粒系常相对减少，其他无明显异常。详见图 2-6C、D。

【注意事项】

1. HA 的病因很复杂，细胞形态学检验的结果往往只能做出是一种提示性、符合性诊断意见，确诊 HA 及病因尚需结合 HA 的其他实验室检查。

2. 通过细胞形态学检验有时对 HA 的病因诊断、鉴别诊断有特殊意义。如球形红细胞增加常见于遗传性球形红细胞增多症（HS）、自身免疫性溶血性贫血（AIHA）；椭圆形红细胞

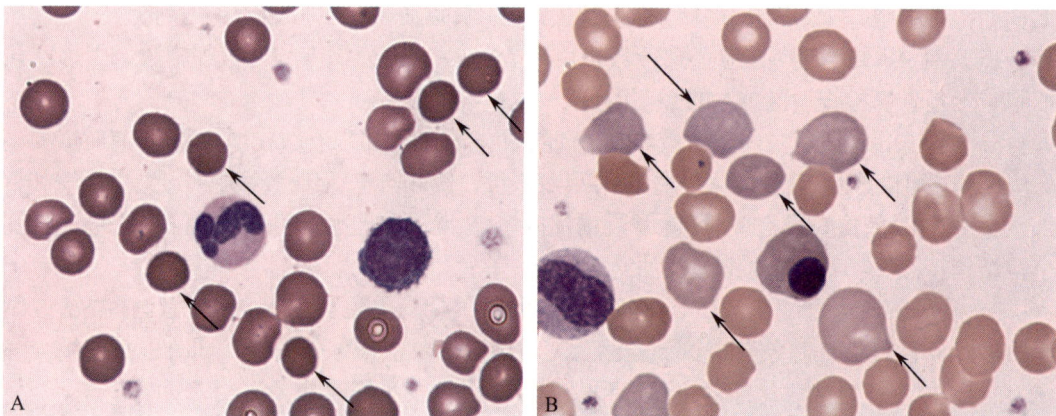

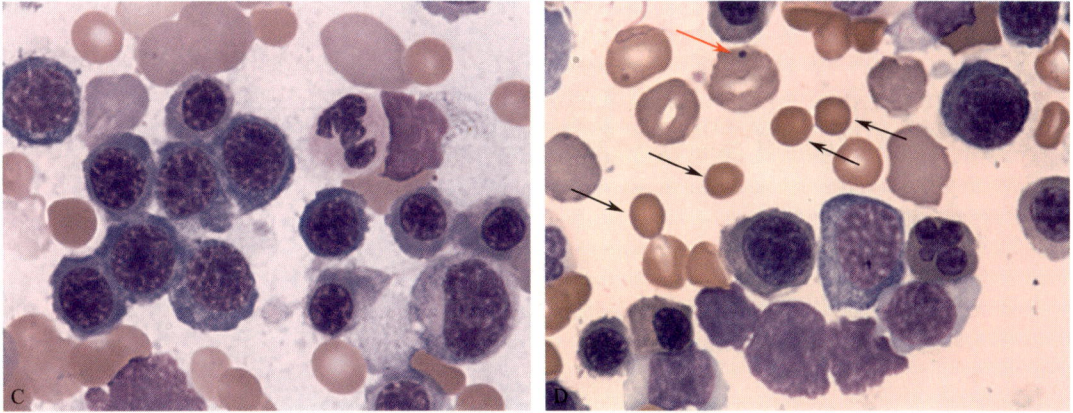

图 2-6 溶血性贫血的血象及骨髓象

A. HA 的血象，易见球形红细胞（黑色箭头）；B. HA 的血象，易见嗜多色性红细胞（黑色箭头），并见晚幼红细胞及中性晚幼粒细胞；C. HA 的骨髓象，以红系增生为主，易见嗜多色性红细胞；D. HA 的骨髓象（取自遗传性球形红细胞增多症骨髓片），以红系增生为主，易见嗜多色性红细胞、球形红细胞（黑色箭头），并见 Howell-Jolly 小体（红色箭头）。

明显增多常见于遗传性椭圆形红细胞增多症（HE）；靶形红细胞增多常见于珠蛋白生成障碍性贫血、不稳定血红蛋白病；裂片红细胞增多同时伴血小板数减少和发热等，常见于血栓性血小板减少性紫癜。所以务必注意观察红细胞形态特点。

3. 由于 HA 的骨髓中有核细胞多，红细胞较难展开，故不易观察红细胞形态而漏检，故需同时送检血片观察红细胞形态，以辅助诊断。

4. 书写骨髓检查报告单时，应将红系置各系首位，描述其增生情况、比例及形态，包括红细胞的形态（如嗜多色性红细胞、球形红细胞等）。

（王　林）

第二节　红细胞膜缺陷检验

红细胞膜骨架蛋白在细胞膜上形成网格结构，维持着红细胞的正常形态和变形性。如骨架蛋白质或量的缺陷，或蛋白之间相互作用的异常，可造成红细胞膜缺陷而引起溶血。红细胞膜缺陷所致的溶血性贫血包括：遗传性球形红细胞增多症、遗传性椭圆形红细胞增多症、遗传性口形红细胞增多症、阵发性睡眠性血红蛋白尿症等。红细胞膜缺陷的检验方法主要包括红细胞渗透脆性试验、红细胞膜蛋白电泳、蔗糖溶血试验、酸化血清溶血试验、CD55 和 CD59 检测、白细胞 Flaer 检测等。

实验五　红细胞渗透脆性试验

【实验目的】

1. 掌握红细胞渗透脆性试验（erythrocyte osmotic fragility test）的实验原理、结果判定、参考区间。

2. 熟悉红细胞渗透脆性试验的实验材料、实验步骤、注意事项。

【实验原理】 红细胞渗透脆性试验是检测红细胞对不同浓度低渗盐溶液抵抗力的半定量试验。在低渗盐溶液中，水通过红细胞膜渗入细胞内，红细胞发生膨胀破裂而溶血，这种特性称为红细胞渗透脆性。红细胞渗透脆性主要取决于红细胞表面积与体积的比值，比值越低，红细胞对低渗盐溶液抵抗力越小，红细胞容易破裂而溶血，表示红细胞渗透脆性增加；反之，表示红细胞渗透脆性降低。

【实验材料】

1. 器材 分析天平、微量移液器、注射器、试管等。

2. 试剂 蒸馏水、10g/L NaCl 溶液（用分析天平精确称取分析纯 NaCl 1g，加少量蒸馏水溶解，转移至 100ml 容量瓶中用蒸馏水定容）。

【实验步骤】

1. 取 12 支试管编号，按表 2-4 配制成不同浓度的 NaCl 溶液。

表2-4 红细胞渗透脆性试验不同浓度的 NaCl 溶液配制

试剂	试管编号											
	1	2	3	4	5	6	7	8	9	10	11	12
蒸馏水 /ml	0.4	0.45	0.5	0.55	0.6	0.65	0.7	0.75	0.8	0.85	0.9	0.95
10g/L NaCl/ml	0.85	0.8	0.75	0.7	0.65	0.6	0.55	0.5	0.45	0.4	0.35	0.3
NaCl 最终浓度 /(g·L^{-1})	6.8	6.4	6.0	5.6	5.2	4.8	4.4	4.0	3.6	3.2	2.8	2.4

2. 用肝素湿润的注射器抽取待检者血液 1ml，向各管中加入 1 滴（中度以上贫血的标本加 2 滴）全血，轻轻摇匀。以同样方法取健康人血液加于对照组试管。

3. 室温静置 2 小时后，观察和判断各管的溶血情况。

【结果判定】 从 1 号管开始观察溶血情况，判断开始溶血、完全溶血的 NaCl 浓度。①不溶血：上层溶液透明无红色，管底有红细胞；②开始溶血：上层溶液刚呈浅红色，管底尚有较多未溶的红细胞；③完全溶血：溶液呈透明红色，管底无红细胞。详见图 2-7。

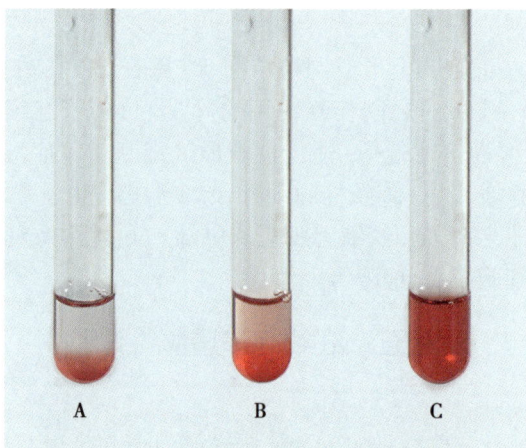

图 2-7 红细胞渗透脆性试验的结果判定

A. 不溶血；B. 开始溶血；C. 完全溶血。

【参考区间】 红细胞渗透脆性试验的开始溶血 NaCl 浓度：3.8～4.6g/L；完全溶血 NaCl 浓度：2.8～3.2g/L。

【注意事项】

1. NaCl 必须干燥，可将分析纯 NaCl 于 100℃ 条件下烘干，置于干燥器中完全冷却后再准确称量使用。

2. 所用器具应干燥清洁，防止酸、碱、肥皂、表面活化剂等溶血剂污染，避免出现人为溶血。

3. 向试管内滴加血液时须将血液直接滴入试剂中，不可沿管壁注入，混匀时动作须轻柔。

4. 观察每管溶血情况时以白色背景为宜。结果不易判断时，可低速短时离心后观察。

5. 每次试验应以相同实验条件做正常对照。被检者开始溶血管的 NaCl 浓度与正常对照开始溶血管的 NaCl 浓度相差 0.4g/L 即有诊断价值。

6. 黄疸标本结果不易观察，重度贫血患者红细胞过少，可离心弃血浆后用生理盐水洗涤，并配成 50% 的红细胞悬液进行试验。

7. 红细胞渗透脆性试验的理想抗凝剂是肝素，它可加强抗凝血酶作用，阻止血液凝固。应避免使用乙二胺四乙酸（EDTA）盐、枸橼酸盐和草酸盐抗凝，以免增加离子浓度，改变渗透压，也可选用洗涤红细胞进行检测。

（陈彦猛）

实验六 红细胞膜蛋白电泳

【实验目的】

1. 掌握红细胞膜蛋白十二烷基硫酸钠 - 聚丙烯酰胺凝胶电泳（SDS-PAGE）的实验原理、结果判定。

2. 了解红细胞膜蛋白 SDS-PAGE 的实验材料、实验步骤要点、注意事项。

【实验原理】 红细胞膜蛋白 SDS-PAGE 是基于 SDS 与红细胞膜蛋白在加热至 100℃ 时，肽链之间的连接完全解离，同时肽链与 SDS 结合形成 SDS 多肽复合物；以 PAGE 为载体，在电场作用下，膜蛋白分离出各种区带，据此可以测定膜蛋白中的各种组分；而 SDS 多肽复合物的迁移率一般取决于相对分子量的大小，即可根据区带的位置推断其相对分子量。

【实验材料】

1. 器材 低温离心机、摇床、蛋白电泳仪等。

2. 试剂

（1）等渗盐水溶液（0.015mol/L NaCl 溶液）。

（2）破膜液：取 $Na_2HPO_4 \cdot 12H_2O$ 0.895g，EDTA-2Na 0.186g，溶于 450ml 蒸馏水中，用 0.1mol/L NaOH 调 pH 至 8.0，加蒸馏水到 500ml。

（3）丙烯酰胺贮存液：取丙烯酰胺 30g，甲叉双丙烯酰胺 0.8g，用蒸馏水配成 100ml。

（4）分离胶缓冲液：取 Tris 36.3g，加蒸馏水溶解，用 HCl 调 pH 至 8.8，加蒸馏水到 100ml。

（5）浓缩胶缓冲液：取 Tris 6g，用蒸馏水溶解，以 HCl 调 pH 至 6.8，加蒸馏水到 100ml。

（6）100g/L SDS 溶液：取 SDS 10g，用蒸馏水配成 100ml。

（7）15g/L 过硫酸铵溶液：取过硫酸铵 1.5g，用蒸馏水配成 100ml。

（8）样品处理缓冲液：pH 6.8，0.5mol/L Tris-HCl 缓冲液 4ml，DTT（二硫苏糖醇）

0.385mg，100g/L SDS 溶液 2.5ml，甘油 3.75ml，溴酚蓝 1.5mg。处理样品时，样品：样品处理缓冲液＝5：1（v/v）。

（9）电泳缓冲液：取甘氨酸 43.2g，加 Tris 9g、100g/L SDS 溶液 7.5ml、甘油 3.75ml，加蒸馏水溶解，调 pH 至 8.3，再加蒸馏水到 3L。

（10）染色液：取考马斯亮蓝 R-250 0.05mg，加异丙醇 25ml、乙酸 10ml，溶解后加蒸馏水到 100ml。

（11）脱色液：水：乙醇：乙酸＝8：3：1（v/v）。

（12）分离胶：临用时配制，几种常用浓度的配方见表 2-5。

表 2-5　几种常用浓度分离胶的配制方法

试剂 /ml	浓度			
	5%	7.5%	10%	12.5%
蒸馏水	17.1	14.6	12.1	9.6
分离胶缓冲液	7.5	7.5	7.5	7.5
100g/L SDS 溶液	0.3	0.3	0.3	0.3
丙烯酰胺贮存液	5.0	7.5	10	12.5
四甲基乙二胺（TEMED）	0.01	0.01	0.01	0.01
15g/L 过硫酸铵溶液	0.1	0.1	0.1	0.1
总体积	30.01	30.01	30.01	30.01

（13）浓缩胶：蒸馏水 6.3ml，浓缩胶缓冲液 2.5ml，100g/L SDS 溶液 0.1ml，丙烯酰胺贮存液 1.0ml，TEMED 0.007 5ml，15g/L 过硫酸铵溶液 0.1ml，混匀，总量 10ml，临用时配制。

【实验步骤】

1．取新鲜肝素抗凝血，4℃、220×g 离心 5 分钟，吸去血浆及红细胞表面的白膜层，加入红细胞 3 倍体积的预冷等渗盐水溶液，用玻璃棒轻轻混匀，同上述条件离心 5 分钟，去上清液及沉淀表层，如此重复洗涤 2 次。

2．洗净的红细胞加入 30 倍容量预冷的破膜液中，轻轻搅拌 2 分钟，使红细胞破膜。4℃、13 800×g 离心 10 分钟，使红细胞膜沉淀。同上以等渗盐水洗涤 3 次，即得到白色的红细胞膜样品，−20℃保存。

3．将洁净的玻璃板固定在模具支架上，从上口按所需要的胶浓度注入分离胶至顶部 2～3cm，再轻轻加入蒸馏水约 2cm 厚，以隔离空气。待分离胶聚合后，倒去上层水分，倒入浓缩胶至近顶部，放入样品梳，梳齿下缘离分离胶 1.0～1.5cm。待浓缩胶聚合后，小心取出梳子，将凝胶带玻璃装在电泳槽上，倒入适量电泳缓冲液。

4．将红细胞膜样品与样品处理缓冲液按 5：1 的体积比例混合，在沸水浴中煮 5 分钟，低速瞬时离心，待检。

5．在加样槽中加满电泳缓冲液，用微量加样器冲洗加样孔，吸取已处理的样品溶液，伸入加样孔内部，小心加入样品液。

6．接通电源，开始用 30mA，待溴酚蓝通过浓缩胶后，用 50mA 电流电泳 5～6 小时。

7．电泳结束后取出凝胶，浸入考马斯亮蓝染色液中染色 1 小时或更长时间，直至凝胶颜色与染色液颜色非常接近。凝胶着色后浸入脱色液中,置于摇床上缓慢摇动,其间更换脱色液 2～3 次,直至蓝色背景洗脱干净。将凝胶放在玻璃板上风干,在光密度扫描仪上扫描即可得到各组分的含量。

【结果判定】 正常红细胞膜蛋白经 SDS-PAGE 电泳后依次出现 α 血影蛋白(即带 1 蛋白,为收缩蛋白)、β 血影蛋白(即带 2 蛋白,为收缩蛋白)、锚蛋白(即带 2.1 蛋白)、带 3 蛋白、带 4.1 蛋白、带 4.2 蛋白、肌动蛋白(即带 5 蛋白)等条带,详见图 2-8。

【参考区间】 由于各实验室采用的电泳条件不同,红细胞各种膜蛋白组分百分率变化较大,一般与正常红细胞膜蛋白电泳图谱相比较;或以带 3 蛋白为基准,各种膜蛋白含量以与带 3 蛋白的比例表示。各实验室可根据自己的条件制定参考区间。

【注意事项】

1. 全部试剂需用分析纯级别。

2. 制备红细胞膜一定要在低温条件下操作,以免膜蛋白被膜上的蛋白水解酶水解。

3. 溶血缓冲液的 pH 以 7.5～7.8 较理想,pH≤7.4 不易得到白色的膜。

4. 为防止膜蛋白水解,破膜液中可加入苯甲基磺酰氟(PMSF),终浓度为 0.2mmol/L。

5. 电泳时电流应恒定,电泳和染色应在 28～30℃ 条件下进行。

6. 同时做正常人样本对照,对比观察有无异常。

—— α血影蛋白
—— β血影蛋白
—— 锚蛋白

—— 带3蛋白
—— 带4.1蛋白
—— 带4.2蛋白

—— 肌动蛋白

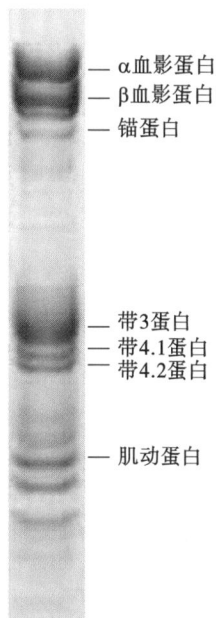

图 2-8 正常红细胞膜蛋白电泳结果(考马斯亮蓝染色)

(陈彦猛)

实验七 蔗糖溶血试验

【实验目的】

1. 掌握蔗糖溶血试验(sucrose hemolysis test)的实验原理、结果判定、参考区间。

2. 熟悉蔗糖溶血试验的实验材料、实验步骤、注意事项。

【实验原理】 在低离子强度的蔗糖溶液中,PNH 患者的红细胞对补体敏感性增强,经孵育后补体与红细胞膜结合加强,红细胞膜上形成小孔,导致蔗糖溶液进入红细胞内,引起渗透性溶血,而正常人红细胞则不发生溶血。该试验敏感性高,但特异性不强。

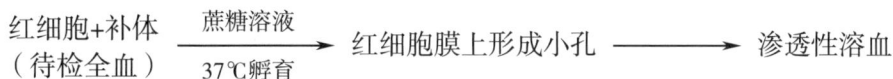

$$红细胞+补体 \xrightarrow[37℃孵育]{蔗糖溶液} 红细胞膜上形成小孔 \longrightarrow 渗透性溶血$$
(待检全血)

【实验材料】

1. **器材** 血凝管、试管、37℃水浴箱、离心机等。

2. **试剂** 10% 蔗糖溶液(4℃保存)、生理盐水、蒸馏水。

【实验步骤】

1. 取患者枸橼酸钠抗凝全血,按表 2-6 加入试剂和待检全血。

表2-6　蔗糖溶血试验的操作步骤

试剂与标本/ml	试验管	对照管①	对照管②
待检全血	0.1	0.1	0.1
10%蔗糖溶液	0.9	—	—
生理盐水	—	0.9	—
蒸馏水	—	—	0.9

2. 将以上各管混匀后,置于37℃水浴30分钟。

3. 低速离心后,观察各管中的上清液有无溶血现象。

【结果判定】　试验管的上清液呈浅红色或红色为阳性,无色为阴性。对照管①应不溶血或轻度溶血(见于PNH患者),对照管②应完全溶血。

【参考区间】　蔗糖溶血试验:阴性。

【注意事项】

1. 采血应顺利,避免溶血。

2. 所用器具必须清洁干燥,以免溶血造成假阳性。

3. 每次实验应同时做正常对照。

4. 血清不新鲜而致补体含量太少时可出现假阴性。

5. 加入血清量过多时可出现假阳性。

(陈彦猛)

实验八　酸化血清溶血试验

【实验目的】

1. 掌握酸化血清溶血试验(acidified-serum hemolysis test)的实验原理、结果判定、参考区间。

2. 熟悉酸化血清溶血试验的实验材料、实验步骤、注意事项。

【实验原理】　酸化血清溶血试验也称Ham试验。PNH患者由于红细胞膜缺陷,导致对补体敏感性增高。在酸化(pH 6.4~6.5)的血清中,经37℃孵育,易溶血。如血清经56℃加热30分钟,使补体灭活,PNH患者的红细胞即不溶解。该试验诊断PNH的特异性强,但敏感性较差。

$$\text{待检红细胞(PNH)} + \text{含补体的健康人血清} \xrightarrow[\text{37℃,1小时}]{\text{pH 6.4~6.5}} \text{溶血}$$

$$\text{待检红细胞(PNH)} + \text{补体灭活的健康人血清} \xrightarrow[\text{37℃,1小时}]{\text{pH 6.4~6.5}} \text{不溶血}$$

【实验材料】

1. **器材**　试管、37℃水浴箱、离心机等。

2. **试剂**　0.2mol/L HCl、生理盐水。

【实验步骤】

1. 取患者静脉血 5ml 于三角烧瓶内，用竹签或玻璃珠轻轻搅动制备去纤维蛋白血。倒入试管内，用 3 倍生理盐水洗涤，135×g 离心 5 分钟，弃去上清液。共洗涤 3 次，最后一次离心 10 分钟，弃去上清液。取压积红细胞，加入等量生理盐水配制成 50% 的红细胞悬液。

2. 取与待检标本相同血型健康人静脉血 10ml，置 8ml 于试管中，待凝固后分离血清作为正常血清，并取 1/3 量血清置 56℃水浴中 30 分钟作为正常灭活血清。另 2ml 血如上法制成 50% 红细胞悬液。

3. 取 6 支试管，按表 2-7 加入试剂和标本。

表 2-7 酸化血清溶血试验的操作步骤

试剂与标本	试验管			对照管		
	1	2	3	4	5	6
正常人新鲜血清 /ml	0.50	0.50	—	0.50	0.50	—
正常人灭活血清 /ml	—	—	0.50	—	—	0.50
0.2mol/L HCl/ml	—	0.05	0.05	—	0.05	0.05
50% 患者红细胞 /ml	0.05	0.05	0.05	—	—	—
50% 健康人红细胞 /ml	—	—	—	0.05	0.05	0.05
加塞混匀，置于 37℃水浴中 1 小时（中间轻轻混匀 1 次）后离心观察						
结果（溶血）	±	+++	—	—	—	—

【结果判定】 置 37℃水浴箱中放置 1 小时后直接观察，或低速离心（60×g 离心 5 分钟）后观察有无溶血现象。对照管全部不溶血，PNH 患者第 1 管（未酸化的血清）通常不溶血或极轻微溶血；第 2 管部分溶血；第 3 管（加正常人灭活血清管）不溶血，如果也溶血，则表明此溶血不依赖补体，故不是 PNH，可能是红细胞有其他缺陷，如球形红细胞增多症等，应做进一步鉴别。

【参考区间】 酸化血清溶血试验：阴性。

【注意事项】

1. 一切用具要干燥，红细胞悬液要直接滴入液体，不要沿管壁流下，以免溶血，出现假阳性。

2. 可抽取 AB 型健康人静脉血制备正常血清。血清需新鲜，以免补体失活，造成假阴性。

3. 血清酸化后立即塞紧试管口，如不将试管塞紧，则 CO_2 逸出使血清酸度降低，溶血能力将成比例减低。

4. 此种患者血中的溶血因素是凝血系统中的一种蛋白，所有抗凝剂均可阻碍凝血机制，因而阻碍溶血，故本试验常选用去纤维蛋白血。

5. 若患者经多次输血，其血中所含的不正常红细胞相对减少，可呈弱阳性或阴性，对此可延长保温时间（4~6 小时），再观察有无溶血。

（陈彦猛）

实验九 CD55和CD59检测

【实验目的】

1. 掌握CD55和CD59检测的实验原理、结果判定、参考区间。

2. 了解CD55和CD59检测的实验材料、实验步骤要点、注意事项。

【实验原理】 阵发性睡眠性血红蛋白尿症（PNH）的发病机制是血细胞膜表面糖化磷脂酰肌醇（GPI）锚定蛋白，如CD55（C3转化酶衰变加速因子）、CD59（反应性溶血膜抑制物）等的缺失，致使血细胞对自身补体异常敏感，出现以慢性血管内溶血为特征的一系列症状。因此，可通过检测CD55和CD59这两种常见的血细胞表面锚定蛋白的表达情况，辅助诊断PNH。检测方法是根据免疫学原理，用CD55或CD59荧光标记的单克隆抗体，通过流式细胞仪检测红细胞和/或粒细胞CD55和CD59细胞数，计算其百分率。

【实验材料】

1. **器材** 流式细胞仪、旋涡混匀器、离心机、专用试管、加样器等。

2. **试剂**

（1）荧光标记的抗人CD55抗体（CD55-FITC或-PE）。

（2）荧光标记的抗人CD59抗体（CD59-FITC或-PE）。

（3）pH 7.4的磷酸盐缓冲液（PBS）。

（4）1%多聚甲醛。

（5）溶血剂：80.2g NH_4Cl（1.5mol/L）、8.4g $NaHCO_3$（0.1mol/L）、3.7g EDTA-2Na（10mmol/L）加蒸馏水900ml，用NaOH或HCl调节pH为7.4，再加蒸馏水至1L作为贮存液，可于4℃保存6个月。临用时取1份贮存液加9份蒸馏水，配制成应用液。

【实验步骤】

1. 取患者EDTA或肝素钠抗凝的静脉血1ml。

2. 红细胞CD55、CD59的检测

（1）用PBS将检测标本的红细胞数调整至大约10 000个/μl。

（2）取2个专用试管分别加入相应CD55-FITC、CD59-FITC抗体试剂20μl。

（3）向试管中加入100μl以上检测标本，混匀后室温孵育15分钟。

（4）向试管中加入2～3ml的PBS，混匀，200×g离心5分钟。

（5）弃去上清液，加入1%多聚甲醛500μl。

（6）放置约5分钟后上机检测，或2～8℃避光保存（可保存24小时）后上机检测。

3. 粒细胞CD55、CD59的检测

（1）取适量标本加入约相同体积的溶血剂，室温放置5分钟。

（2）200×g离心5分钟，弃上清液。再用PBS洗涤一次，用PBS将细胞浓度调整为（3 000～10 000）个/μl。

（3）取两个专用试管分别进行标记，方法同红细胞的检测。

（4）放置约5分钟后上机检测，或2～8℃避光保存（可保存24小时）后上机检测。

4. 流式细胞仪检测

（1）调校好流式细胞仪，设置CD55-FITC和CD59-FITC的直方图。

（2）在FSC/SSC对数图上设置粒细胞门，FSC/SSC线性图上设置红细胞门。

（3）上机检测时收获1万～2万个细胞，以正常标本作为阳性对照，采集信号时将

CD55-FITC 或 CD59-FITC 的阳性峰值调至 10^4 左右。

（4）分析检测结果，计算 CD55 或 CD59 低表达群的比例。

【结果判定】 详见图 2-9。红色：CD59 测定直方图，$10^0 \sim 10^1$ 为 CD59 阴性细胞；$10^1 \sim 10^2$ 为 CD59 部分表达细胞；$10^2 \sim 10^3$ 为 CD59 完全表达细胞（即正常细胞）。绿色：阴性对照直方图。将阴性对照直方图和 CD59 测定直方图重叠后进行比较。

【参考区间】 健康人红细胞 CD55、CD59 及粒细胞 CD55、CD59 表现为单一阳性峰，低表达群应 <5%。详见图 2-9。

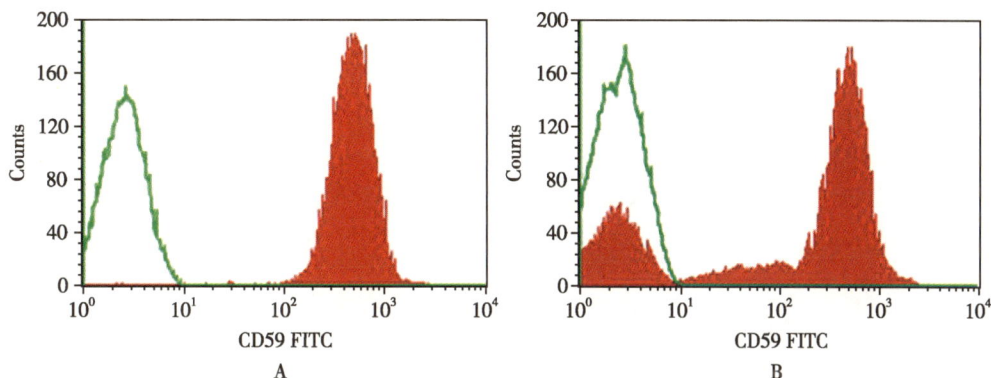

图 2-9 健康人与 PNH 患者 CD59 分析

A. 正常人，CD59 表达强，阳性率 99.8%；B. PNH 患者，完全阴性占 37%，部分缺乏占 11.45%。

【注意事项】

1. 加样须准确，加入溶血剂后应使红细胞完全溶解。

2. 细胞群的设门应严格按仪器说明书进行，才能准确地获取和分析数据，从而得到临床诊断或研究中有价值的信息。

3. 每次检测必须同时作正常人对照。同时应作荧光标记抗人 IgG 的同型对照。

（牛新清）

实验十 白细胞 Flaer 检测

【实验目的】

1. 掌握白细胞 Flaer 检测的实验原理、结果判定、参考区间。

2. 了解白细胞 Flaer 检测的实验材料、实验步骤要点、注意事项。

【实验原理】 荧光标记嗜水气单胞菌溶素前体的变异体（fluorescein-labeled proaerolysin variant，Flaer）可特异性地与细胞膜上的 GPI 锚定蛋白结合，产生绿色荧光，且不会导致细胞死亡。PNH 细胞因缺乏 GPI，Flaer 无法与之结合，故不会产生荧光而呈阴性，未标记者亦为阴性。因此，可以通过流式细胞仪检测有核细胞（主要是粒细胞和单核细胞）的 Flaer 荧光强度，分析相应细胞 GPI 的表达和缺失情况，有助于 PNH 的诊断。此法为诊断 PNH 更敏感、特异的方法。为了对不同类型白细胞来源的 PNH 克隆进行诊断，通常将 Flaer（FITC）与 CD45、CD33 和 CD14 组合，采用流式四色分析技术进行测定。

【实验材料】

1. **器材** 流式细胞仪、旋涡振荡器、台式离心机、专用试管、加样器等。

2. 试剂

（1）抗体：CD45-ECD、CD33-PE、CD14-PC5 抗体和 Flaer。

（2）阳性对照血：采用经过鉴定的 PNH 患者的静脉血。

（3）溶血剂：Optilyse C 如 Beckman Coulter 试剂 IM1401。

（4）抗体稀释液（含 3% 牛血清白蛋白的 PBS）：在 100ml 的 PBS 中，溶解 1.0g 牛血清白蛋白和 0.1g NaN$_3$。10ml/ 支分装后，−20℃保存。用前取出，室温溶解备用，余下的部分可 4℃保存备用 1 周。

（5）标本预处理试剂：①溶血剂：取甲酸 0.6ml，加入双蒸水至 500ml，混匀即成。②终止液：称取碳酸钠 3.00g、氯化钠 7.25g、硫酸钠 15.65g，溶解于 300ml 双蒸水中并补足至 500ml。③固定剂：称取多聚甲醛 5g 加入 300ml PBS 中，加入一小块固体 NaOH，使 pH 偏碱性助溶，充分搅拌，待多聚甲醛彻底溶解后，以 1mol/L HCl 调 pH 至 7.4，用 PBS 补足 500ml。三者均室温保存。

（6）鞘液：即 PBS 溶液，也可采用检验科血常规分析仪使用的鞘液。

（7）清洁液：可采用检验科血常规分析仪使用的鞘液。

【实验步骤】

1. 取患者 EDTA-2K 抗凝（紫色头管）的静脉血 2ml。

2. 标本白细胞悬液的制备

（1）取血液标本 100μl，加入溶血剂 625μl，旋涡器上振荡混匀 10 秒。

（2）加入 PBS 3～4ml，混匀，120×g 离心 5 分钟，弃上清液。重复洗涤细胞 1 次。

（3）向细胞沉淀加入 100μl 抗体稀释液，轻轻打散细胞沉淀。

3. 按表 2-8 步骤加样。

表 2-8　Flaer 分析加样步骤

加样内容	阳性对照管 /μl	测定管 /μl
Flaer	10	10
CD33-PE	10	10
CD45-ECD	5	5
CD14-PC5	5	5
标本白细胞悬液	—	50
阳性对照血白细胞悬液	50	—

4. 手持试管轻轻摇匀，室温 16～22℃，避光放置 15～20 分钟。

5. 加入 PBS 4～5ml，混匀，200×g 离心 5 分钟，弃上清液。

6. 加入 PBS 900μl，固定剂 100μl，混匀。

7. 上流式细胞仪进行检测

（1）打开 Flaer 流式检测方案［CD45-ECD/CD33-PE/CD14-PC5/Flaer（FITC）］。如图 2-10 所示，其中的 R1 门为白细胞群，R2 门为单核细胞群，R3 门为中性粒细胞群，R4 门为淋巴细胞群。

（2）将阳性对照管插入样品台，仪器自动进行测定。调节 FITC 对应的电压值，直到在与 R1 门（白细胞群）关联的图 Flaer/SS Lin 中出现明显分离的 Flaer- 和 Flaer⁺ 细胞群为止；且在与 R2 门（单核细胞群）关联的图 Flaer/CD14-PC5 中，在 CD14-Flaer- 区域出现阳性对照已知的单核细胞群 PNH 克隆百分数（一般达到 ±5% 即可）为止；且在 R3 门（中性粒细胞群）关联的图 Flaer/CD14-PC5 中，在 CD14-Flaer- 区域出现阳性对照已知的中性粒细胞群 PNH 克隆百分数（一般达到 ±5% 即可）为止；且在 R4 门（淋巴细胞群）关联的图 Flaer/CD14-PC5 中，在 CD14-Flaer- 区域出现阳性对照已知的淋巴细胞群 PNH 克隆百分数（一般达到 ±5% 即可）为止。然后继续采集细胞，待 R1 门细胞数量达到 10 万个以上，停止上样，保存图像信息。

（3）将测定管插入样品台，仪器自动进行测定，待 R1 门细胞数量达到 10 万个以上，停止上样，记录检验结果并保存图像信息。

【结果判定】 见图 2-10、图 2-11。

【参考区间】 健康人及非 PNH 贫血患者因 GPI 是正常的，白细胞 Flaer 检测几乎 100% 阳性。而 PNH 细胞因缺乏 GPI，Flaer 无法与之结合，故呈阴性。

【注意事项】

1. 严重脂血、凝血标本原则上不能检测。

2. 标本采集后应尽量在 6 小时内检测，特殊情况下不能及时检测，标本应放于室温（16～22℃），但不能超过 48 小时。

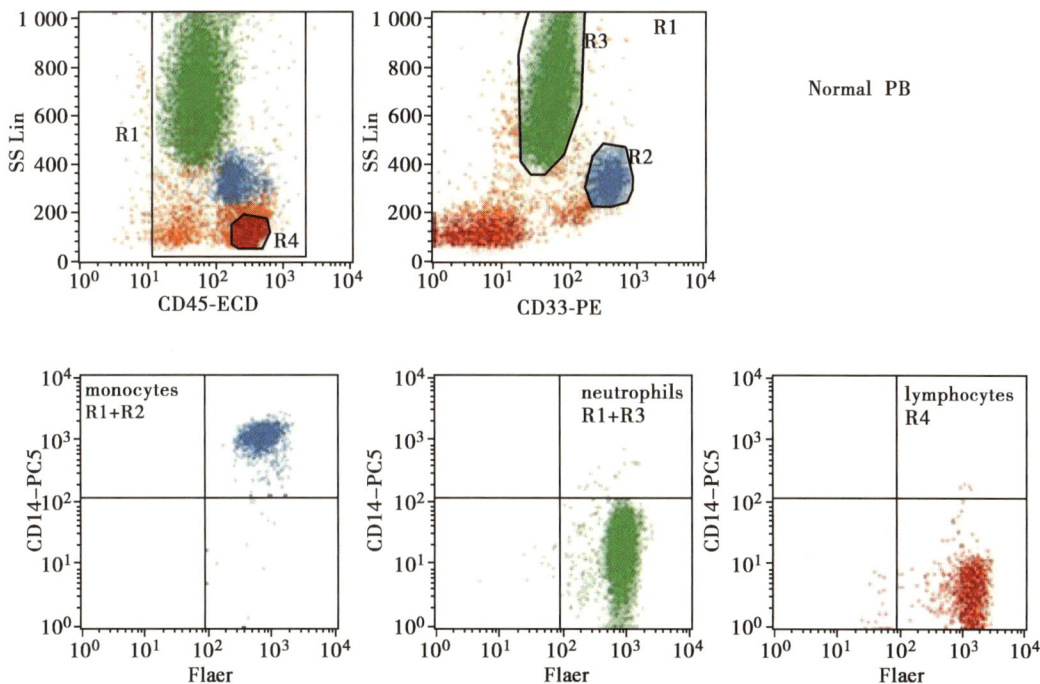

图 2-10　健康人 Flaer 分析

健康人外周血标本用 Flaer、CD33、CD45 和 CD14 染色。R2 门单核细胞群的复合表型为 CD45⁺、CD33bright、CD14⁺、Flaer⁺，R3 门中性粒细胞群的复合表型为 CD45lo、CD33lo、CD14lo、Flaer⁺，以及 R4 门淋巴细胞群的复合表型为 CD45hi、CD33⁻、CD14⁻、Flaer⁺；CD14-Flaer- 区域的单核细胞和中性粒细胞 <0.5%（PNH 表型）。

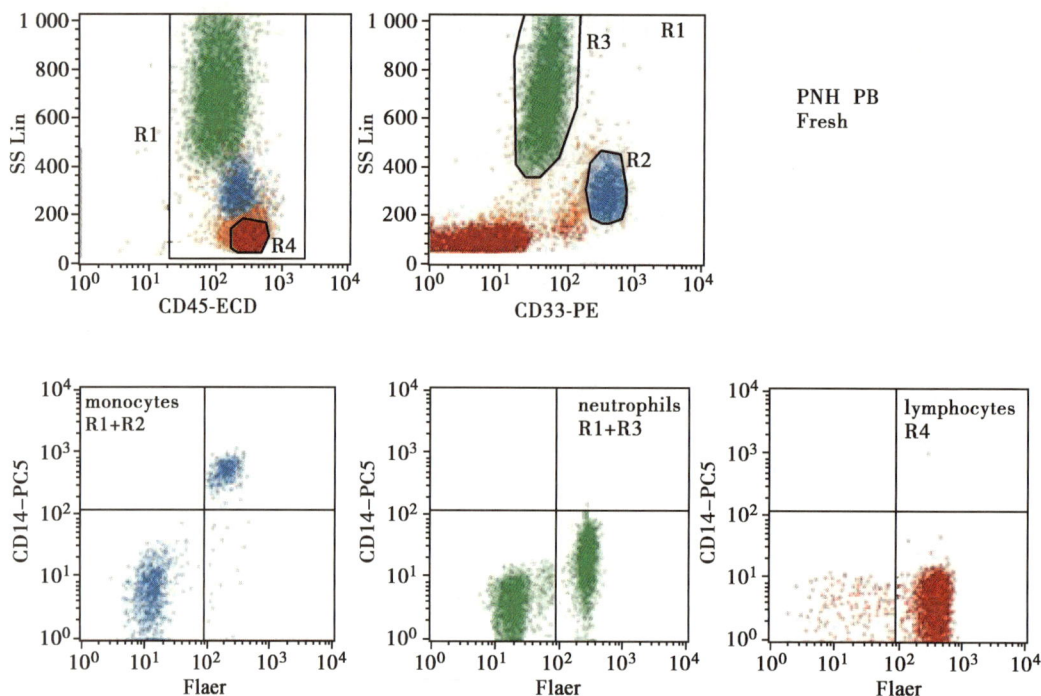

图 2-11　PNH 患者 Flaer 分析

新鲜 PNH 标本用 Flaer、CD33、CD45 和 CD14 染色。R2 区域 71% 的单核细胞显示 CD14-Flaer- 区域的 PNH 表型（下左）。R3 区域 51% 的中性粒细胞显示 CD14-Flaer- 区域的 PNH 表型（下中）。

3. 阳性对照管十分重要，原则上每日的每批检验均需要阳性对照管的平行测定，以确定各荧光通道的电压、增益选择，以及仪器性能和试剂质量控制等。

4. 由于 Flaer 对光异常敏感，孵育时必须严格避光，孵育后的细胞洗涤过程也尽量在避光条件下进行，并立即上机测定。

5. Flaer 试剂有两种类型，包括液体试剂和粉剂，其中液体试剂性质更稳定，PNH 阳性诊断率更高。

（牛新清）

第三节　红细胞酶缺陷检验

红细胞酶缺陷所致的溶血性贫血是一类红细胞酶遗传性变异所引起的溶血性疾病。比较常见的酶缺陷性溶血性贫血有葡萄糖 -6- 磷酸脱氢酶缺陷症和丙酮酸激酶缺陷症。本节介绍葡萄糖 -6- 磷酸脱氢酶活性试验。

实验十一　葡萄糖 -6- 磷酸脱氢酶活性检测

【实验目的】

1. 掌握葡萄糖 -6- 磷酸脱氢酶（glucose-6-phosphate dehydrogenase，G-6-PD）活性试验的实验原理、结果判定、参考区间。

2. 熟悉 G-6-PD 活性试验的实验材料、实验步骤要点、注意事项。

【实验原理】 Zinkhan 法为 WHO 推荐的方法。根据红细胞中 G-6-PD 催化葡萄糖 -6- 磷酸（G-6-P）转化成 6- 磷酸葡萄糖酸（6-PGA），同时 NADP 被还原成 NADPH，后者在 340nm 处有一吸收峰，通过测定 NADPH 吸光度的增高，计算出红细胞内 G-6-PD 的活性。

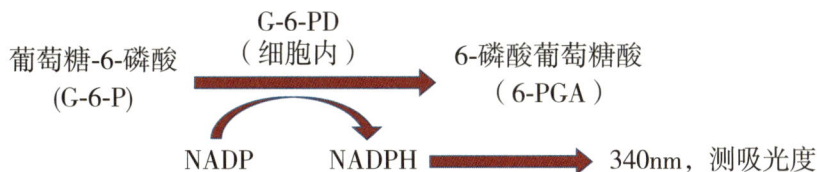

葡萄糖-6-磷酸 (G-6-P) →[G-6-PD（细胞内）] 6-磷酸葡萄糖酸（6-PGA）
NADP → NADPH → 340nm，测吸光度

【实验材料】

1. 器材 离心机、水浴箱、分光光度计等。

2. 试剂

（1）生理盐水。

（2）溶血素：16mg 洋地黄皂苷溶于 80ml 蒸馏水，过滤后加入 1mg NADP。

（3）3.8mmol/L NADP：0.29g NADP-2Na，加蒸馏水至 100ml。

（4）0.5mol/L Tris 缓冲液（pH 7.5）：6.05g Tris 溶解于 70ml 蒸馏水中，以 HCl 调节 pH 至 7.5，加蒸馏水至 100ml。

（5）0.63mol/L 氯化镁溶液：1.28g 氯化镁溶于 100ml 蒸馏水中。

（6）33mmol/L G-6-PD 液：931mg G-6-PD 钠盐溶解于 100ml 蒸馏水中。

【实验步骤】

1. 制备红细胞悬液 取抗凝血 2ml，用生理盐水洗涤红细胞 3 次（120×g 离心 10 分钟），除去上清液和白膜层（主要为白细胞和血小板），加入等体积的生理盐水制成红细胞悬液。

2. 制备溶血液 吸取上述红细胞悬液 0.05ml 加入溶血素 0.5ml，混匀后放置 10 分钟，完全溶血后作为溶血液，并测定其血红蛋白浓度。

3. 加样 按表 2-9 加入标本和试剂。

表 2-9 Zinkhan 法 G-6-PD 活性测定操作表

溶液	对照管	测定管
NADP 液 /ml	0.1	0.1
Tris 液 /ml	0.1	0.1
氯化镁液 /ml	0.1	0.1
蒸馏水 /ml	0.68	0.58
G-6-P 液 /ml	—	0.1
37℃预热 10 分钟		
溶血液 /μl	20	20

4. 比色 加入溶血液后，各管混匀。以分光光度计（波长 340nm，比色杯光径 1cm，温度 37℃，以对照管调零）每隔 1 分钟读取 1 次测定管的吸光度，共读取 6 次。根据 5 分钟的连续吸光度的变化，计算出每分钟吸光度增量（ΔA）。

【结果计算】 1L 溶血液每分钟催化反应产生 1μmol 的 NADPH 为 1 个国际单位,换算成与每克血红蛋白相关的酶活性。

$$G\text{-}6\text{-}PD\ 活性\,(U/g\ Hb)=\Delta A/\min\times\frac{1\,000}{6.22}\times\frac{1\,000}{20}\times\frac{1}{Hb\,(g/L\ 溶血液)}$$

$\Delta A/\min$:每分钟吸光度的平均变化值。

1 000/6.22:NADPH 微摩尔消光系数。

1 000/20:总容量与溶血液的量之比。

Hb:溶血液所测的 Hb 浓度。

【参考区间】 Zinkhan 法:G-6-PD 活性为(12.1±2.09)U/g Hb。

【注意事项】

1. G-6-PD 在红细胞中含量最丰富,血清中含量极微。Mg^{2+} 是 G-6-PD 的激活剂,Cu^{2+}、Zn^{2+} 对其有轻度抑制作用,Hg^{2+} 及氯汞苯甲酸能完全抑制其活性,且谷胱甘肽及半胱氨酸不能使其恢复活性。碘乙酸、草酸、氰化物、氟化物、EDTA 及肝素对酶活性无影响。

2. G-6-PD 活性在全血标本中比较稳定。溶血液制备后,在室温放置时 G-6-PD 活性会下降,应立即测定,否则应储存于 0~4℃,但不能超过 6 小时。

3. 如连续 6 次吸光度测定,各 $\Delta A/\min$ 之间相差较大时,应增加读数次数,直至连续 5 次 $\Delta A/\min$ 读数间接近为止。

4. 溶血素在 -20℃存放不宜超过 48 小时,在 4℃存放不宜超过 8 小时。

5. 所用试剂应为分析纯级别,配制好的溶液应冷藏保存,一般可保存 2 周。

6. 缓冲液的 pH、试剂及溶血液加入量、测定时间均应准确。

7. 肝素抗凝血标本应在 12 小时内测定,ACD 抗凝血标本可冷藏保存 3~5 天。

(牛新清)

第四节　血红蛋白异常检验

血红蛋白病是一组由于生成血红蛋白的珠蛋白肽链结构异常或合成肽链速率的改变,而引起血红蛋白功能异常所致的疾病。主要包括珠蛋白生成障碍性贫血和异常血红蛋白病。血红蛋白异常的主要实验室检查方法包括红细胞包涵体试验、血红蛋白电泳试验、血红蛋白定量检测、珠蛋白生成障碍性贫血基因检测、抗碱血红蛋白检测等。

实验十二　红细胞包涵体试验

【实验目的】

1. 掌握红细胞包涵体试验的实验原理、结果判定、参考区间。

2. 熟悉红细胞包涵体试验的实验材料、实验步骤要点、注意事项。

【实验原理】 将氧化还原染料煌焦油蓝溶液与新鲜血液置 37℃孵育一定时间后,不稳定血红蛋白易变性沉淀形成包涵体,呈蓝色圆形小体,均匀分布在红细胞内。

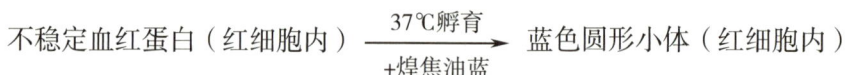

$$不稳定血红蛋白(红细胞内)\xrightarrow[+煌焦油蓝]{37℃孵育}蓝色圆形小体(红细胞内)$$

【实验材料】

1. **器材** 显微镜、水浴箱、小试管（带塞）、玻片等。

2. **试剂** 1%煌焦油蓝溶液。取煌焦油蓝1g、枸橼酸钠0.4g,研磨溶解于100ml生理盐水中,贮存于棕色瓶中,临用前过滤。

【实验步骤】

1. 取1%煌焦油蓝溶液0.5ml于小试管中,加新鲜全血或抗凝血3～4滴,混匀,加塞,37℃水浴。

2. 分别于10分钟、1小时用毛细滴管取1滴血推成薄血片,待干镜检。

【结果判定】 红细胞包涵体染色阳性时,红细胞内出现大小不等、数目不一、弥散均匀分布的蓝色圆形小体。油镜下观察并计数500个红细胞,报告含包涵体阳性细胞的百分率。

【参考区间】 健康人含包涵体的红细胞<1%（煌焦油蓝染色法）。

【注意事项】

1. 观察结果时,须注意与网织红细胞鉴别,后者一般呈网状或细小点粒状,与煌焦油蓝混合后10分钟内即显现出来。故必要时与孵育10分钟的涂片进行比较分析。

2. 血红蛋白H（HbH）包涵体一般孵育10分钟至1小时内产生。有些不稳定Hb用本法染色也可产生珠蛋白变性沉淀,形成变性珠蛋白小体（Heinz小体）,但需孵育更长时间（3小时或更长）。HbH包涵体与网织红细胞、Heinz小体的鉴别见图2-12。

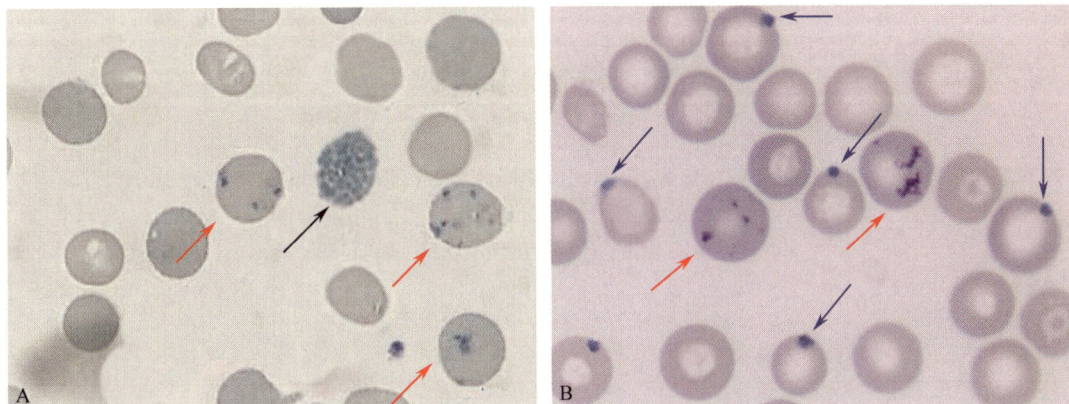

图2-12 HbH包涵体及鉴别

A. 亮甲酚蓝活体染色。B. 煌焦油蓝活体染色。黑色箭头为HbH包涵体,红色箭头为网织红细胞,蓝色箭头为Heinz小体。

3. 制片后立即风干,否则红细胞形态不清楚,影响观察。潮湿、雨天血片应立即放入37℃干燥箱烘干。并应及时计数,因为放置过久墨绿蓝色包涵体可褪色而消失。

（吴 洁）

实验十三 血红蛋白电泳试验

【实验目的】

1. 掌握血红蛋白电泳（hemoglobin electrophoresis）的实验原理、结果判定、参考区间。

2. 了解血红蛋白电泳的实验材料、实验步骤要点、注意事项。

【实验原理】 各种 Hb 由于组成血红蛋白的珠蛋白肽链不同，所含氨基酸不同，因此具有不同的等电点，在一定 pH 的缓冲液中带有不同电荷。在碱性缓冲液（pH 8.5 最为常用）中 Hb 带负电，电泳时在电场中向阳极泳动；反之血红蛋白带正电荷向阴极泳动。在一定的电场中，不同的血红蛋白由于分子量不同、所带电荷不同，其泳动方向和速度不同，结果便在支持介质（醋酸纤维素薄膜/琼脂糖凝胶）中形成各种 Hb 区带电泳图，初步观察电泳图便可初步发现各种异常 Hb，用比色或扫描的方法还可测出其含量。

【实验材料】

1. 器材　电泳仪、分光光度计、加样器、离心机等。

2. 试剂

（1）浸膜缓冲液（pH 8.5 TEB 缓冲液）：Tris 10.2g、EDTA-2Na 0.6g、硼酸 3.2g，加蒸馏水至 1 000ml。

（2）电泳槽缓冲液：硼砂 6.87g、硼酸 5.56g，加蒸馏水至 1 000ml。

（3）醋酸纤维素薄膜：简称 6cm×4cm 大小，或根据检测标本的数量剪成 6cm 长、不同宽度的膜。

（4）染色液、漂洗液可选用以下任一组，详见表 2-10。

表 2-10　Hb 电泳的染色液、漂洗液配制

丽春红染液	染色液：	丽春红 S 0.2g，三氯乙酸 3g，磺基水杨酸 3g，加蒸馏水至 100ml
	漂洗液：	3% 乙酸溶液
氨基黑染液	染色液：	氨基黑 10B 0.5g，甲醇 50ml，冰乙酸 10ml，加蒸馏水 40ml
	漂洗液：	甲醇 45ml，冰乙酸 5ml，加蒸馏水 50ml
联苯胺染液	染色液：	联苯胺 0.1g 溶于 10ml 甲醇中，为贮存液。临用前取贮存液 1ml，加入乙酸钠缓冲液（结晶乙酸钠 0.8g，冰乙酸 1.2ml，加蒸馏水至 500ml）50ml，再加 30%H_2O_2 1 滴和 5% 五氰基亚硝酰基铁（Ⅲ）酸钠 1 滴
	固定液：	10% 磺柳酸溶液
	漂洗液：	蒸馏水

【实验步骤】

1. 制备 Hb 液　一般采用微量法。在试管中加入蒸馏水 5 滴和肝素抗凝全血 2 滴，振荡后静置 30 分钟，使红细胞破坏后即为 Hb 液。

2. 浸膜　将醋酸纤维素薄膜纸条浸入 pH 8.5 的 TEB 缓冲液中，浸透后取出，用滤纸吸去多余的缓冲液。

3. 点样　用加样器蘸取血红蛋白液约 2μl，距一端 1.5cm 处垂直点加于醋酸纤维薄膜无光泽面。

4. 电泳　将电泳槽缓冲液（硼酸盐缓冲液）倒入电泳槽内，将点样后的醋酸纤维薄膜放于电泳槽架上，点样在阴极端，无光泽面向下。电压 200～250V，电泳 20～30 分钟。

5. 染色　可选用丽春红染料、氨基黑染料或联苯胺染料进行染色，详见表 2-11。丽春红染色利于观察；电泳出的条带是否为血红蛋白带，可用联苯胺染色证实；HbA_2 定量检测多选用氨基黑染色。

表 2-11　Hb 电泳的三种染色方法

丽春红染色	将薄膜浸入丽春红染液中浸泡 10 分钟,移入漂洗液中,漂洗至背景,贴于玻片上,干燥后观察结果
氨基黑染色	将薄膜浸入氨基黑染液中,染色约 15 分钟,移入漂洗液中,更换染液数次,直至背景干净为止,贴于玻片上,干燥后观察结果
联苯胺染色	先将薄膜用 10% 磺柳酸溶液固定 5 分钟,充分水洗后,浸入联苯胺液中数分钟,待 Hb 区带清晰显现后用蒸馏水洗净,观察结果

【结果判定】　健康人 Hb 电泳谱可显示 4 条带,NHb1、NHb2 均为红细胞内非 Hb 成分,有时 NHb2 可不显现。HbF 在 HbA 之后,通常很难与 HbA 分离出来。在 pH 8.5 的 TEB 不连续电泳中,根据各 Hb 电泳速度不同分为:HbH、HbJ、HbK、HbA、HbG、HbD、HbE。详见图 2-13;如果氨基酸的替代或缺失并未引起 Hb 分子电荷的改变(如 HbM),则不能用电泳法分离。

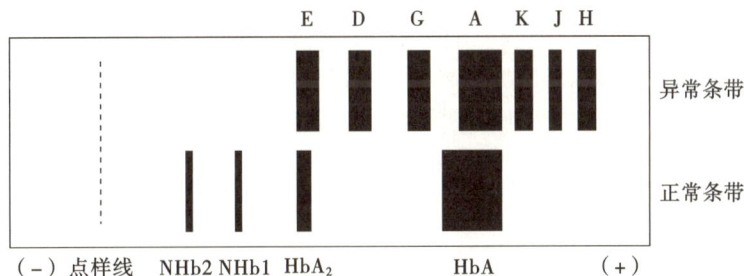

图 2-13　pH8.5 醋酸纤维薄膜 Hb 电泳的正常及异常 Hb 区带示意图

此外,还可分别剪下 HbA、HbA₂ 及与 HbA₂ 大小相当的空白带,如有异常 Hb 带(如 HbH)也应剪下,将各带放入试管内,再分别加入 10ml、2ml 和 2ml 的 0.4mol/L NaOH 溶液浸泡,不时轻轻振摇,待 Hb 完全洗脱后,混匀。然后将以上各管洗脱液用空白带管调零,600nm 波长处测定吸光度。并计算 HbA₂(%)及异常 Hb(%)。

$$HbA_2(\%) = \frac{HbA_2\ 管吸光度}{HbA\ 管吸光度 \times 5 + HbA_2\ 管吸光度} \times 100\%$$

$$异常\ Hb(\%) = \frac{异常\ Hb\ 管吸光度}{HbA\ 管吸光度 \times 2 + HbA_2\ 管吸光度 + 异常\ Hb\ 管吸光度} \times 100\%$$

【参考区间】　正常 Hb 电泳区带:未发现异常 Hb 区带。HbA>95%、HbF<2%、HbA₂ 为 1.0%～3.1%。

【注意事项】

1. Hb 液的制备一般采用微量法。宜稀释至 1:2～1:1,这样会使区带更为清晰、整齐。Hb 液置 4℃保存不能超过 1 周。冷冻室可保存几个月,但不宜反复冻融,否则将导致变性。

2. 点样量要适当,也不要达到膜的边缘引起拖尾。过多则分辨不清;染液不易洗透。

3. 严格控制缓冲液离子强度、染液质量和浓度、染色时间、漂洗次数及电泳时间、电压和时间等,电泳槽中的缓冲液不能长期使用,否则可影响电泳的分析结果。

4. 要避免 Hb 以外的标本污染醋酸纤维素薄膜。浸膜时应漂浮在浸膜液中缓缓浸透，避免产生气泡。

5. 每次试验均应加入已知的正常、异常标本，分别作为阴性、阳性对照。

6. 室温低时染色时间应延长。室温高时洗脱时间不宜延长，否则蓝色渐退而逐步变为紫红色。洗脱后要尽快比色，超过半小时可能因逐渐褪色而影响结果。

7. 随着全自动电泳仪的出现，Hb 电泳现多用分辨率更高、便于扫描定量的琼脂糖凝胶电泳取代醋酸纤维素薄膜法。

（吴　洁）

实验十四　血红蛋白定量检测

（一）毛细管电泳法

【实验目的】

1. 掌握血红蛋白定量检测毛细管电泳法（capillary electrophoresis，CE）的实验原理、结果判定、参考区间。

2. 了解毛细管电泳法的试剂与仪器、实验步骤要点、注意事项。

【实验原理】　在充满电泳液的毛细管中，不同血红蛋白分子带电不同，在电场（高压电流）及碱性电泳液的电渗压作用下，其移动能力也各不相同。红细胞样品裂解后注射到毛细管的阳极末端，经高电压的作用电泳分离血红蛋白，并在毛细管阴极端用 415nm 光波检测各种血红蛋白含量，从而对血红蛋白进行定性和定量分析。

【实验材料】

1. **器材**　全自动毛细管电泳仪等。

2. **试剂**　不同的毛细管电泳所用的试剂不同，一般包括红细胞裂解液、碱性电泳液、冲洗液、毛细管护理液、蒸馏水（或去离子水）、生理盐水。

【实验步骤】　因仪器不同而异，各生产厂家均提供规范操作规程，严格按说明书进行。一般操作步骤包括以下几方面。

1. **开机前准备**　将红细胞裂解液、电泳液、冲洗液从冰箱取出，置于室温平衡一段时间。在规定位置放置相应试剂和新鲜的蒸馏水，检查废液瓶和试剂杯回收盒是否已经排空。

2. **开机**　设置仪器参数，按仪器说明书进行。

3. **做质控**　若质控在控，进行下一步样品检测；否则需查找并消除原因后再次做质控，直到质控在控。

4. **样品准备**　将新鲜抗凝全血 $900 \times g$ 离心 5 分钟，取出并检查样本，尽量不采用溶血标本和带纤维蛋白原标本。对合格样本，用吸管尽量吸去血浆。

5. **上样**　将样本编号，依次放入样品位。

6. **自动检测**　415nm 光波检测器依次检测通过的 Hb。

7. **数据软件分析**　获得各种 Hb 分型及含量的信息。

8. **关机**　检测完毕，执行关机程序。

【参考区间】　HbA_2 为 2.15%～3.5%，且无其他异常 Hb，见图 2-14。

【注意事项】

1. 使用抗凝的新鲜标本进行分析，用 EDTA、柠檬酸钠或肝素抗凝均可。

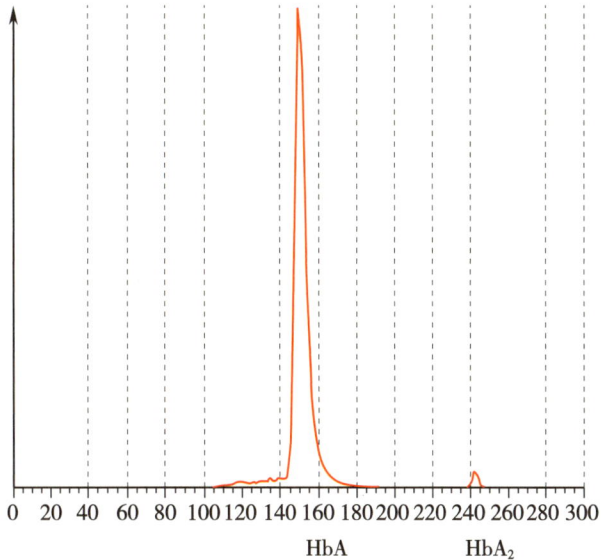

图 2-14 血红蛋白定量检测（毛细管法）的正常图形

2. 标本置于 2～8℃ 可保存 7 天。保存超过 7 天，Hb 可发生降解，产生其他干扰片段；保存超过 10 天，红细胞中出现聚集的黏状物，必须在分析前去除。若要长时间保存，须在采集 8 小时内 24 000×g 离心 5 分钟，弃去血浆，用 10 倍体积的生理盐水洗涤红细胞 2 次（每次洗涤后均要离心），去除红细胞上层多余的生理盐水并振荡混匀，-80℃ 冷冻保存，可保持稳定最长 3 个月。

3. 尽可能地弃去血浆，覆盖在红细胞上的血浆厚度不超过 3mm，否则将会影响分析结果。

4. 每次检测前，所有毛细管都须彻底洗涤后注入电泳液。

5. 两性电解质液必须用前新鲜配制，配制后超过 12 小时不宜使用。

6. 必须使用新鲜的纯净水，以防过滤器生霉阻塞。

7. 严格按操作规程操作，特别是关机程序，以免对仪器产生严重损坏。并按仪器说明书进行保养。停机 3～7 天，使用特殊关机程序。

（二）色谱法

【实验目的】

1. 掌握 HbA$_2$ 定量检测色谱法的实验原理、结果判定、参考区间。

2. 熟悉 HbA$_2$ 定量检测色谱法的实验材料、操作步骤及结果计算等。

【实验原理】 色谱法又称为层析法。利用不同物质在不同相态的选择性分配，以流动相对固定相中的混合物进行洗脱，混合物中不同的物质会以不同速度沿固定相移动，最终达到分离的效果。

【操作步骤及结果计算】 目前 Hb 色谱法已实现高通量自动化，各生产厂家均提供规范操作规程。严格按试剂盒说明书进行。

【结果判定】 见图 2-15。

【参考区间】 HbA$_2$ 为 1.41%～3.61%。

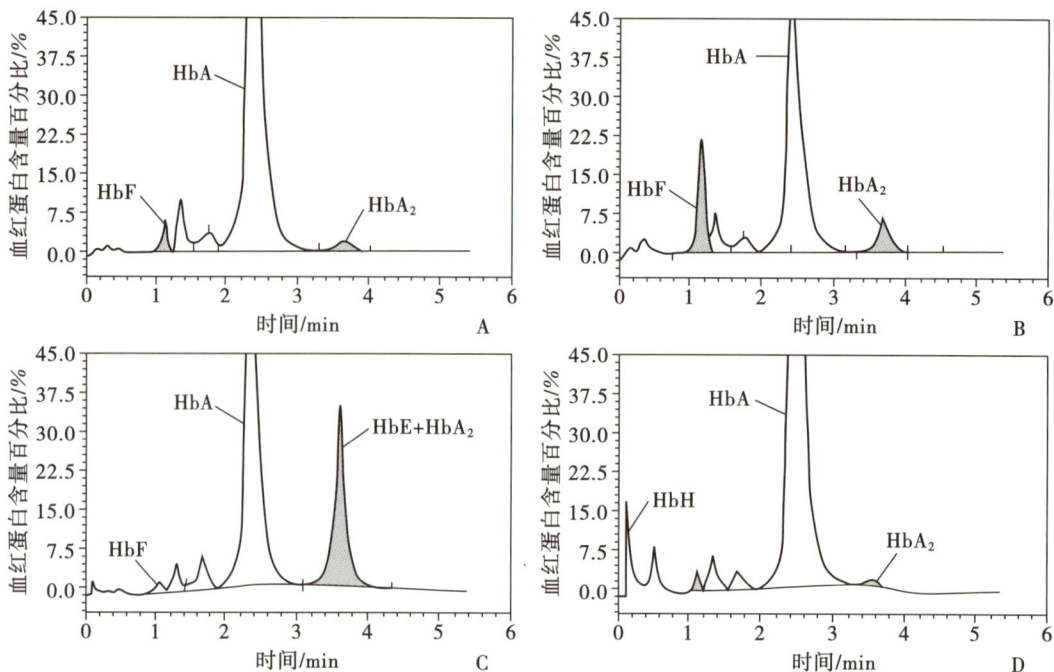

图 2-15　血红蛋白定量分析（色谱法）的结果判定

A. 正常对照；B. β- 珠蛋白生成障碍性贫血杂合子；C. HbE 病；D. HbH 病。

（吴　洁）

实验十五　珠蛋白生成障碍性贫血基因检测

（一）跨越断裂点 PCR（gap-PCR）法

【实验目的】

1. 掌握 α- 珠蛋白生成障碍性贫血缺陷基因检测跨越断裂点 PCR（gap-PCR）法的实验原理、结果判定、参考区间。

2. 了解 α- 珠蛋白生成障碍性贫血缺陷基因检测跨越断裂点 PCR（gap-PCR）法的实验材料、实验步骤要点、注意事项。

【实验原理】　在待检 α- 珠蛋白缺失基因片段两端设计引物，PCR 扩增后得到的 DNA 片段通过琼脂糖凝胶电泳分离，根据片段大小判断检测样品的基因型。

【实验材料】

1. **器材**　加样器、台式高速离心机、旋涡振荡器、PCR 仪、电泳仪等。

2. **试剂**　全基因组提取试剂盒、α- 珠蛋白生成障碍性贫血基因检测试剂盒。

【实验步骤】　因试剂盒的厂家不同，其操作步骤也不同，严格按厂家提供的说明书进行。一般操作步骤包括以下几方面。

1. **获取 DNA**　按照全血 DNA 提取试剂盒说明书操作并提取基因组 DNA。

2. **PCR 扩增**　取出反应液，在管壁上做好标记，2 400×g 离心 2 秒，而后加入已提取的待测样品 DNA 4μl。每次另取一反应管，以 4μl 纯水为模板，作空白对照。按试剂盒给出的条件进行扩增。

3. **电泳检测**　取 5μl 扩增产物加入 1μl 6×溴酚蓝上样缓冲液，1.2% 琼脂糖凝胶（内加适量核酸染料）于 5V/cm 电压下电泳约 90 分钟。每次电泳加入能标识 1 300～2 100bp 的标准分子量 Marker 作对照。

4. 观察结果　电泳结束后，将琼脂糖凝胶放入凝胶成像系统或紫外观察仪上观察结果。

【结果判定】　电泳条带与基因型的对应关系如下：αα（1 826bp）、−α$^{3.7}$（2 051bp）、−α$^{4.2}$（1 645bp）、−$^{-SEA}$（1 306bp）。详见图 2-16。

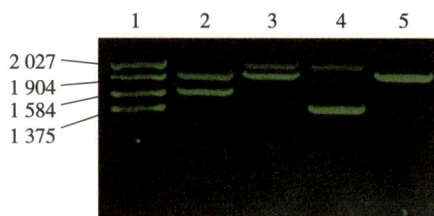

图 2-16　α- 珠蛋白生成障碍性贫血基因检测电泳条带示意图
1. Marker；2. αα/-α$^{4.2}$；3. -α$^{3.7}$/αα；4. -α$^{3.7}$/−$^{-SEA}$；5. αα/αα。

【参考区间】　未见 α 基因缺失，基因型为 αα/αα。

【注意事项】

1. αα 条带为正常对照条带，在本实验检测范围内，不论待测样品是否发生基因缺失，每个样品均应至少有 1 条电泳条带，否则检测失败，须重新检测。

2. 为了避免检测污染，每次检测均应设置一个空白对照。

（二）PCR- 反向点杂交法

【实验目的】

1. 掌握 β- 珠蛋白生成障碍性贫血基因检测 PCR- 反向点杂交法的实验原理、结果判定、参考区间。

2. 了解 β- 珠蛋白生成障碍性贫血基因检测 PCR- 反向点杂交法的实验材料、实验步骤要点、注意事项。

【实验原理】　设计特异的 PCR 引物且用生物素标记其 5′ 端，扩增后获得一定长度的 DNA 片段，该片段包含了所要检测的各个基因位点。根据检测位点碱基差异，按碱基互补配对原则，设计特异性识别某种突变基因型的寡核苷酸探针组合，并固定在尼龙膜的特定位置上，制成检测膜条。PCR 扩增产物与探针经过分子杂交反应及显色反应后，观察检测膜条上有无位点信号，判断该探针能否与 PCR 产物杂交，从而确定检测样本基因型。

【实验材料】

1. 器材　加样器、台式高速离心机、旋涡振荡器、PCR 仪、分子杂交仪等。

2. 试剂　全基因组提取试剂盒、β- 珠蛋白生成障碍性贫血基因检测试剂盒。

【实验步骤】　因试剂盒的厂家不同，其操作步骤也不同，严格按厂家提供的说明书进行。一般操作步骤包括以下几方面。

1. 获取 DNA　按照全血 DNA 提取试剂盒说明书操作并提取基因组 DNA。

2. PCR 扩增　取出反应液，在管壁上做好标记，低速离心数秒，而后加入已提取的待测样品 DNA 2μl，低速离心数秒。按试剂盒给出的条件进行扩增。

3. 杂交　取 15ml 塑料离心管，放入标有样本编号的膜条。按试剂盒说明书加入相应的试剂和 PCR 产物，拧紧管盖后再稍微拧松，将其放入沸水浴中加热 10 分钟，之后拧紧管

71

盖,杂交仪 43℃杂交 1.5～4 小时。

4. 洗膜 取出膜条,放入装有预热洗膜试剂的离心管中,43℃洗涤 15 分钟。

5. 显色 膜条放入孵育液中,室温轻摇浸泡 30 分钟,弃去孵育液后,洗涤 2 次,将其浸泡于显色液中避光显色 5～10 分钟,之后纯水洗 1～2 次并观察结果。

【结果判定】 临床试剂盒通常可检测中国人常见的 17 种 β-珠蛋白生成障碍性贫血基因突变,分别为:41-42M、654M、-28M、71-72M、17M、βEM、31M、ⅣS-Ⅰ-1M、27/28M、43M、-32M、-29M、-30M、14-15M、CAMP、IntM 和 ⅣS-Ⅰ-5M,膜条上探针排列顺序如表 2-12 所示。检测的位点突变与正常对照的关系见表 2-13。只有 7 个正常基因位点显色,而突变位点不显色,表明正常基因型,见图 2-17;突变位点和对应的正常位点均显色,表明杂合子突变型,见图 2-18;只有突变位点显色,而对应的正常位点不显色,表明纯合子突变型,见图 2-19。

表 2-12 β-珠蛋白生成障碍性贫血基因检测膜条探针排列顺序

41-42N	654N	-28N	71-72N	17N	βEN	31N	27/28M	
41-42M	654M	-28M	71-72M	17M	βEM	31M	ⅣS-Ⅰ-1M	编号
43M	-32M	-29M	-30M	14-15M	CAMP	IntM	ⅣS-Ⅰ-5M	

注:以上位点最后一个字母"N"代表正常,"M"代表突变。

表 2-13 β-珠蛋白生成障碍性贫血基因检测位点突变与正常对照的关系

位点名称	检测的突变位点	17 种突变位点简称	7 种正常位点简称
CD41/42	-TTCT	41-42M	41-42N
CD43	GAG → TAG	43M	
ⅣS-Ⅱ-654	C → T	654M	654N
-28	A → G	-28M	-28N
-29	A → G	-29M	
-32	C → A	-32M	
CD71/72	+A	71-72M	71-72N
βE	GAG → AAG	βEM	βEN
CD17	AAG → TAG	17M	17N
CD31	-C	31M	31N
CD14/15	+G	14-15M	
CD27/28	+C	27/28M	
ⅣS-Ⅰ-1	G → T	ⅣS-Ⅰ-1M	
ⅣS-Ⅰ-5	G → C	ⅣS-Ⅰ-5M	无
5'UTR;+40-43	-AAAC	CAMP	
Initiation codon	ATG → AGG	IntM	
-30	T → C	-30M	

注:14-15M、27/28M、ⅣS-Ⅰ-1M、ⅣS-Ⅰ-5M、CAMP、IntM 和 -30M 为临床少见突变类型,未设置正常对照,故不能区分纯合突变或杂合突变,如检出上述突变位点,需进一步测序以确定基因型。

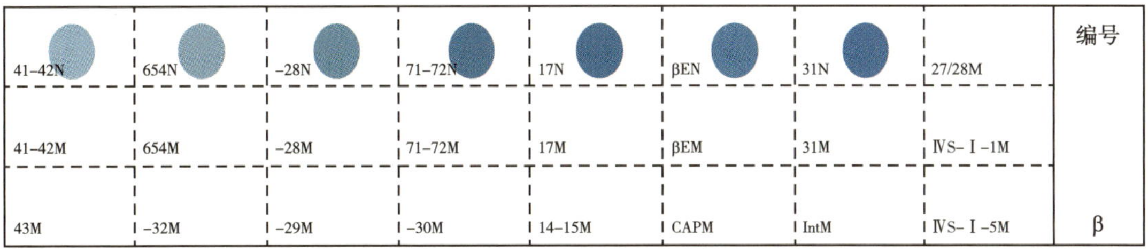

								编号
41–42N	654N	–28N	71–72N	17N	βEN	31N	27/28M	
41–42M	654M	–28M	71–72M	17M	βEM	31M	IVS–Ⅰ–1M	
43M	–32M	–29M	–30M	14–15M	CAPM	IntM	IVS–Ⅰ–5M	β

图2-17 β-珠蛋白生成障碍性贫血基因检测显示正常基因型的示意图

7个正常基因位点显色，突变位点均不显色，即未检测出突变位点，表明正常基因型。

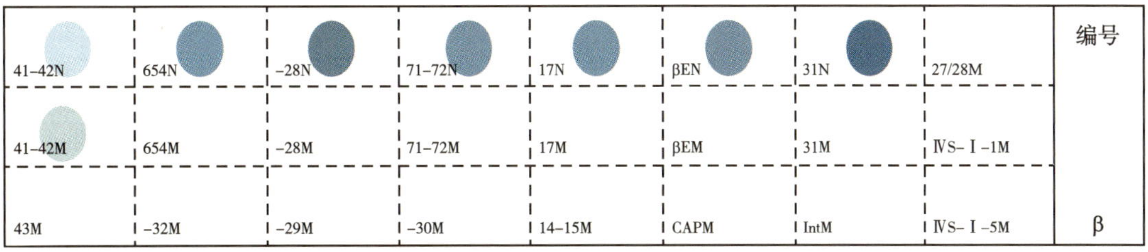

								编号
41–42N	654N	–28N	71–72N	17N	βEN	31N	27/28M	
41–42M	654M	–28M	71–72M	17M	βEM	31M	IVS–Ⅰ–1M	
43M	–32M	–29M	–30M	14–15M	CAPM	IntM	IVS–Ⅰ–5M	β

图2-18 β-珠蛋白生成障碍性贫血基因检测显示杂合子的示意图

7个正常基因位点、41-42M突变位点显色，其他突变位点均未显色，表明杂合子突变型。

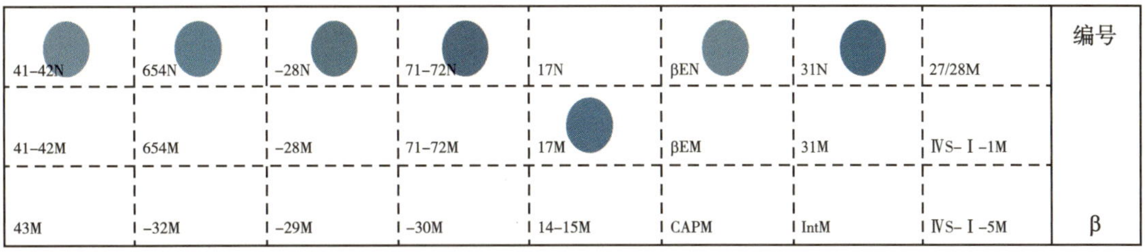

								编号
41–42N	654N	–28N	71–72N	17N	βEN	31N	27/28M	
41–42M	654M	–28M	71–72M	17M	βEM	31M	IVS–Ⅰ–1M	
43M	–32M	–29M	–30M	14–15M	CAPM	IntM	IVS–Ⅰ–5M	β

图2-19 β-珠蛋白生成障碍性贫血基因检测显示纯合子的示意图

6个正常基因位点、17M突变位点显色，17N正常位点、其他突变位点未显色，表明纯合子突变型。

【参考区间】 检测基因片段无β-珠蛋白生成障碍性贫血基因突变，即为N/N。

【注意事项】

1. 所有临床样本7个正常位点应有至少6个位点显色，否则可能实验不成功，须重新检测。

2. 若膜条上所有位点均不显色，则提示实验失败，需重新检测；若一张膜条上有3个或以上突变位点有信号，则该膜条可能发生污染或非特异杂交，应排查具体原因后重新实验。

3. 为保证实验结果的准确性，请务必在扩增前测定DNA浓度和纯度，确保其符合要求。

4. 为保证反应体系的体积完整及防止潜在污染，在使用前需将反应管离心。

5. 杂交过程中避免用手接触膜条。

6. PCR扩增后的产物如不立即杂交，必须放置于−18℃以下保存，以免产物降解。

（吴 洁）

实验十六　抗碱血红蛋白检测

【实验目的】

1. 掌握抗碱血红蛋白（alkali resistant hemoglobin）检测的实验原理、结果判定、参考区间。

2. 熟悉抗碱血红蛋白检测的实验材料、实验步骤要点、注意事项。

【实验原理】　抗碱血红蛋白检测是将待检的血液与一定量的碱性溶液混合，胎儿血红蛋白（HbF）及某些异常血红蛋白（HbBart's、部分 HbH 等）具备较强的抗碱作用，不发生变性，存在于上清液中；而 HbA 则变性沉淀。取上清液于 540nm 处测定吸光度，即可检测抗碱血红蛋白的含量。此试验也称为碱变性试验。

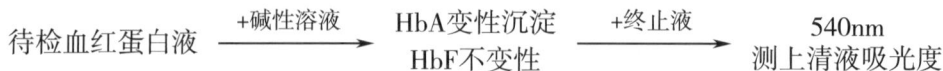

$$待检血红蛋白液 \xrightarrow{+碱性溶液} \begin{matrix} HbA变性沉淀 \\ HbF不变性 \end{matrix} \xrightarrow{+终止液} \begin{matrix} 540nm \\ 测上清液吸光度 \end{matrix}$$

【实验材料】

1. **器材**　漏斗、滤纸、分光光度计等。

2. **试剂**

（1）0.083mol/L 氢氧化钠溶液（pH 12.7）：经标定后置于聚乙烯瓶内，4℃保存。若有沉淀或混浊，应弃去不用。

（2）酸性半饱和硫酸铵溶液：4ml 饱和硫酸铵溶液中加入等体积的蒸馏水及 1mol/L 盐酸 0.2ml。

【实验步骤】

1. 取一定量的抗凝血，按血红蛋白电泳试验的方法制备血红蛋白溶液。

2. 取 0.083mol/L 氢氧化钠溶液 1.6ml 于试管内，25℃±1℃水浴 10 分钟。加入 0.1ml 血红蛋白液，立即混匀。碱化 1 分钟时，立即加入 3.4ml 酸性半饱和硫酸铵溶液终止反应（此时溶液终体积为 5.1ml，血红蛋白液稀释了 51 倍），过滤后取滤液以蒸馏水调零，在 540nm 波长测定检测吸光度（A）。

3. 将 0.02ml 血红蛋白液加入 5ml 蒸馏水中作为对照管（此时溶液终体积为 5.02ml，血红蛋白液稀释了 251 倍），相同条件检测吸光度（B）。

4. 按下式计算，公式中的 51 为测定管稀释倍数，251 为对照管稀释倍数。

$$抗碱血红蛋白（\%）=\frac{测定管吸光度（A）}{对照管吸光度（B）}\times\frac{51}{251}\times100\%$$

【参考区间】　成人 HbF 为 1.0%～3.1%，新生儿为 55%～85%，2～4 个月后逐渐下降，1 岁左右接近成人水平。

【注意事项】

1. 每份标本要重复测定以提高准确性，每次测定应做正常对照。

2. 碱液浓度和碱化时间、温度应准确，过滤后应于 1 小时内完成比色。

3. 血红蛋白液应新鲜，当天测定；否则会形成高铁血红蛋白，其遇碱变性，导致测定结果偏低。

（吴　洁）

第五节 免疫性溶血性贫血检验

免疫性溶血性贫血（immune hemolytic anemia）是由于红细胞表面结合抗体和 / 或补体而引起溶血所致的贫血。其血清学检查主要有抗球蛋白试验、冷凝集素试验和冷热溶血试验。

实验十七 抗球蛋白试验

【实验目的】

1. 掌握抗球蛋白试验的实验原理、结果判定、参考区间。
2. 熟悉抗球蛋白试验的实验材料、实验步骤要求、注意事项。

【实验原理】 自身免疫性溶血性贫血（autoimmune hemolytic anemia，AIHA）患者体内产生抗自身红细胞的抗体（IgG，为不完全抗体），它能与表面有相应抗原的红细胞结合，使红细胞致敏而不凝集。

抗球蛋白试验又称为 Coombs 试验，是检测不完全抗体的一种常见方法。本试验分为检测红细胞表面有无不完全抗体的直接抗球蛋白试验（direct antiglobulin test，DAT）和检测血清中有无不完全抗体的间接抗球蛋白试验（indirect antiglobulin test，IAT）。

直接法应用抗球蛋白试剂（抗 IgG、IgM、IgA 和 / 或抗 C3）与红细胞表面的 IgG 分子结合，出现凝集，即为 DAT 阳性。间接法应用 Rh（D）阳性 O 型红细胞与受检血清混合孵育，若血清中存在不完全抗体，可使红细胞致敏，再加入抗球蛋白血清，出现凝集，即为 IAT 阳性。试验原理见图 2-20。

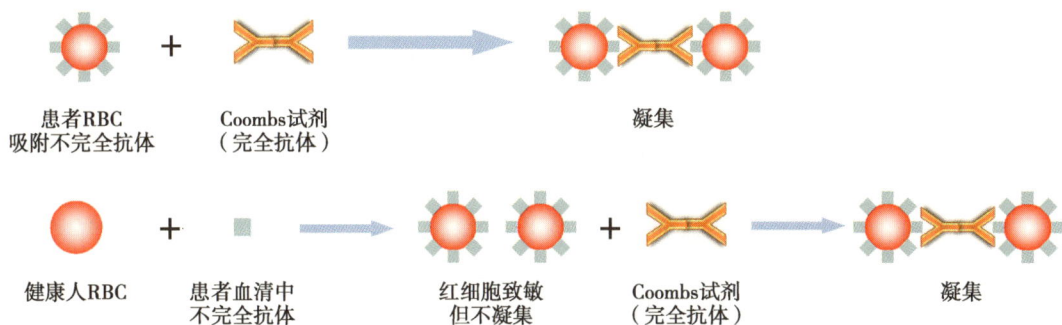

图 2-20 抗球蛋白试验直接法与间接法的实验原理示意图

【实验材料】

1. **器材** 水浴箱、离心机、显微镜等。
2. **试剂** 抗球蛋白血清分为多种、单种特异性抗血清，这里介绍后者。

（1）抗 IgG：与 IgG（抗 IgD）致敏细胞凝集效价≥1∶4。

（2）抗 C3d：与 C3 致敏细胞凝集效价≥1∶4。

（3）抗 IgG+C3d：凝集效价≥1∶4。

【实验步骤】

1. 直接法

（1）抽取静脉血，以枸橼酸钠抗凝为宜。

（2）用生理盐水洗涤待测红细胞 3 次，配成 5% 的红细胞悬液。

（3）取 3 支小试管，分别加入 50μl 受检红细胞悬液。标明抗 IgG、抗 C3d、抗 IgG+C3d。

（4）每管中分别加入相应的 3 种抗血清 50μl，100×g 离心 5 分钟，观察凝集结果。

2. 间接法

（1）及时分离受检者血清。

（2）将正常 O 型（RhD+）红细胞洗涤 3 次，配成 5% 的 O 型红细胞悬液。

（3）取 1 支小试管，加入受检血清 500μl 和 O 型红细胞悬液 500μl，混匀后加塞，置 37℃ 水浴箱中水浴 1 小时。

（4）取出后 400×g 离心 5 分钟，弃去上清液；将红细胞轻轻混匀（可能被致敏），用生理盐水洗涤 3 次后，尽量弃去上清液。

（5）生理盐水重悬为 5% 的红细胞悬液，分别取 50μl 加入 3 支小试管中。标明抗 IgG、抗 C3d、抗 IgG+C3d。

（6）每管中分别加入相应的 3 种抗血清 50μl，100×g 离心 5 分钟，轻轻摇动，观察凝集结果。

【结果判定】

1. 阳性 见红细胞凝集，几乎没有或有少量散在的红细胞。

2. 弱阳性 见少量红细胞凝集，大部分为散在的红细胞。

3. 阴性 未见凝集，全为散在的红细胞。

【参考区间】 抗球蛋白试验直接法、间接法均为阴性。

【注意事项】

1. 每批新的试剂要进行性能验证。试剂开启后须在规定条件下保存和使用。每次试验宜用正常 O 型红细胞作为阴性对照，阳性血清致敏 O 型红细胞作为阳性对照。

2. 标本采集要注意，不能出现凝集现象。应尽快送检，放置过程中可使抗体从细胞表面丢失或结合非特异性补体，造成假阴性或假阳性结果。当体内有冷凝集抗体时，会影响直接法的结果判定。

3. 观察红细胞凝集时动作应轻柔，切忌用力过猛。红细胞凝集程度很弱时，应在显微镜下观察。

（牛新清）

实验十八 冷凝集素试验

【实验目的】

1. 掌握冷凝集素试验的实验原理、结果判定、参考区间。

2. 熟悉冷凝集素试验的实验材料、实验步骤要求、注意事项。

【实验原理】 冷凝集素综合征（cold agglutinin syndrome，CAS）患者血清中存在冷凝集素，为 IgM 类完全抗体。在低温时可使自身（或 O 型、同型）红细胞发生凝集。凝集反应的高峰在 0～4℃，当温度回升到 37℃ 时凝集消失。

【实验材料】

1. **器材** 试管、离心机、冰箱等。

2. **试剂**

（1）正常 O 型或与受检者相同血型的红细胞：取与受检者血型相同或 O 型血正常人抗凝血 1ml，离心获得红细胞，用生理盐水洗涤 3 次，最后用生理盐水配成 2% 的红细胞悬液。

（2）生理盐水。

【实验步骤】

1. 抽取患者静脉血 2ml，置于 37℃水浴箱内，凝固后分离血清。

2. 取患者（或同型、O 型正常人）抗凝血 1～2ml，以温生理盐水洗涤红细胞 3 次，最后配成 2% 的红细胞悬液。

3. 取 10 支小试管，每管加 0.2ml 生理盐水，第 1 管加 0.2ml 受检者血清，混匀后吸取 0.2ml 加到第 2 管内，以此类推，倍比稀释至第 9 管，混匀后弃去 0.2ml。第 10 管为对照管。

4. 每管加 2% 红细胞悬液 0.2ml，由此形成 1:4～1:1 024 系列血清滴度。混匀后置 4℃ 冰箱中 2～4 小时。

【结果判定】 观察各管凝集情况，并记录有明显凝集的最后一管的滴度。如第 9 管仍凝集，宜继续稀释观察其最高滴度。

【参考区间】 冷凝集素滴度 <1:16（4℃）。

【注意事项】

1. 患者血标本抽取后应立即置于 37℃水浴，不能放入冰箱，以防止冷凝集素被红细胞吸收，出现假阴性结果。

2. 除观察凝集外，同时要注意溶血现象（冷凝集素为 IgM，主要固定补体 C3，介导红细胞溶解），如发现溶血应同时报告。

3. 需用自身红细胞、正常人红细胞分别做自身对照和正常对照。

（牛新清）

实验十九 冷热溶血试验

【实验目的】

1. 掌握冷热溶血试验（Donath-Landsteiner test）的实验原理、结果判定、参考区间。

2. 熟悉冷热溶血试验的实验材料、实验步骤要求、注意事项。

【实验原理】 阵发性冷性血红蛋白尿症（paroxysmal cold hemoglobinuria，PCH）患者血清中有一种特殊的冷反应抗体（即 D-L 抗体），此抗体为双相溶血素，在 20℃以下（常为 0～4℃）时与红细胞结合，同时吸附补体，但不发生溶血。当温度升至 37℃时，补体激活，红细胞膜破坏而发生急性血管内溶血。

【实验材料】

1. **器材** 试管、冰箱、水浴箱等。

2. **试剂** 无。

【实验步骤】

1. 取患者静脉血 3ml，加到 3 支已预温至 37℃的小试管中，每管 1ml，分别标记为 A、B、C。

2. A 管血凝固后置于 37℃ 1 小时；B 管血凝固后置于 4℃ 1 小时；C 管血凝固后先置于

4℃ 30 分钟,再置于 37℃ 1 小时,各管均不可摇动。

【结果判定】 各管均无溶血为阴性;如仅 C 管溶血,A、B 管不溶血则为阳性,表明患者可能有 D-L 抗体。

【参考区间】 冷热溶血试验:阴性。

【注意事项】

1. 如患者近期正处于溶血发作,由于补体被消耗,可得出假阴性结果。

2. 此种冷抗体应与由 IgM 引起的冷凝集素区别。后者在体外 pH 6.9～7.0 时亦可缓慢地溶血,患者血清中冷溶血抗体滴度一般不高,血清中的补体由于消耗而降低。

3. 在急性发作期,患者红细胞抗补体直接抗球蛋白试验常呈阳性。

(牛新清)

第三章 白细胞及造血组织疾病检验技术

白细胞及造血组织疾病大多数为恶性血液系统疾病，其检验技术涉及细胞形态学（M）、细胞免疫学（I）、细胞遗传学（C）、分子生物学（M）等，通过 MICM 的检验，进行综合分析、分型，才能做出精准的诊断。而细胞形态学检验是临床上最基本、最快速、最实用的检查手段，本章以细胞形态学检验为检查手段，介绍急性白血病、骨髓增殖性肿瘤、骨髓增生异常肿瘤、成熟淋巴细胞肿瘤及其他疾病的形态学检验特点。

第一节 急性白血病的形态学检验

急性白血病（acute leukemia，AL）是一种获得性造血细胞克隆性增殖的恶性血液病，其特点为骨髓中造血细胞恶性增殖、分化阻滞和凋亡受抑。患者主要表现为贫血、出血、感染和浸润。急性白血病分型经历了以单纯细胞形态学为检验方法的 FAB 分型到 WHO 分型，WHO 分型是以形态学、免疫学、细胞遗传学、分子生物学相结合的"造血和淋巴细胞肿瘤分类"方法。急性白血病的诊断标准从 FAB 分型要求骨髓或外周血中原始细胞≥30% 调整为≥20%；如检测到遗传学定义的异常时，即使原始细胞（髓系）<20% 也可诊断为急性髓系白血病（AML）。目前临床采用的是 2022 年 WHO 分型（即第 5 版 WHO 分型）。

无论是 FAB 分型还是 WHO 分型，细胞形态学检验为急性白血病诊断的最基本方法，通过骨髓检查通常可做出急性白血病、急性髓系白血病、急性早幼粒细胞白血病等肯定性诊断意见，至于急性白血病的亚型，大多数只能做出提示性或怀疑性诊断意见。本节主要以 FAB 分型为主线，介绍几种常见的急性髓系白血病（acute myeloid leukemia，AML）及急性淋巴细胞白血病（acute lymphoblastic leukemia，ALL）的形态学检验特点。

1. **急性髓系白血病** 也称为急性髓细胞白血病，以髓系起源的白血病细胞在血液、骨髓和其他组织中克隆性增殖为主要特征。2022 年 WHO 分型中将其分为两大类：遗传学异常定义的 AML、细胞分化定义的 AML；在"遗传学异常定义的 AML"类型中，除 AML 伴 *BCR::ABL1* 融合基因、AML 伴 *CEBPA* 基因突变外，不再要求原始细胞≥20%；"细胞分化定义的 AML"类型中没有特异性染色体或基因异常，这一组 AML 可以大致对应 FAB 分型中的急性髓细胞白血病的各亚型，它们在形态学、细胞化学和免疫表型等方面可相互对照与联系，详见表 3-1。

2. **急性淋巴细胞白血病** 在 WHO 分型的淋巴细胞肿瘤中，将淋巴瘤和淋巴细胞白血病都归为一大类，认为淋巴瘤和淋巴细胞白血病的本质相同，是同一疾病的两种不同表现。当肿瘤细胞广泛出现在骨髓和 / 或外周血，原始淋巴细胞（指细胞免疫学上的）≥20% 者诊断为急性淋巴细胞白血病；原始淋巴细胞（指细胞免疫学上的）<20% 者，即使检测到定义遗传学异常时，一般考虑为淋巴母细胞淋巴瘤浸润 / 扩散至骨髓或外周血。

表 3-1　急性白血病的 FAB 分型与 2022 年 WHO 分型名称对照表

FAB 分型 *	2022 年 WHO 分型
急性髓细胞白血病微分化型（M0）	相当于急性髓细胞白血病微分化型 #
急性粒细胞白血病未分化型（M1）	相当于急性髓细胞白血病（未成熟型）#
急性粒细胞白血病部分分化型（M2）** 　急性粒细胞白血病部分分化型（M2b）***	相当于急性髓细胞白血病（成熟型）# 　相当于 AML 伴 *RUNX1 :: RUNX1T1*
急性早幼粒细胞白血病（M3）	相当于 PML 伴 *PML :: RARA*
急性粒 - 单核细胞白血病（M4） 　急性粒 - 单核细胞白血病（M4Eo）	相当于急性粒 - 单核细胞白血病 # 　相当于 AML 伴 *CBFB :: MYH11*
急性单核细胞白血病（M5）	相当于急性单核细胞白血病 #
急性红白血病（M6）	相当于急性红系白血病 #
急性巨核细胞白血病（M7）	相当于急性巨核细胞白血病 #
急性淋巴细胞白血病（L1、L2）	相当于淋巴母细胞白血病 / 淋巴瘤
急性淋巴细胞白血病（L3）	相当于伯基特淋巴瘤或淋巴母细胞白血病

注：* 通过 FAB 分型的各种 AL，如果通过分子生物学检验检到遗传重现性异常，则分别归入 2022 年 WHO 分型的遗传学异常定义的 AML、遗传学异常定义的 ALL 中。** 相当于国内分型（在 FAB 分型基础上修订）中的 M2a。*** 为国内分型（在 FAB 分型基础上修订）中增加的一个亚型，国际上的 FAB 分型无该亚型。# 归属于由细胞分化定义的 AML。

实验一　急性粒细胞白血病的形态学检验

【实验目的】

1. 掌握急性粒细胞白血病未分化型（M1）、急性粒细胞白血病部分分化型（M2，分为 M2a、M2b）的血象、骨髓象特点。

2. 熟悉 M1、M2 的细胞化学染色特点、注意事项。

3. 规范书写 M1、M2 的骨髓检查报告单。

【实验标本】　制备良好、典型的 M1、M2a、M2b 血片及骨髓片。

【形态观察】

1. **血象**　血红蛋白量、血小板数常减少；白细胞数常增加，也可减少或正常。血片中可见一定数量的原始粒细胞或异常中幼粒细胞，有的可见 Auer 小体（典型者较粗、短）、有核红细胞等。M1 血片中往往以原始粒细胞为主（图 3-1A）；M2a 血片中除原始粒细胞外，还可见一定数量早幼粒细胞、中性中幼及晚幼粒细胞；M2b 可见一定数量的异常中幼粒细胞。总的来说，原始粒细胞常≥20%（M2b 以异常中幼粒细胞增加为主）；有的 M2b 伴有嗜酸性粒细胞增加。

2. **骨髓象**　骨髓常增生极度活跃或明显活跃。粒系极度或明显增生，原始粒细胞或异常中幼粒细胞≥20%，有的可见 Auer 小体（典型者较粗短），其主要骨髓形态特点见表 3-2、图 3-1B～F；红系、巨核系常减少。从细胞形态学来分析，该类的急性白血病细胞可分为以下几种：Ⅰ型原始粒细胞、Ⅱ型原始粒细胞、小型原始粒细胞、副型原始粒细胞、典型异常中幼粒细胞、分化差的异常中幼粒细胞等，其各自形态特点见表 3-3。

表 3-2 急性粒细胞白血病（未分化型、部分分化型）的骨髓象主要特点

亚型	骨髓象主要特点
M1	原始粒细胞（Ⅰ型+Ⅱ型）≥90%（图 3-1C、D）
M2a	原始粒细胞≥20%，但<90%，早幼粒及其以下各阶段粒细胞≥10%，单核细胞<20%（图 3-1B）
M2b	异常中幼粒细胞常≥20%（图 3-1E、F）

表 3-3 急性粒细胞白血病（未分化型、部分分化型）中的急性白血病细胞形态特点

细胞名称	细胞形态特点
Ⅰ型原始粒细胞	胞体中等大小、类圆形；胞核类圆形，染色质细颗粒状；核仁 2～5 个，较小、清晰；胞质量较少，蓝色或深蓝色，无颗粒，可有棒状小体
Ⅱ型原始粒细胞	胞质中有少许细小嗜苯胺蓝颗粒（颗粒多少目前尚无统一标准），核质比较Ⅰ型原始粒细胞略小，其他基本同Ⅰ型原始粒细胞
小型原始粒细胞	其胞体较小，染色质较Ⅰ型原始粒细胞稍浓集，胞质量少，可有少量细小颗粒，其他特征基本同Ⅰ型、Ⅱ型原始粒细胞。需注意与原始淋巴细胞加以区分
副型原始粒细胞	胞体偏大，胞核不规则，可见凹陷、折叠、扭曲、肾形等，其他基本同Ⅰ型、Ⅱ型原始粒细胞。需注意与原始单核细胞加以区别
典型的异常中幼粒细胞	为胞核发育明显落后于胞质的中性中幼粒细胞。其胞体较大、较规则；胞核类椭圆形，染色质细致，常有清晰核仁；胞质量多、蓝色（其本色常被中性颗粒覆盖），中性颗粒往往充满胞质，A 颗粒无或极少，有时可见内质、外质分明现象（即内质充满中性颗粒，而外质无颗粒）
分化差的异常中幼粒细胞	其胞体较大、较规则；胞核规则或不规则，染色质细致，常有清晰核仁；胞质偏多、蓝色或深蓝色，中性颗粒较少，只是在胞核凹陷处略显红色（即中性颗粒，称之为朝阳红）或有浅染区，故极易误认为髓系的原始细胞

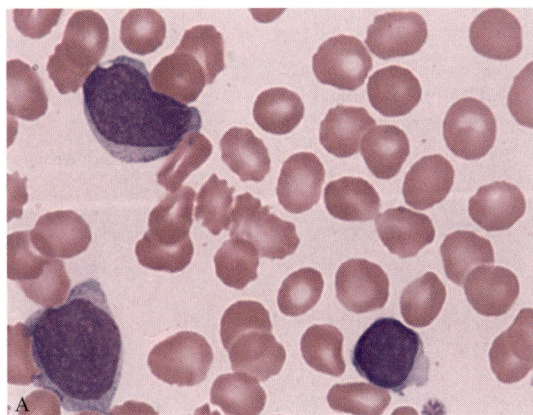

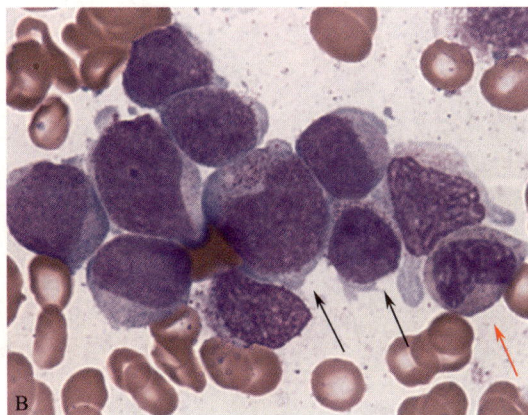

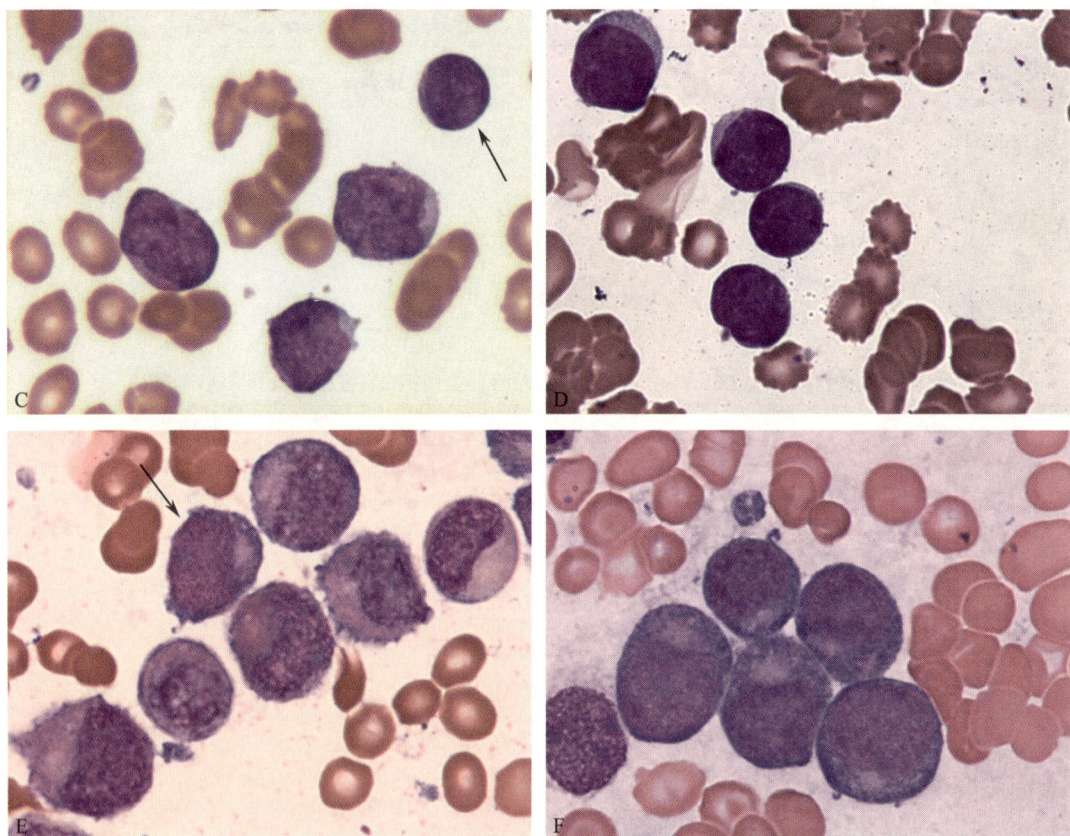

图 3-1 急性粒细胞白血病的血象、骨髓象

A. M1 的血象,见 2 个典型原始粒细胞(左)及 1 个淋巴细胞(右)。B. M2a 的骨髓象,以原始粒细胞为主(有的为Ⅱ型),并见早幼粒细胞(黑色箭头)及中性晚幼粒细胞(红色箭头)。C. M1 的骨髓象,以副型原始粒细胞为主(有的为Ⅱ型原始粒细胞),并见小型原始粒细胞(黑色箭头)。D. M1 的骨髓象,以小型原始粒细胞为主。E. M2b 的骨髓象,以典型的异常中幼粒细胞为主,并见分化较差的异常中幼粒细胞(黑色箭头)。F. M2b 的骨髓象,均为分化较差的异常中幼粒细胞。

3. 细胞化学染色 急性白血病初诊患者,需做的细胞化学染色通常包括 MPO 染色、NAS-DCE 染色、α-NAE 染色、α-NAE+NaF 染色及 PAS 染色,其中 MPO 染色是首选且最重要的染色,阳性(指阳性率≥3%)为急性髓细胞白血病(个别为急性混合细胞白血病)。不同亚型的急性白血病所要观察的不同,结果也不同,详见表 3-4。

表 3-4 常见急性白血病的细胞化学染色结果

亚型及观察的细胞	MPO 染色	NAS-DCE 染色	α-NAE 染色	α-NAE+NaF 染色	PAS 染色
M1、M2a (原始粒细胞)	阴性或阳性 (+)~(++)	阴性或阳性	阴性或弱阳性	不抑制	阴性或阳性 细颗粒、弥散状
M2b (异常中幼粒细胞)	强阳性*	强阳性*	阴性或阳性*	不抑制	阳性*
M3 (异常早幼粒细胞)	强阳性	强阳性	阴性或阳性	常 不抑制	常强阳性 细颗粒弥散状

续表

亚型及观察的细胞	MPO 染色	NAS-DCE 染色	α-NAE 染色	α-NAE+NaF 染色	PAS 染色
M5 （原始及幼稚单核细胞）	阴性或 弱阳性	阴性或 弱阳性	阴性或弱阳性 或强阳性	抑制	阴性或阳性 颗粒弥散状**
M4 （原始粒细胞、原始及 幼稚单核细胞）	阴性至阳性 （±）～（++）	阴性至阳性， 强弱不一	阴性至强阳性	部分 抑制	阴性或阳性 颗粒弥散状
ALL （原始及幼稚淋巴细胞）	阴性	阴性	阴性或阳性	常 不抑制	阴性或阳性 散在细、粗颗粒， 呈块状等

注：* 有的病例分化较差，仅在胞核凹陷处呈阳性；** 粗颗粒常位于细胞边缘。

【注意事项】

1. 观察骨髓片时，注意选择血膜较薄、细胞结构清楚、染色佳的部位进行观察及计数分类。

2. 原始粒细胞的形态多样，应注意与其他系统原始细胞鉴别，结合细胞化学染色有助于做出正确判断。例如小型原始粒细胞需与原始淋巴细胞鉴别，副型原始粒细胞需与原始单核细胞鉴别等。

3. 分类急性白血病细胞时，对于少数形态不典型细胞应采用大数归类法，即细胞介于两个系统而难以判断时，应归入细胞数多的细胞系中。

4. 棒状小体（又称 Auer 小体）在判断患者是否为急性髓细胞白血病等具有重要的意义，所以如为急性白血病患者，则应仔细观察细胞内是否存在 Auer 小体（M1、M2 中的棒状小体通常较粗短），如果未检到，也需用文字阐明未检到。

5. 典型的 M2b 患者，其骨髓中的异常中幼粒细胞形态特点具有明显特征性，所以一般通过骨髓检查除可确定 AML 外，还可提示 M2b 亚型。分化较差的 M2b 患者，其异常中幼粒细胞非常似原始细胞，但细看胞核凹陷处有朝阳红或浅染区，再结合细胞化学染色，也需警惕 M2b 的可能性。无论形态典型与否，最终的确诊需结合细胞遗传学、分子生物学检验，以确定是否存在特异性的 t（8；21）（q22；q22.1）、*RUNX1∶∶RUNX1T1*（之前称为 *AML1∶∶ETO*）融合基因。

6. 由于 M2b 通常伴有特异性的 *RUNX1∶∶RUNX1T1* 融合基因，故细胞形态学检验即使异常中幼粒细胞 <20%，也要考虑 M2b 的可能性。

7. 书写骨髓检查报告单时，应详细描述粒系的特点，重点描述原始粒细胞（或异常中幼粒细胞）的形态特点，如胞体、胞核、胞质形态特点及有无检到 Auer 小体等。

（莫武宁）

实验二　急性早幼粒细胞白血病的形态学检验

【实验目的】

1. 掌握急性早幼粒细胞白血病（M3）的血象、骨髓象特点。

2. 熟悉 M3 的细胞化学染色特点、注意事项。

3. 规范书写 M3 的骨髓检查报告单。

【实验标本】 制备良好、典型的 M3 血片及骨髓片。

【形态观察】

1. **血象** 血红蛋白量及血小板数常减少（有时血小板数明显减少）；白细胞数常减少或明显减少，也可正常或增加（M3v 常增加）。故患者常表现为全血细胞减少。M3 血片中可检到一定数量异常的早幼粒细胞；并常可见棒状小体、柴捆细胞（faggot cell）见图 3-2A、B，柴捆细胞内可见多条甚至几十条棒状小体，呈束状交叉排列，因酷似柴捆样而得名。有的血片中还可见中性中幼粒、晚幼粒细胞及有核红细胞等。

2. **骨髓象** 骨髓增生极度活跃或明显活跃。粒系极度增生，以异常早幼粒细胞为主（常≥20%，大多数占 80%～90%）；常可见柴捆细胞。异常早幼粒细胞与正常早幼粒细胞有相似之处，比如胞体较大，染色质较细致，并常见核仁，胞质蓝色、量较多等。根据异常早幼粒细胞的形态特点，将 M3 分为三型：粗颗粒型（M3a）、细颗粒型（M3b）、变异型（M3v，又称微颗粒型），以 M3a 多见。各型特点详见表 3-5、图 3-2C～F。红系、巨核系明显减少或缺如，血小板少见。

表 3-5　急性早幼粒细胞白血病三种亚型的细胞形态特点

亚型	细胞形态特点
M3a	以粗颗粒型异常早幼粒细胞为主。其主要特点为胞核不规则，呈扭曲、折叠、双叶、肾形等，胞质内含粗大、密集、紫红色的嗜天青颗粒，有的可见内质、外质分明现象（即内质充满颗粒，外质颗粒无或很少且呈伪足样突起）
M3b	以细颗粒型异常早幼粒细胞为主。其主要特点为胞质内含细小、密集、紫红色的嗜天青颗粒，其他特征基本同粗颗粒型异常早幼粒细胞
M3v	以变异型异常早幼粒细胞为主。其主要特点为胞质内颗粒少甚至无，其他特征基本同粗颗粒型异常早幼粒细胞。往往同时可见少许典型的异常早幼粒细胞

3. **细胞化学染色** 详见表 3-4。

【注意事项】

1. 观察涂片时，注意选择血膜较薄、细胞结构清楚的部位进行观察。

2. 异常早幼粒细胞胞质内的颗粒多且密集，颜色与胞核非常相似，故需仔细辨认以区分胞核、胞质，并注意有无柴捆细胞。

3. 由于血片中白细胞数往往较少，故应注意观察血膜尾部及上边缘、下边缘。此外，血片中的早幼粒细胞比例往往比骨髓中低，且形态比骨髓片中更不典型，故辨认更有难度。

4. M3a、M3b 患者的骨髓中通常为清一色的异常早幼粒细胞，且形态常典型，由于这些异常早幼粒细胞具有明显形态学特征性，所以一般通过骨髓检查可做出急性早幼粒细胞白血病的肯定性诊断意见。但 M3v 的异常早幼粒细胞极似单核系细胞，但一般能找到少许颗粒异常增加的早幼粒细胞或柴捆细胞，再结合细胞化学染色，通常可与急性单核细胞白血病鉴别。

5. 无论 M3 的形态典型与否，最终确诊需结合细胞遗传学、分子生物学检验，以确定是否存在特异性的 t(15；17)(q22；q12)、*PML∷RARα* 融合基因。

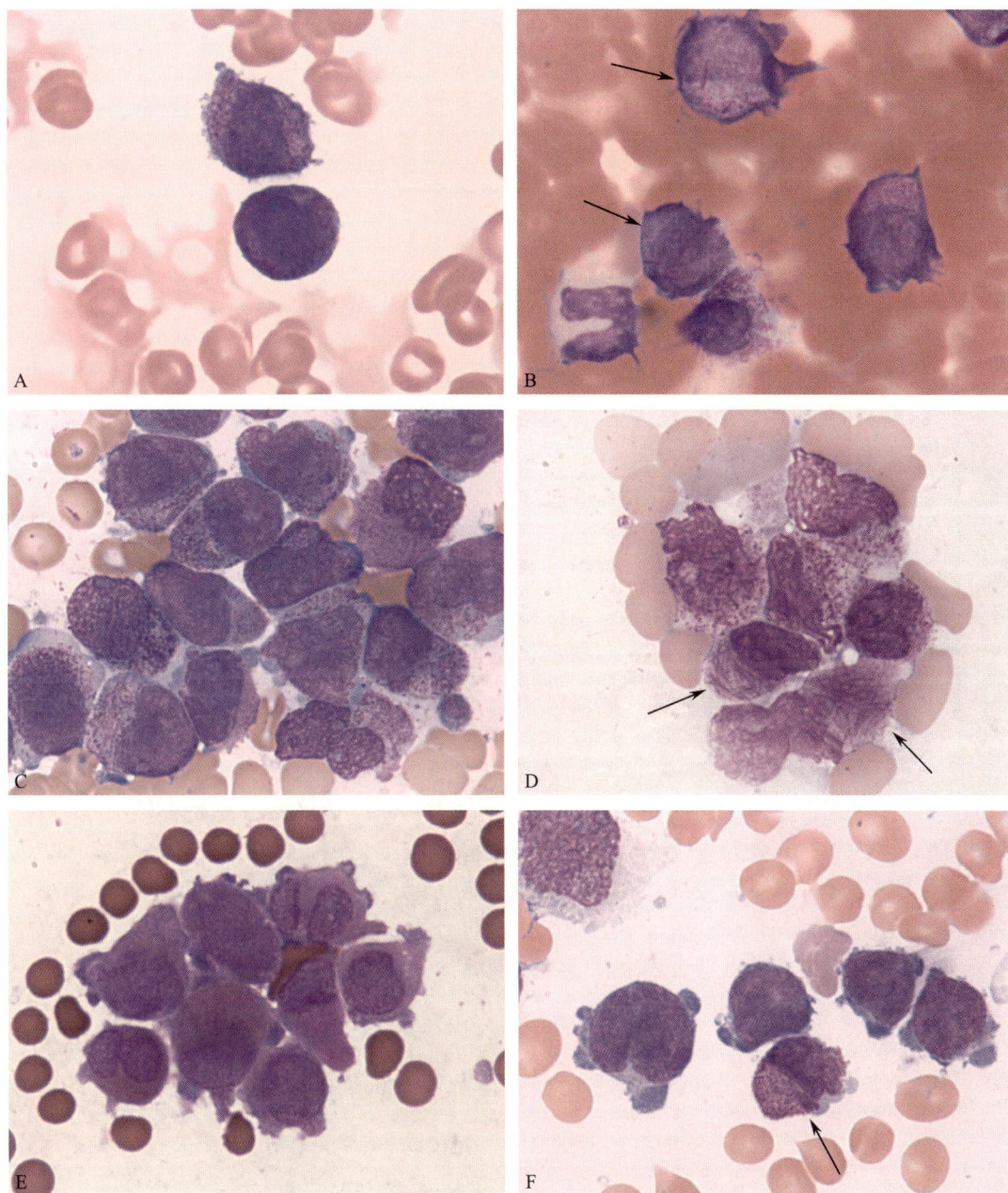

图 3-2　急性早幼粒细胞白血病的血象、骨髓象

A. M3 的血象，均为粗颗粒型异常早幼粒细胞。B. M3 的血象（尾部"海岸线"视野），见 4 个粗颗粒型异常早幼粒细胞（箭头所示可见棒状小体）。C. M3a 的骨髓象，均为粗颗粒型异常早幼粒细胞。D. M3a 的骨髓象（尾部视野），见 4 个粗颗粒型异常早幼粒细胞、2 个柴捆细胞（箭头所示）。E. M3b 的骨髓象，均为细颗粒型异常早幼粒细胞。F. M3v 的骨髓象，以变异型异常早幼粒细胞为主（4 个），并见粗颗粒型异常早幼粒细胞（箭头所示）。

6. 由于 M3 通常伴有特异性的 *PML∷RARα* 融合基因，故细胞形态学检验即使异常早幼粒细胞 <20%，也要考虑 M3 的可能性。

7. 急性早幼粒细胞白血病存在变异移位，包括 t（11；17）（q23；q21）（*PLZF∷RARα*）、

t（11；17）（q13；q21）（*NuMA∷RARa*）、t（5；17）（q23；q21）（*NPM∷RARa*）等。伴 *PLZF∷RARa* 融合基因者，其胞核常规则，胞质颗粒多，常无 Auer 小体；伴 *NPM∷RARa* 融合基因者，以粗颗粒早幼粒细胞为主，也有少颗粒早幼粒细胞，亦常无 Auer 小体。

8. 书写骨髓检查报告单时，应详细描述粒系的特点，重点描述异常早幼粒细胞的形态特点，如胞体、胞核、胞质形态特点及有无检到柴捆细胞等。

（莫武宁）

实验三　急性单核细胞白血病的形态学检验

【实验目的】

1. 掌握急性单核细胞白血病（M5）的血象、骨髓象特点。

2. 熟悉 M5 的细胞化学染色特点、注意事项。

3. 规范书写 M5 的骨髓检查报告单。

【实验标本】　制备良好、典型的 M5 血片及骨髓片。

【形态观察】

1. **血象**　血红蛋白量、血小板数常减少；白细胞数常增加，也可减少或正常。血片中可见一定数量的原始、幼稚单核细胞。M5a 以原始单核细胞增加为主；M5b 以幼稚单核细胞或原始及幼稚单核细胞增加为主，且也常伴有单核细胞增加。总的来说，原始及幼稚单核细胞常≥20%，有的见棒状小体（典型者较细长）。见图 3-3A、B。有的还可见少许有核红细胞、幼稚粒细胞等。

2. **骨髓象**　骨髓常增生极度活跃或明显活跃，以原始及幼稚单核细胞增生为主（≥20%）。FAB 分型根据原始单核细胞比例分为两个亚型。① M5a：原始单核细胞（包括 Ⅰ 型和 Ⅱ 型）≥80%；② M5b：原始单核细胞 + 幼稚单核细胞≥20%，其中原始单核细胞 <80%。有的可见棒状小体（典型者较细长），有时浆细胞较易见。红系、巨核系减少或缺如，血小板常少见。从细胞形态学分析来看，原始单核细胞可分为以下几种：典型、规则型及小型原始单核细胞，其各自形态特点见表 3-6、图 3-3C～F，幼稚单核细胞也有相应的变化。

3. **细胞化学染色**　详见表 3-4。

【注意事项】

1. 观察涂片时，注意选择涂片较薄、细胞结构清楚的部位进行观察。

表 3-6　急性单核细胞白血病中的原始单核细胞形态特点

细胞名称	细胞形态特点
典型原始单核细胞	其胞体较大，可有伪足；胞核不规则，呈扭曲、折叠、马蹄形、肾形等；染色质疏松、纤细，常有 1 个大而清晰的核仁；胞质量较多，蓝色或灰蓝色，常无颗粒或有少许细小颗粒，可有空泡
规则型原始单核细胞	其胞体较大、较规则；胞核类圆形，常略偏位，胞质量较丰富，其他特征基本同原始单核细胞。应注意与原始浆细胞等鉴别
小型原始单核细胞	其胞体中等大小或较小，可有伪足，胞核不规则或规则，染色质细致或较细致，胞质量少至中等，其他特征基本同原始单核细胞。应注意与原始粒细胞、原始淋巴细胞区分

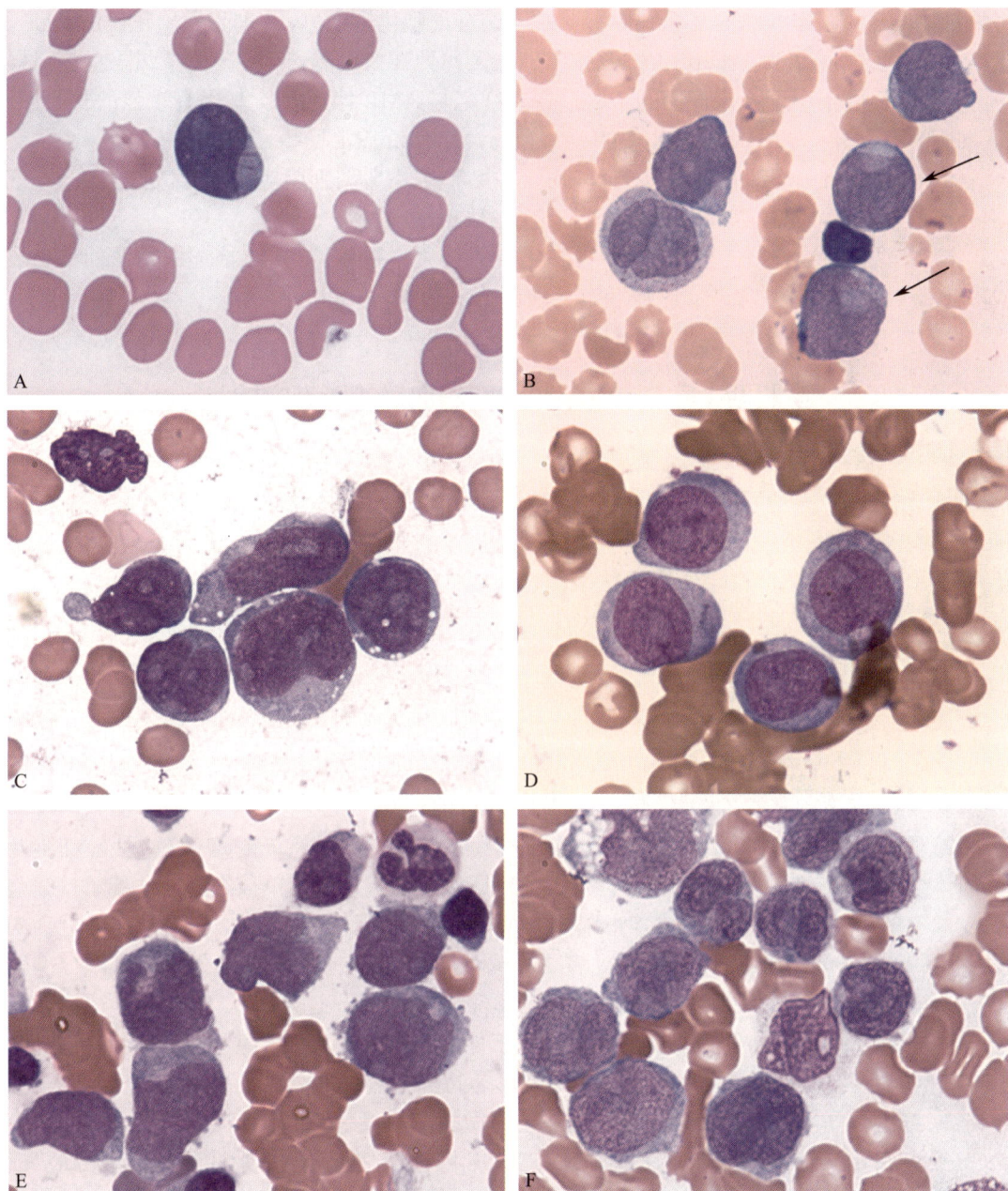

图 3-3　急性单核细胞白血病的血象、骨髓象

A．M5 的血象，见含棒状小体的原始单核细胞。B．M5 的血象，以原始及幼稚单核细胞为主（4 个，其中箭头所指为杯口细胞），其他分别是单核细胞及淋巴细胞。C．M5a 的骨髓象，均为典型原始单核细胞，有的含空泡。D．M5a 的骨髓象，均为规则型原始单核细胞。E．M5b 的骨髓象，以原始及幼稚单核细胞为主（6 个），其他分别是单核细胞、中性粒细胞及淋巴细胞。F．M5b 的骨髓象，以幼稚单核细胞、单核细胞为主（各 4 个）。

　　2．注意各期单核细胞阶段的划分，尤其是幼稚单核细胞与单核细胞的划分，需重视且慎重，因为幼稚单核细胞出现的意义等同于原始细胞。

　　3．原始及幼稚单核细胞形态可多样。比如有的较小，需注意与淋巴系、粒系细胞区别；

有的胞核较规则,需注意与浆系细胞等鉴别。结合细胞化学染色,有助于做出正确的判断。

4.杯口样原始细胞(cup-like blast,CLB)又称为杯口细胞,其胞核边缘凹陷呈杯口样(胞核凹陷程度不小于胞核直径的1/4)。杯口细胞与AML伴*NPM1*基因有较强的相关性,从细胞形态学分型来看,以AML中的M1、M2a、M4、M5较常见些。

5.对急性白血病细胞进行分类时,对于少数形态不典型细胞应采用大数归类法,即细胞介于两个系统而难以判断时,应归入细胞数多的细胞系中。

6.书写骨髓检查报告单时,应将单核细胞系统置各系首位,重点描述原始及幼稚单核细胞形态特点,如胞体、胞核、胞质及有无检到Auer小体等。

（莫武宁）

实验四　急性粒-单核细胞白血病的形态学检验

【实验目的】

1.掌握急性粒-单核细胞白血病(M4)的血象、骨髓象特点。

2.熟悉M4的细胞化学染色特点、注意事项。

3.规范书写M4的骨髓检查报告单。

【实验标本】　制备良好、典型的M4血片及骨髓片。

【形态观察】

1.血象　血红蛋白量、血小板数常减少;白细胞数常增加,也可正常或减少。血片中可见一定数量的原始粒细胞、原始及幼稚单核细胞(图3-4A),有的可见棒状小体。总的来说,原始细胞(包括幼稚单核细胞)常≥20%,并见一定数量各阶段幼稚粒细胞,有的可见单核细胞、嗜酸性粒细胞(EOS)增加,后者多见于M4Eo。

2.骨髓象　骨髓常增生极度活跃或明显活跃,粒系、单核系同时增生(中性粒细胞及其前体细胞、单核细胞及其前体细胞各≥20%),原始粒细胞+原始单核细胞+幼稚单核细胞≥20%,有的可见棒状小体。1986年国内在FAB分型基础上进行形态学分型,将M4分为四个亚型:M4a、M4b、M4c、M4Eo,详见表3-7、图3-4B～D。但由于M4a、M4b、M4c分型较难,且与临床治疗、预后关联性不大,目前已不需对M4进行亚型分型,但M4Eo往往伴有特异性的融合基因且与治疗、预后相关,故对于伴EOS增多的M4应警惕M4Eo的可能性。M4中的原始粒细胞、原始及幼稚单核细胞的形态特点分别见本节实验一、实验三。

3.细胞化学染色　详见表3-4。此外还可做酯酶双染色(临床很少开展),例如NAS-DCE染色和α-NAE染色,可分别见到NAS-DCE阳性细胞、α-NAE阳性细胞,或见到双酯酶均阳性细胞。

表3-7　急性粒-单核细胞白血病中的骨髓象主要特点

亚型	骨髓象主要特点
M4a	以原始粒细胞、早幼粒细胞增生为主,原始单核细胞、幼稚单核细胞及单核细胞≥20%
M4b	以原始单核细胞、幼稚单核细胞增生为主,原始粒细胞、早幼粒细胞≥20%
M4c	原始细胞既具有粒系特征又具有单核系特征者≥20%
M4Eo	除上述特征外,还有粗大而圆的嗜酸性颗粒及着色较深的嗜碱性颗粒,嗜酸性粒细胞占5%～30%

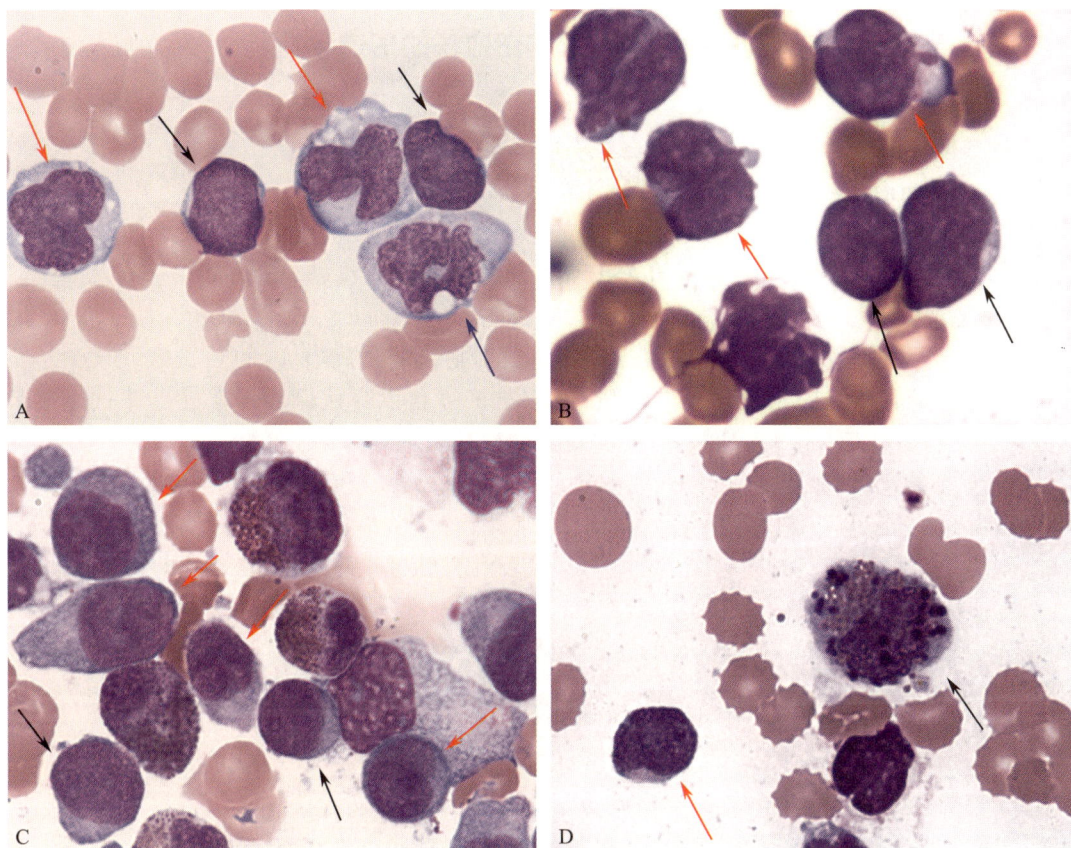

图 3-4 急性粒 - 单核细胞白血病的血象、骨髓象

A. M4 的血象，见原始粒细胞（黑色箭头）、幼稚单核细胞（红色箭头）及单核细胞（蓝色箭头）。B. M4 的骨髓象，见原始粒细胞（黑色箭头）、原始单核细胞（红色箭头）。C. M4Eo 的骨髓象，见原始粒细胞（黑色箭头）、原始及幼稚单核细胞（红色箭头），并易见嗜酸性粒细胞。D. M4Eo 的骨髓象，见异常嗜酸性粒细胞（黑色箭头）及幼稚单核细胞（红色箭头）。

【注意事项】

1. 观察涂片时，注意选择涂片较薄、细胞结构清楚的部位进行观察。

2. 观察细胞时应注意粒系、单核系两个系统的细胞特征。其诊断可结合细胞化学染色结果，尤其是酯酶双染色对诊断 M4 具有重要的价值。

3. 由于 M4a、M4b、M4c 亚型分型的临床意义不大，故区分原始粒细胞与原始和幼稚单核细胞显得没那么重要，主要的观察点就是通过细胞形态学及细胞化学染色，判断粒系、单核系白血病细胞是否均有一定的比例。

4. 对于伴有嗜酸性粒细胞增多的急性白血病患者需考虑 M4Eo、M2b 等的可能性。M4Eo 几乎均有特异性的 inv（16）（q13；q22）或 t（16；16）（p13；q22）和 *CBEβ∷MYH11* 融合基因形成，故结合细胞遗传学、分子生物学检验，诊断并不困难。

5. 书写骨髓检查报告单时，应将粒系、单核系置各系之前进行详细描述，重点描述原始粒细胞、原始单核细胞、幼稚单核细胞的形态特点，如胞体、胞核、胞质及有无检到 Auer 小体等。

（莫武宁）

实验五　急性淋巴细胞白血病的形态学检验

【实验目的】

1. 掌握急性淋巴细胞白血病（ALL）的血象、骨髓象特点。

2. 熟悉 ALL 的细胞化学染色特点、注意事项。

3. 规范书写 ALL 的骨髓检查报告单。

【实验标本】　制备良好、典型的 ALL 血片及骨髓片。

【形态观察】

1. **血象**　血红蛋白量、血小板数常减少；白细胞数常明显增加，也可正常或减少。血片中可见一定数量的原始及幼稚淋巴细胞（常≥20%，且以高比例者为常见），棒状小体未见，涂抹细胞易见，有的可见少数有核红细胞、幼稚粒细胞等。见图 3-5A、B。

2. **骨髓象**　骨髓增生极度活跃或明显活跃，以原始及幼稚淋巴细胞增生为主（≥20%，大多数占 80%～90%），胞质内无棒状小体，通常无颗粒，分裂象细胞的染色体常较粗短，涂抹细胞易见。FAB 分型根据 ALL 形态特点（包括细胞大小、染色、核仁、胞质量、胞质嗜碱性及胞质空泡）分为 3 型：ALL-L1、ALL-L2、ALL-L3，各型形态特征见表 3-8、图 3-5C～F。粒系、红系、巨核系减少或缺如，血小板常少见。

表 3-8　急性淋巴细胞白血病各亚型形态特征（FAB 分型）

形态特征	ALL-L1	ALL-L2	ALL-L3
细胞大小	小细胞为主，大小一致	大细胞为主，大小不一	大细胞为主，大小一致
染色质	较粗，结构一致	细至粗，结构不一致	细点状，结构一致
核形	规则 偶尔有凹陷、折叠	不规则 常有凹陷、折叠	规则，核上可见穿凿样空泡
核仁	无或小， 不清楚	一个或多个，大而 清楚	一个或多个，小泡状， 清楚
胞质量	少	不定，常较多	较多
胞质嗜碱性	轻至中度，偶见强	不定，有些深蓝	深蓝
空泡	不定	不定	常明显，常≥30% 细胞见小空泡呈蜂窝状

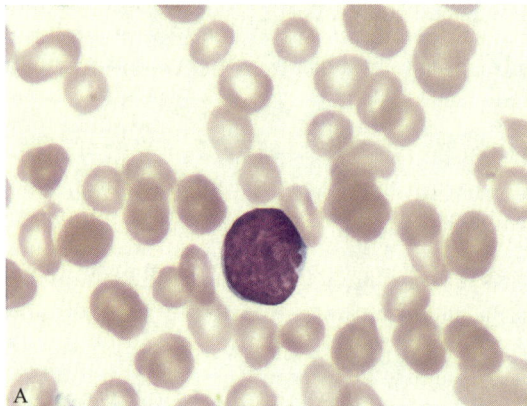

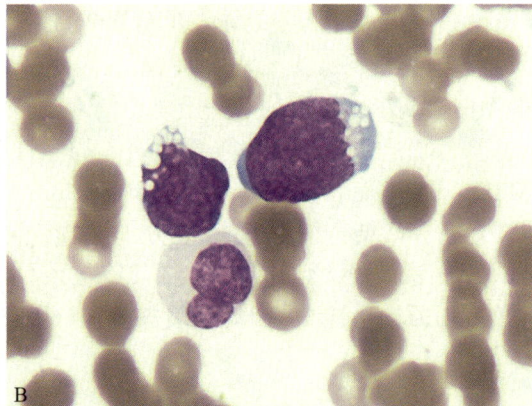

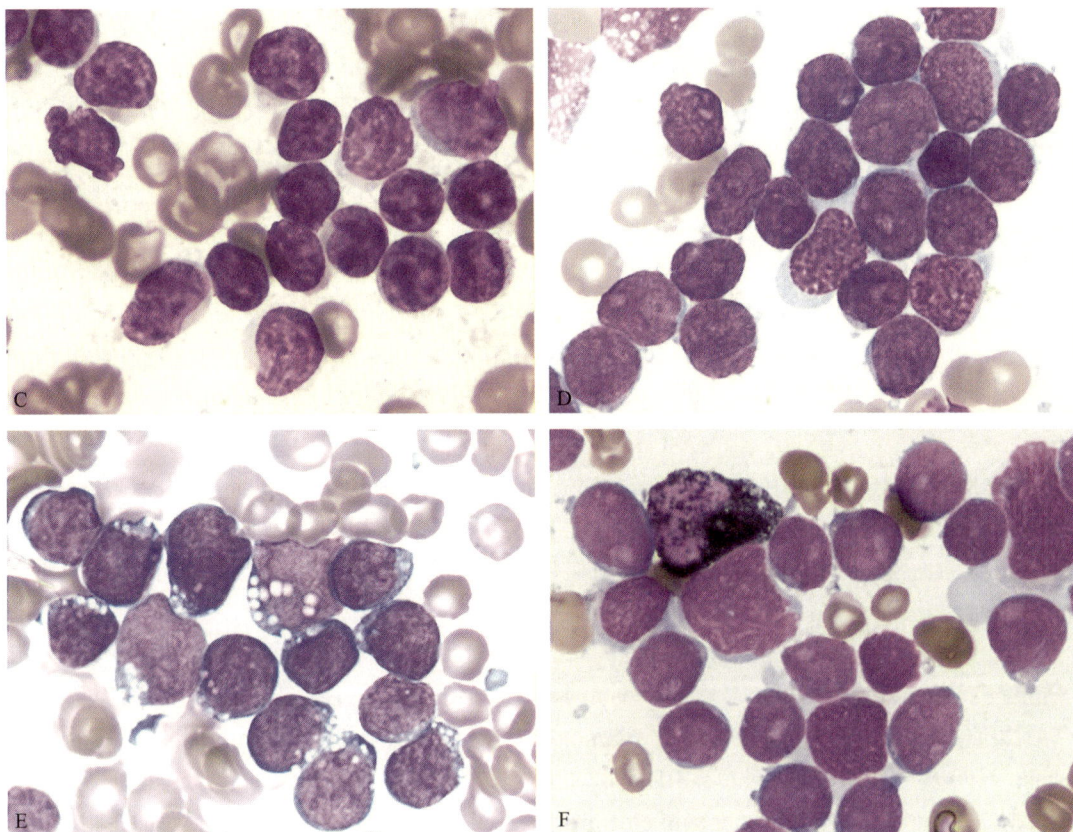

图 3-5 急性淋巴细胞白血病的血象、骨髓象

A. ALL 的血象，见 1 个原始淋巴细胞。B. ALL 的血象，见 2 个幼稚淋巴细胞（含空泡）。C. ALL-L1 的骨髓象。D. ALL-L2 的骨髓象。E. ALL-L3 的骨髓象。F. ALL 骨髓的 MPO 染色，呈阴性。

3. **细胞化学染色** 详见表 3-4。

【注意事项】

1. 观察急性淋巴细胞白血病时，尤其需要选择涂片较薄、细胞结构清楚的部位进行观察。血膜厚的部位，细胞体积较小，细胞结构不清楚，很容易将原始淋巴细胞、幼稚淋巴细胞误认为淋巴细胞，而做出错误的判断。一般来说，ALL 骨髓片中淋巴细胞比例较低，如果淋巴细胞易见，应注意幼稚淋巴细胞与淋巴细胞划分标准是否有问题、观察部位是否合适等。此外，对于幼稚淋巴细胞的判断需慎重，因为它出现的意义等同于原始细胞。

2. 原始及幼稚淋巴细胞的形态多样，应注意与急性粒细胞白血病、急性单核细胞白血病等鉴别，借助细胞化学染色结果、骨髓片中伴随的细胞、血片中白细胞分类等情况，通常可做出急性白血病（提示 ALL）的诊断意见。由于 ALL 的 MPO 染色呈阴性，也需要与急性髓细胞白血病微小分化型、急性巨核细胞白血病等鉴别，但仅依靠细胞形态学检验结果不准确，需借助流式细胞学等检查。

3. FAB 分型将 ALL 分为 3 型：ALL-L1、ALL-L2、ALL-L3。ALL-L3 有明显的形态学特征而较易判断，而 ALL-L1、ALL-L2 由于两者有时较难区分，且与临床治疗、预后关联性不大，目前已不需对 ALL-L1、ALL-L2 进行分型。

4. ALL 形态学分型与免疫学分型相冲突时，以免疫学分型为准。因为形态学检验无法区分原始及幼稚淋巴细胞是否为真正的淋巴细胞等。

5. 分类急性白血病细胞时，对于少数形态不典型细胞应采用大数归类法，即细胞介于两个系统而难以判断时，应归入细胞数多的细胞系中。

6. 书写骨髓检查报告单时，应淋巴细胞系统置各系首位，重点描述原始淋巴细胞、幼稚淋巴细胞的形态特点，如胞体、胞核、胞质及有无检到 Auer 小体等。

（莫武宁）

第二节　骨髓增殖性肿瘤的形态学检验

2022 年 WHO 分型中的骨髓增殖性肿瘤（myeloproliferative neoplasm，MPN）包括慢性髓系白血病、真性红细胞增多症、原发性血小板增多症、慢性中性粒细胞白血病、慢性嗜酸性粒细胞白血病、幼年型粒 - 单核细胞白血病及骨髓增殖性肿瘤非特指型。本节介绍慢性髓系白血病及原发性骨髓纤维化。

慢性髓系白血病（chronic myeloid leukemia，CML）之前称为慢性粒细胞白血病（chronic granulocytic leukemia，CGL），是一种起源于造血干细胞、主要累及粒系的 MPN，由于 t（9；22）（q34；q11）染色体异常导致 *BCR∶∶ABL1* 融合基因阳性，病程包括慢性期（chronic phase，CP）及急变期（blast phase，BP）。

原发性骨髓纤维化（primary myelofibrosis，PMF）是一类以骨髓巨核细胞和粒细胞异常增殖为主要特征的 MPN，伴有骨髓纤维结缔组织反应性沉积和髓外造血，病程包括纤维化前期（prefibrotic/early PMF，pre-PMF）和纤维化期（overt fibrotic stage）。

实验六　慢性髓系白血病的形态学检验

【实验目的】

1. 掌握慢性髓系白血病（CML）的血象、骨髓象特点。

2. 熟悉 CML 的形态学观察注意事项。

3. 规范书写 CML 的骨髓检查报告单。

【实验标本】　制备良好、典型的 CML 血片及骨髓片。

【形态观察】

1. **血象**　血红蛋白量及红细胞数早期正常，随病情的进展呈轻至中度减少，急变期重度减少；血小板数明显增加或正常，高者可达 1 000×10⁹/L 以上，慢性期血小板数减少罕见，急变期血小板数可进行性减少。白细胞数常显著增加，一般为（12～1 000）×10⁹/L。血片中见各阶段粒细胞，以中性中幼粒细胞及以下各阶段粒细胞为主，原始细胞（髓系）<20%（常<2%），常伴有嗜酸性粒细胞和 / 或嗜碱性粒细胞增加，各期粒细胞形态无明显异常；有的还可见有核红细胞、巨核细胞。CML 慢性期的血象见图 3-6。如原始细胞 10%～19% 或嗜碱性粒细胞≥20%，提示高危慢性期。

2. **骨髓象**　慢性期骨髓多呈增生极度活跃，粒红比值明显增高。粒系极度增生，以中性中幼粒及以下各阶段粒细胞为主，原始细胞（髓系）<20%（常 <5%），常伴有嗜酸性粒细胞和 / 或嗜碱性粒细胞增加，各期粒细胞形态无明显异常；红系常明显减少；巨核细胞数量常

增加（多者全片可达上千个），也可正常或减少，巨核细胞体积常小、分叶减少，可见小巨核细胞、双圆核巨核细胞等病态巨核细胞。有的患者戈谢样、海蓝样吞噬细胞较易见。CML慢性期的骨髓象见图 3-7。急变期外周血或骨髓中原始细胞≥20%，详见图 3-8。

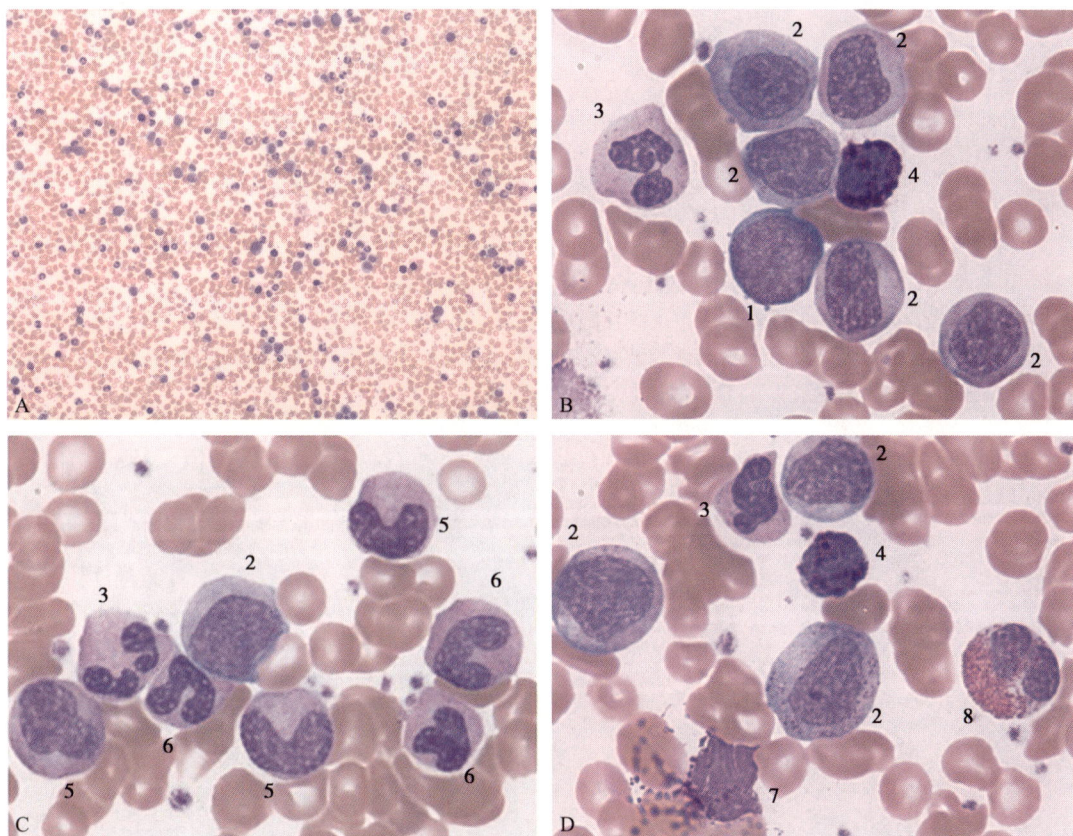

图 3-6 慢性髓系白血病（慢性期）的血象（A 为 ×100 视野）

A. 白细胞数明显增加；B～D. 以中性中幼粒及以下各阶段粒细胞为主。1. 原始细胞（似原始粒细胞）；2. 中性中幼粒细胞；3. 中性分叶核粒细胞；4. 嗜碱性粒细胞；5. 中性晚幼粒细胞；6. 中性杆状核粒细胞；7. 嗜碱性粒细胞（已退化）；8. 嗜酸性粒细胞。

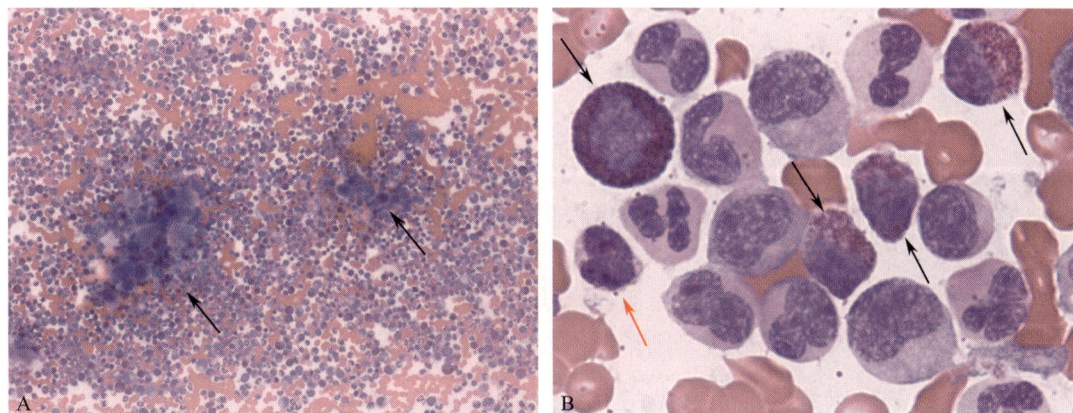

93

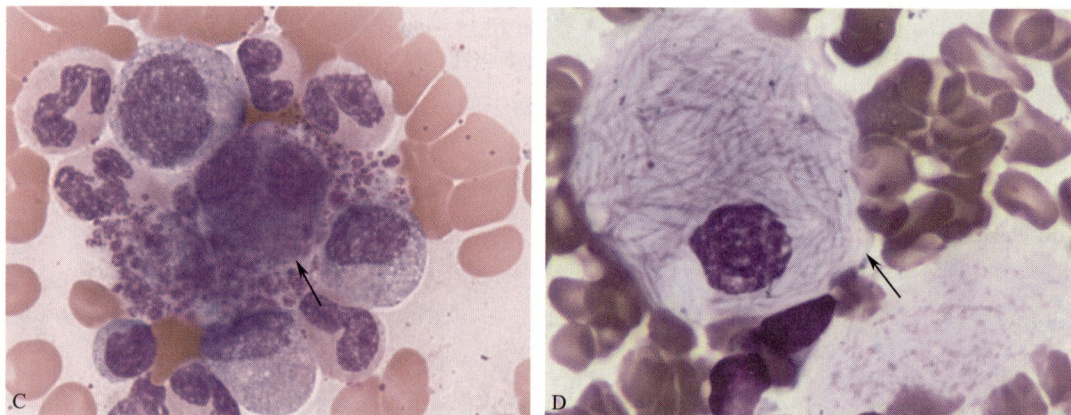

图 3-7 慢性髓系白血病（慢性期）的骨髓象（A 为 ×100 视野）

A. 骨髓增生极度活跃，并见成堆的病态巨核细胞（黑色箭头）。B. 以中性中幼粒及以下阶段细胞为主，并易见嗜酸性粒细胞（黑色箭头）及嗜碱性粒细胞（红色箭头）。C. 以中性中幼粒及以下阶段细胞为主，并易见小巨核细胞（双核，黑色箭头）。D. 戈谢样吞噬细胞（黑色箭头）。

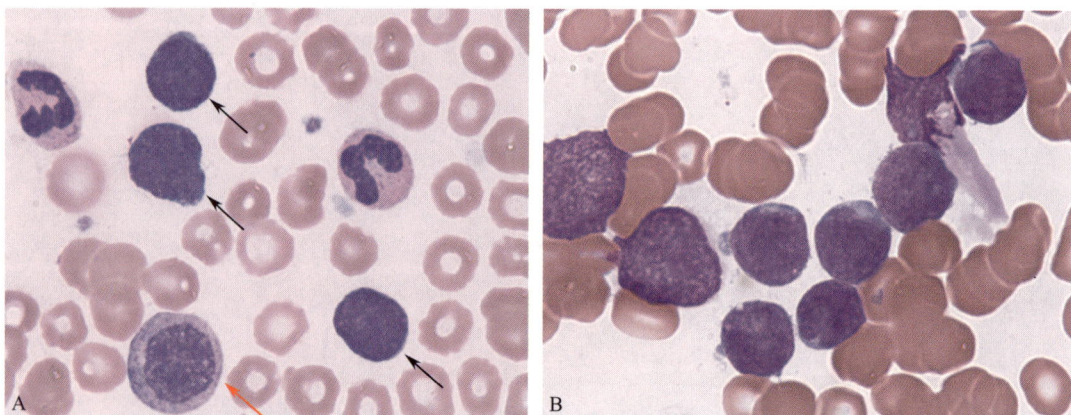

图 3-8 慢性髓系白血病（急变期）的血象及骨髓象

A. CML（向急性淋巴细胞白血病急变）血象，白细胞数、原始淋巴细胞增加（黑色箭头），并见中性中幼粒细胞（红色箭头）、中性粒细胞。B. CML（向急性淋巴细胞白血病急变）骨髓象，均为原始淋巴细胞。

3. **细胞化学染色** 慢性期 NAP 染色阳性率和积分明显减低，甚至为零；若合并感染、妊娠或者发生急变，NAP 染色积分可升高。

【注意事项】

1. 观察骨髓片时，应选择血膜较薄、染色佳、细胞结构清楚的部位进行观察。有时血象更易观察，且血象中嗜碱性粒细胞增加有助于与类白血病反应等鉴别。

2. CML 慢性期主要表现为粒系极度增生，应注意观察原始细胞、嗜酸性粒细胞、嗜碱性粒细胞及巨核细胞的数量等。书写骨髓报告单时，将粒系置各系首位并详细描述。

3. 90%～95% CML 患者染色体检查可见 t（9；22）（q34；q11）染色体异常；分子生物学检验可检测到 *BCR∷ABL1* 融合基因；细胞免疫学检验在慢性期 CML 中意义不大，主要用于鉴定急变期 CML 中原始细胞的类型及比例。

4. CML 可向各系列细胞急变,以急性髓细胞白血病最常见,其次是急性淋巴细胞白血病,此外还可以急变为急性单核细胞白血病、急性巨核细胞白血病、急性嗜碱性粒细胞白血病等。

5. 有的 CML 患者可伴有骨髓纤维化,通过骨髓活检的网状纤维染色可见不同程度网状纤维增加。

（郑　沁）

实验七　原发性骨髓纤维化的形态学检验

【实验目的】

1. 掌握原发性骨髓纤维化(PMF)的血象、骨髓象特点。

2. 熟悉 PMF 的形态学观察注意事项。

3. 规范书写 PMF 的骨髓检查报告单。

【实验标本】　制备良好、典型的 PMF 血片及骨髓片。

【形态观察】

1. **血象**　纤维化前期患者呈轻至中度贫血,白细胞数轻至中度增加,血小板数常增加(有的 $>1\,000 \times 10^9/L$)。纤维化期患者贫血,白细胞数及血小板数不定。早期血片中以中性粒细胞为主,可见核左移,偶见原始细胞;典型 PMF 者,血片中泪滴形红细胞较易见,并常可见幼稚粒细胞、有核红细胞,有的可见少许原始细胞、巨核细胞及嗜碱性粒细胞增加等。PMF 的血象见图 3-9,由于骨髓纤维化具有一些形态学特征,故通过血象时常可预判骨髓纤维化可能,但无法分期。

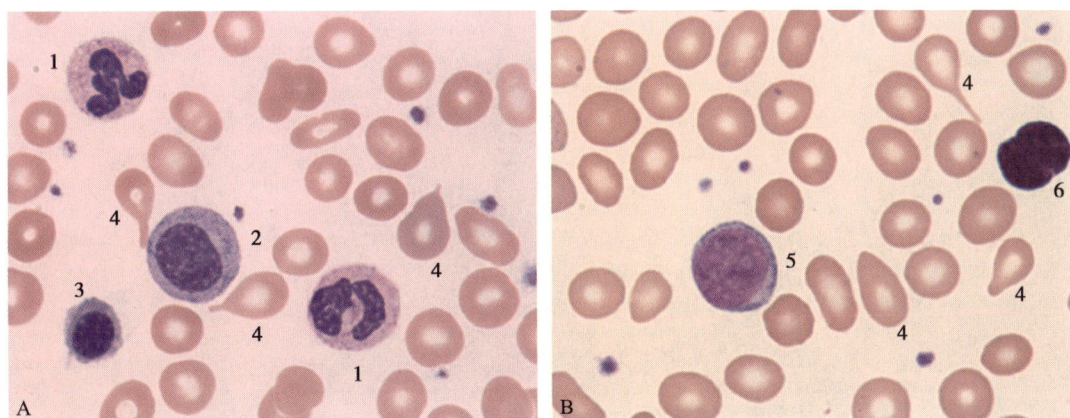

图 3-9　原发性骨髓纤维化的血象

1. 中性粒细胞。2. 中性中幼粒细胞。3. 中幼红细胞。4. 泪滴形红细胞。5. 原始细胞(似原始粒细胞)。6. 裸核型巨核细胞。

2. **骨髓象**　纤维化期,骨髓常"干抽",其骨髓小粒未见,呈骨髓增生减低,粒红比值增加或正常,有核细胞分类常与血片相近,原始细胞比例可增加,嗜碱性粒细胞偶也可增加,泪滴形红细胞较易见或可见少许,巨核细胞数量不定、大小不等,有的病态巨核细胞较易见(如微小巨核细胞、小巨核细胞等),血小板常易见,详见图 3-10。

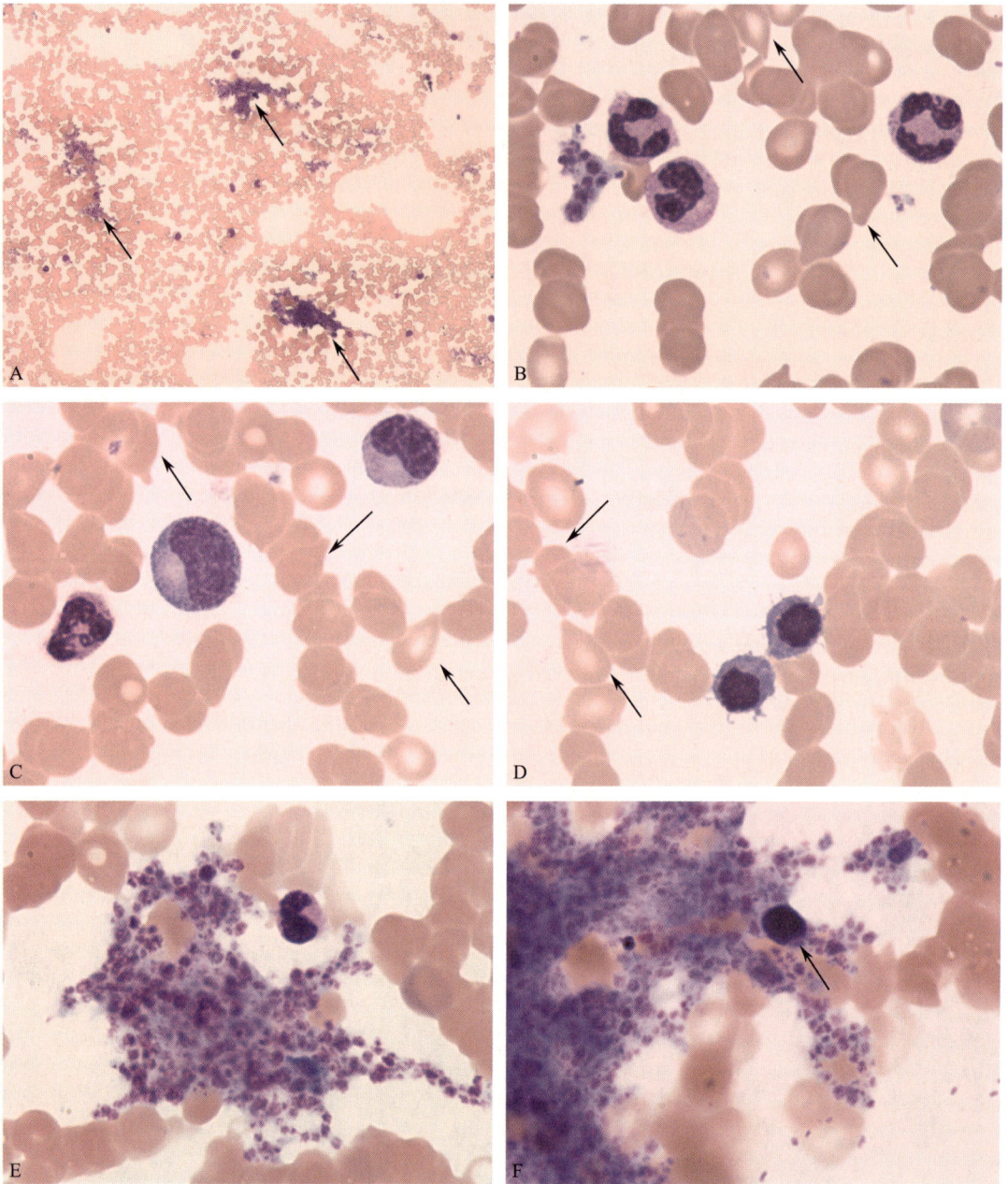

图3-10　原发性骨髓纤维化（纤维化期）的骨髓象（A为×100视野）

A. 骨髓增生减低，易见大堆的血小板（箭头）。B. 中性粒细胞、小堆血小板，易见泪滴形红细胞（箭头）。
C. 中性粒细胞、中性中幼及晚幼粒细胞，易见泪滴形红细胞（箭头）。D. 红系分裂象细胞，易见泪滴形红细胞（箭头）。E. 中性粒细胞、大片血小板。F. 大片血小板，可见微小巨核细胞（箭头）。

　　纤维化前期骨髓常增生明显活跃，粒红比值增加；粒系明显增生，以中性中幼粒及以下各阶段粒细胞为主，原始细胞比例可增加，嗜碱性粒细胞偶也可增加；红系常减少，可见少许泪滴形红细胞；巨核细胞也常明显增生，有时成堆分布，其胞体大小不等，可见胞体较小、胞核分叶减少等病态巨核细胞，血小板常易见，详见图3-11。应注意与CML相鉴别。

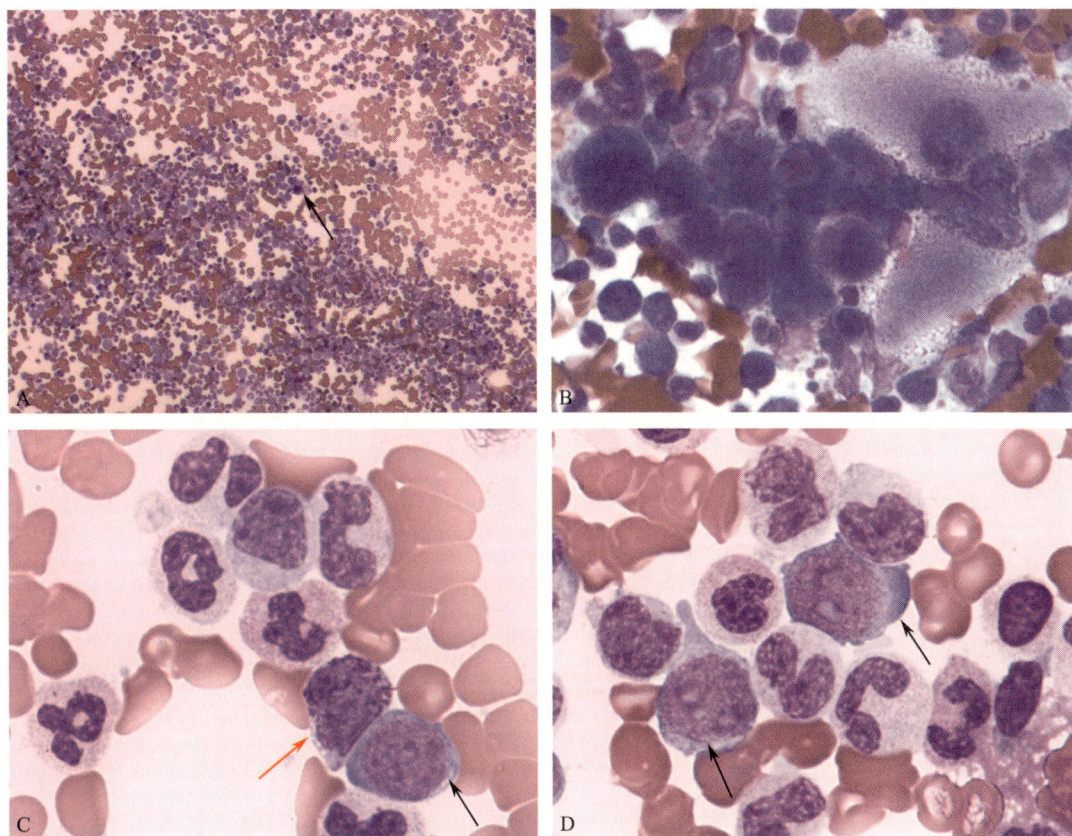

图 3-11　原发性骨髓纤维化(纤维化前期)的骨髓象(A 为 ×100 视野)

A. 骨髓增生极度活跃,并见病态巨核细胞(黑色箭头)。B. 可见成堆的病态巨核细胞(其大多数胞体较小,胞核分叶减少)。C. 以中性中幼粒及以下阶段细胞为主,并见原始粒细胞(黑色箭头)、嗜碱性粒细胞(红色箭头)。D. 以中性晚幼粒及以下阶段细胞为主,并见原始粒细胞(黑色箭头)。

【注意事项】

1. 骨髓纤维化分为原发性、继发性,诊断骨髓纤维化主要依靠骨髓活检(包括网状纤维染色),并分为两期:纤维化前期(网状纤维染色≤1 级)、纤维化期(网状纤维染色 >1 级)。虽然通过细胞形态学检验无法确诊骨髓纤维化,但也时常可预判骨髓纤维化存在的可能性,但区分原发性、继发性往往比较困难。

2. PMF 的确诊需排除慢性髓系白血病(CML)、真性红细胞增多症(PV)、原发性血小板增多症(ET)、骨髓增生异常肿瘤(MDS)及其他满足 WHO 诊断标准的髓系肿瘤;且存在明确的克隆性证据,如 *JAK2*、*CALR* 或 *MPL* 基因突变,或存在其他一个克隆标志(如 *ASXL1*、*EZH2*、*TET2*、*IDH1*、*IDH2*、*SRSF2* 或 *SF3B1* 突变),且无反应性骨髓网状纤维轻度增生疾病;并结合非其他伴发疾病导致的贫血或白细胞增高≥$11×10^9$/L、脾大或 LDH 增高等临床表现。

3. 由于骨髓纤维化常继发于慢性髓系白血病、急性白血病、骨髓增生异常肿瘤、毛细胞白血病、真性红细胞增多症、原发性血小板增多症等,故从细胞形态学检验来分析,检验者需密切结合病史、仔细观察涂片特点等,也有助于判断患者是否存在原发疾病。

4. 骨髓检查对于区分伴血小板增多的原发性骨髓纤维化前期(pre-PMF)和原发性血小

板增多症（ET）较为重要，虽然没有单一的形态特征可用于两者的鉴别诊断，但综合多种形态特征有助于两者的鉴别，详见表3-9。

表3-9　pre-PMF与ET的形态学特征鉴别

形态学特征	pre-PMF	ET
外周原始细胞	可有	罕见
骨髓增生程度	增生明显活跃	正常
粒红比值	增高	正常
成堆巨核细胞	常见	少见
巨核细胞体积	大小不等	大、巨大
巨核细胞核分叶情况	分叶过少	分叶过多
网状纤维分级（1级）	常见	罕见

5. pre-PMF与ET、PV的鉴别，以及与纤维化期PMF的鉴别非常必要，其预后差异较大。PV和ET少数病例进展为加速期（原始细胞10%～19%）和急变期（原始细胞≥20%），但PMF白血病转化率更高，纤维化期PMF无白血病生存期比pre-PMF短。

（郑　沁）

第三节　骨髓增生异常肿瘤的形态学检验

骨髓增生异常肿瘤（myelodysplastic neoplasm，MDN），以往称骨髓增生异常综合征（myelodysplastic syndrome，MDS），是一组来源于造血干细胞的异质性、克隆性造血细胞肿瘤，特点是难治性血细胞减少、髓系发育异常、无效造血，部分有特征性遗传学异常，部分有高风险进展为急性髓细胞白血病的可能。2022年WHO分型引入了"骨髓增生异常肿瘤"来取代既往"骨髓增生异常综合征"的命名，强调其肿瘤性质并与MPN对应，同时将MDS分为两大类：遗传异常定义的MDS、形态学定义的MDS，详见表3-10。本节介绍低原始细胞MDS伴孤立性5q-及形态学定义的MDS。

表3-10　骨髓增生异常肿瘤分类（2022年WHO分型）及原始细胞比例

遗传异常定义的MDS	原始细胞比例
低原始细胞MDS伴孤立性5q-（MDS-5q）	<2%（PB）和<5%（BM）
低原始细胞MDS伴 SF3B1 突变（MDS-SF3B1）[*]	<2%（PB）和<5%（BM）
MDS伴 TP53 双等位基因失活（MDS-biTP53）	<20%（PB和BM）
形态学定义的MDS	
低增生性MDS（MDS-h）[**]	<2%（PB）和<5%（BM）

低原始细胞 MDS（MDS-LB）	<2%（PB）和 <5%（BM）
原始细胞增多 MDS（MDS-IB）	
MDS-IB1	2%～4%（PB）或 5%～9%（BM）
MDS-IB2	5%～19%（PB）或 10%～19%（BM） 或见棒状小体
MDS-f***	2%～19%（PB）；5%～19%（BM）

注：*若环形铁粒幼细胞≥15%，则可替代 *SF3B1* 突变，仍沿用 2016 版 WHO 命名：低原始细胞 MDS 伴环形铁粒幼细胞；**根据定义、根据年龄调整后骨髓细胞增生程度≤25%；***MDS 伴纤维化。PB：外周血；BM：骨髓。

实验八 低原始细胞 MDS 伴孤立性 5q⁻ 的形态学检验

【实验目的】

1. 掌握低原始细胞 MDS 伴孤立性 5q⁻（MDS with low blasts and isolated 5q deletion，MDS-5q）的血象、骨髓象特点。

2. 熟悉 MDS-5q 的形态学观察注意事项。

3. 规范书写 MDS-5q 的骨髓检查报告单。

【实验标本】 制备良好、典型的 MDS-5q 血片及骨髓片。

【形态观察】

1. **血象** 血红蛋白量及红细胞数常减少，常呈大细胞性贫血；白细胞数可轻度减少；血小板数正常或增加（约 1/2 病例中存在血小板数增加）；全血细胞减少罕见。血片中原始细胞（髓系）<2%，未见 Auer 小体。

2. **骨髓象** 骨髓增生活跃或明显活跃，原始细胞（髓系）<5%，未见 Auer 小体，粒系、红系病态造血（即发育异常，指发育异常细胞占该系≥10%）不常见。巨核细胞数量常增加且病态造血（主要表现为胞核分叶减少或不分叶），易见大单圆核巨核细胞，有的可见双圆核巨核细胞、小巨核细胞等，血小板常易见。MDS-5q 的骨髓象见图 3-12。

3. **细胞化学染色** 铁染色显示细胞外铁、内铁常增加，有的可见环形铁粒幼红细胞。

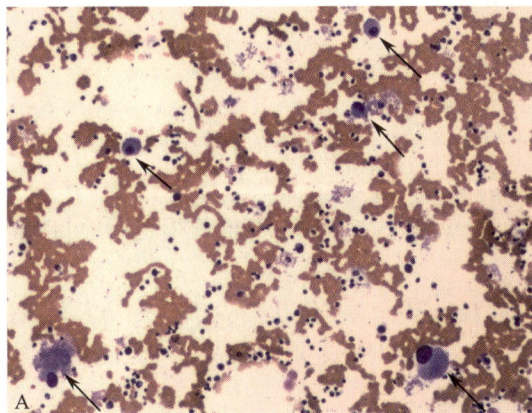

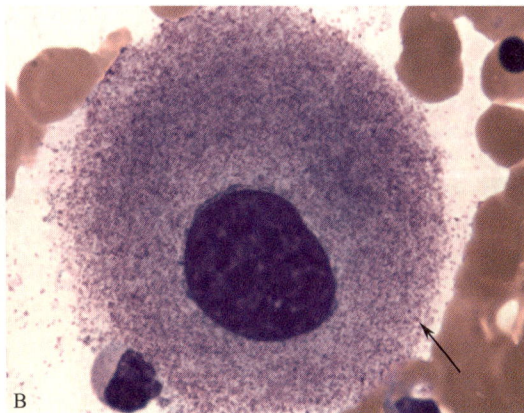

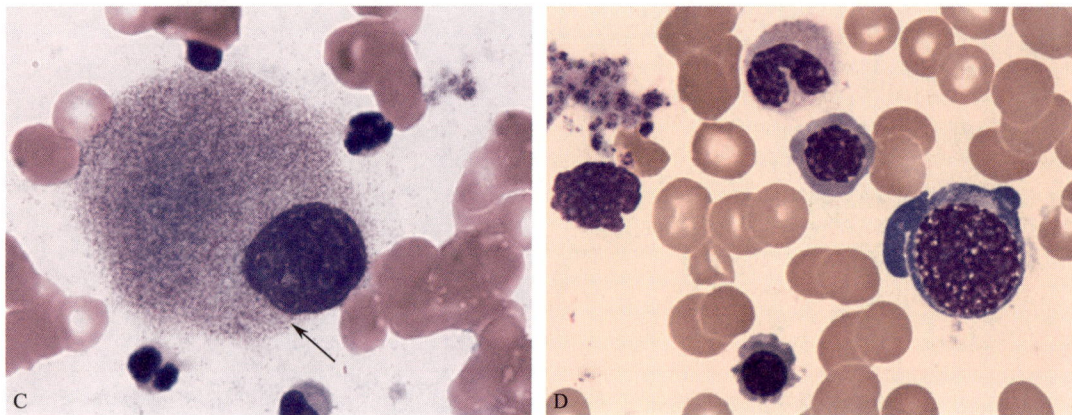

图3-12 MDS-5q的骨髓象（A为×100视野）

A. 骨髓增生活跃，易见病态巨核细胞（黑色箭头）及成堆血小板。B、C. 大单圆核巨核细胞（黑色箭头）。D. 粒系、红系及血小板形态无明显异常。

【注意事项】

1. MDS-5q好发于老年女性，预后较好，其诊断主要依靠细胞遗传学检验，有孤立性5q⁻细胞遗传学异常，或合并最多1项其他异常（−7或7q⁻除外）。虽然通过细胞形态学检验无法确诊MDS-5q，但典型者也时常可预判MDS-5q存在的可能性。

2. 巨核细胞病态造血不仅出现在MDS-5q，也见于其他类型的MDS、MPN、MDS/MPN、AML等，故通过骨髓检查预判MDS-5q还需结合原始细胞比例、粒系及红系形态、血象及临床等进行综合分析。

3. 由于MDS-5q独立的生物学和预后特征，当同时存在 *SF3B1* 或 *TP53* 突变（非多打击）时，仍优先诊断MDS-5q。

（郑　沁）

实验九　形态学定义的骨髓增生异常肿瘤的形态学检验

【实验目的】

1. 掌握形态学定义的骨髓增生异常肿瘤（MDS）的血象、骨髓象特点。

2. 熟悉MDS的形态学观察注意事项。

3. 规范书写MDS的骨髓检查报告单。

【实验标本】 制备良好、典型的MDS血片及骨髓片。

【形态学观察】

1. **血象** 一系、二系或三系血细胞减少，其中血红蛋白量及红细胞数减少最为常见。血片中血细胞可见不同程度的形态改变，见图3-13。

（1）红细胞：大小、形态不一，可见大红细胞、Howell-Jolly小体、有核红细胞（且可伴形态改变）等。

（2）白细胞：中性粒细胞比例减少，可见中性颗粒减少、核分叶减少、核分叶过多、双核、巨幼样变、环形核等；可见棒状小体（见于MDS-IB2）及一定数量原始细胞（髓系），其中MDS-h、MDS-LB为<2%、MDS-IB1为2%～4%、MDS-IB2为5%～19%、MDS-f为2%～19%，详见表3-10。

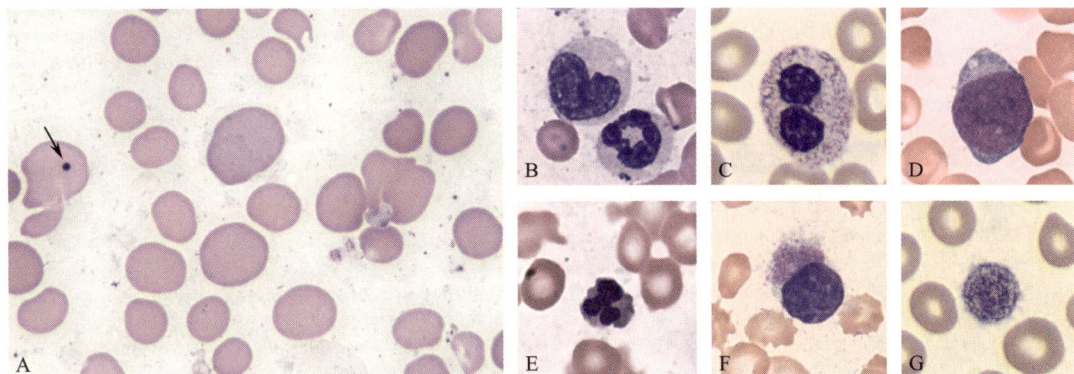

图 3-13 骨髓增生异常肿瘤的血象

A. 红细胞明显大小不一，易见大红细胞、小红细胞，并见 Howell-Jolly 小体（黑色箭头）。B. 中性晚幼粒细胞（巨幼样变、中性颗粒减少），中性环形核粒细胞（颗粒减少）。C. 中性粒细胞分叶过少。D. 原始细胞（似原始粒细胞）。E. 晚幼红细胞（核碎裂，呈花瓣形）。F. 小巨核细胞（胞膜不完整）。G. 大血小板。

（3）血小板：可见颗粒减少血小板、大血小板、巨大血小板、畸形血小板等，偶见小巨核细胞、微小巨核细胞、裸核型巨核细胞等。

2. 骨髓象 多数骨髓增生活跃或明显活跃（MDS-h 呈增生减低），髓系病态造血。

（1）红系：常增生活跃或增生减低，可见双核、多核、巨幼样变、核间桥、核碎裂、核分叶、核出芽、Howell-Jolly 小体、环形铁粒幼红细胞、胞质空泡、糖原染色（PAS）阳性等，详见图 3-14。红细胞形态基本同血片。

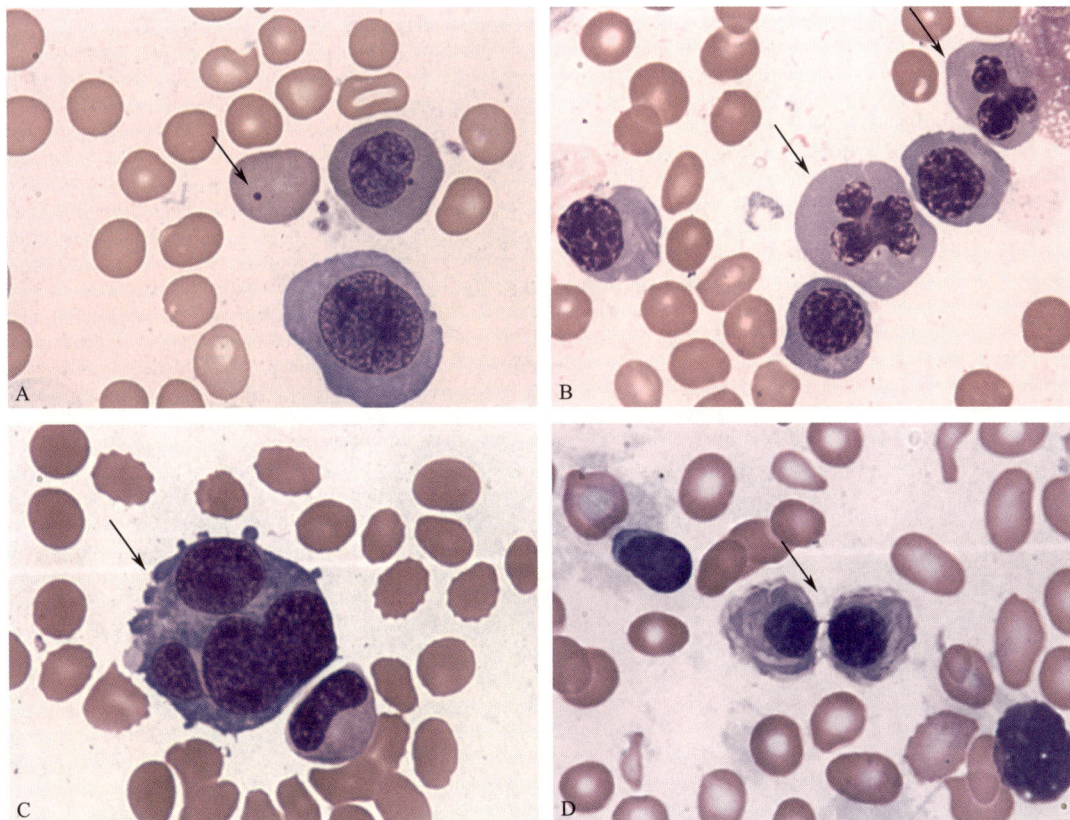

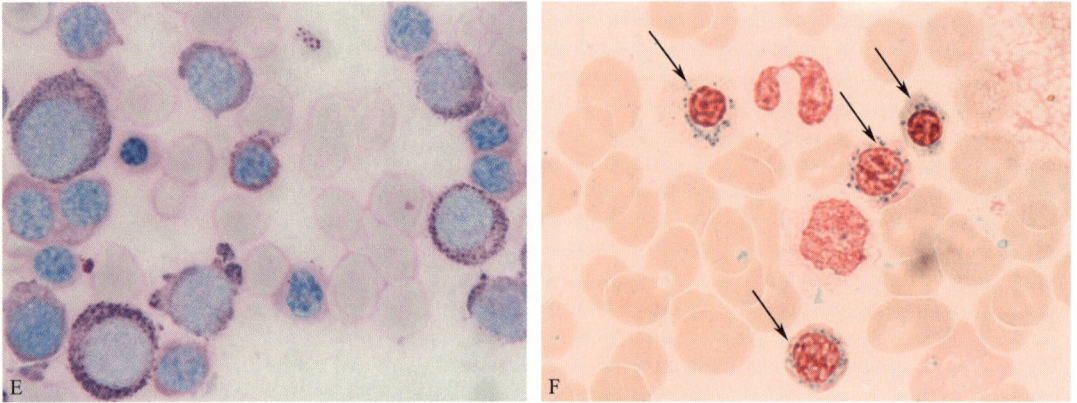

图 3-14　骨髓增生异常肿瘤的骨髓象（红系形态改变）

A. 红系巨幼样变，大红细胞且含 Howell-Jolly 小体（箭头）。B. 红系巨幼样变，并见核碎裂（箭头）。C. 多核中幼红细胞且巨幼样变（箭头）。D. 红系直接分裂象细胞，可见核间桥（箭头）。E. PAS 染色，红系均呈不同程度阳性。F. 内铁染色，易见环形铁粒幼红细胞（箭头）。

（2）粒系：常增生活跃，可见中性颗粒减少、核分叶减少、核分叶过多、双核、多核、巨幼样变、环形核、异常中幼粒细胞、染色质异常聚集、假 Chédiak-Higashi 颗粒等。可见棒状小体（见于 MDS-IB2）及一定数量原始细胞（髓系），其中，MDS-h、MDS-LB 为 <5%，MDS-IB1 为 5%～9%，MDS-IB2 为 10%～19%，MDS-f 为 5%～19%，详见表 3-10、图 3-15。

（3）巨核系：数量不一定，可见病态巨核细胞，包括小巨核细胞、微小巨核细胞、双圆核巨核细胞、多圆核巨核细胞、大单圆核巨核细胞等，详见图 3-16。

3. 细胞化学染色　铁染色显示细胞外铁、内铁常增加，有的可见环形铁粒幼红细胞。PAS 染色显示常有一定比例幼红细胞阳性。

【注意事项】

1. 涂片制备及染色质量对病态造血的评价影响较大，需注意鉴别。

2. 送检骨髓片时须同时送检血片数张，因为血片分类情况直接影响 MDS 亚型的分型。

3. 血片及骨髓片的原始细胞比例关系着 MDS 亚型的判断，故血片建议分类计数 200 个有核细胞，骨髓片建议分类计数 500 个有核细胞。

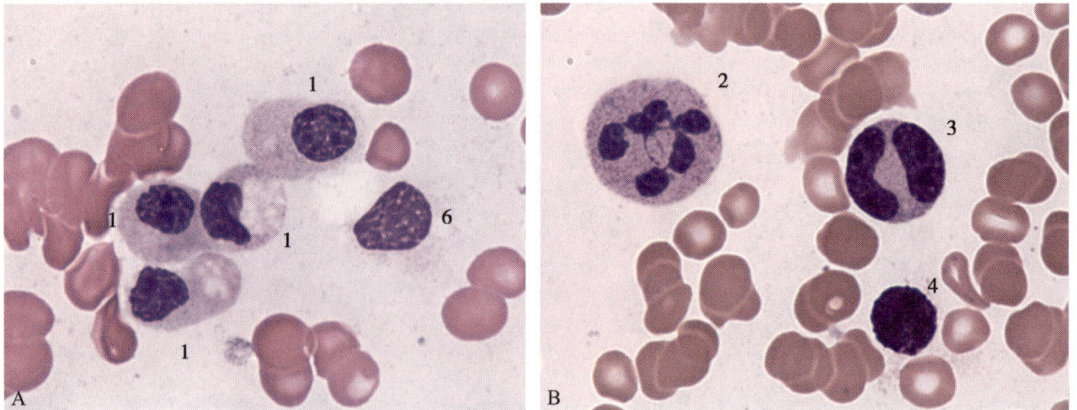

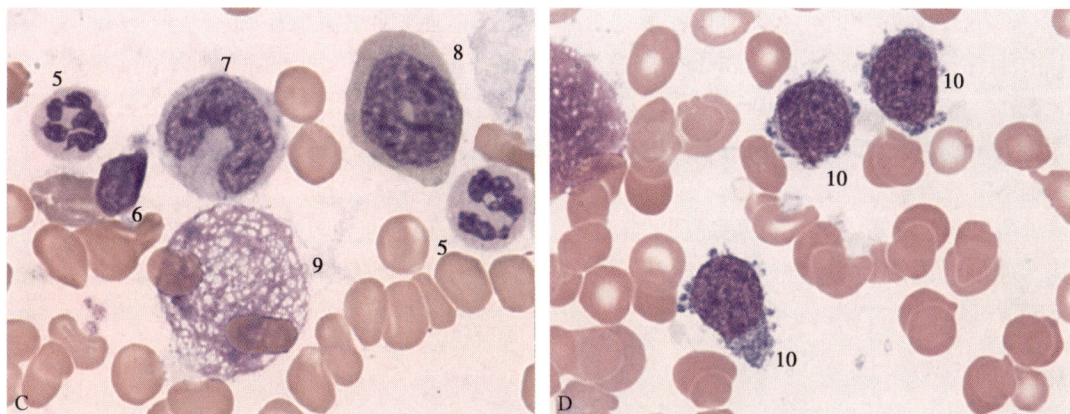

图3-15 骨髓增生异常肿瘤的骨髓象（粒系形态改变）

1. 中性粒细胞分叶过少，并见颗粒减少，有的含空泡。2. 中性粒细胞分叶过多。3. 中性晚幼粒细胞（双核）。4. 嗜碱性粒细胞。5. 中性粒细胞。6. 淋巴细胞。7. 中性杆状核粒细胞（巨幼样变）。8. 中性环形核粒细胞（巨幼样变）。9. 涂抹细胞。10. 原始细胞（髓系）。

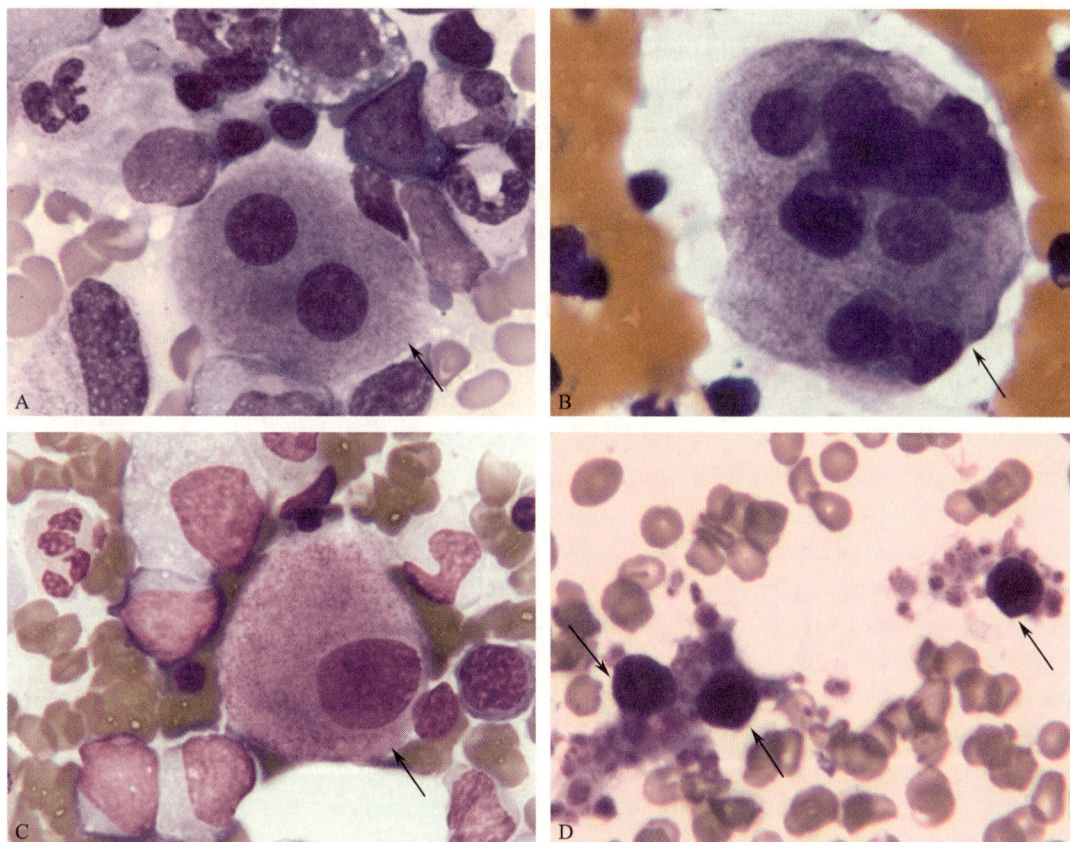

图3-16 骨髓增生异常肿瘤的骨髓象（巨核系形态改变）

A. 双圆核巨核细胞（箭头）。B 多圆核巨核细胞（箭头）。C. 大单圆核巨核细胞（箭头）。D. 微小巨核细胞（箭头）。

4. 观察骨髓片时，还需判断各系是否存在病态造血，即病态造血细胞是否≥该系10%。但由于对各系哪些形态改变属于病态造血没有统一标准且个人的理解有所不同，故判断标准也不一。以下对诊断 MDS 特异性高些：红系的核间桥、胞质空泡、糖原染色（PAS）阳性等，粒系的分叶过少、原始细胞比例增加、可见棒状小体等，巨核系的微小巨核细胞、小巨核细胞等。

5. 药物治疗、感染、代谢障碍、自身免疫性疾病等均可导致血细胞减少及形态改变，其有明确诱因或病史、原始细胞比例不高，故首先考虑非克隆性疾病，加强随访，定期复查骨髓。

（郑　沁）

第四节　成熟淋巴细胞肿瘤的形态学检验

淋巴瘤无论从临床表现还是从形态学上观察，都是一类高度异质性的疾病。在 WHO 分型中，淋巴瘤没有独立的类别，而是与淋巴细胞白血病一起归类于淋巴细胞肿瘤（简称淋系肿瘤）中，这一分类是基于淋巴细胞发育、迁移和功能表达等方面的认识。淋巴瘤与淋巴细胞白血病是同一疾病的不同表现。淋系肿瘤的诊断主要借助细胞形态学、病理组织活检、细胞免疫学、细胞遗传学及分子生物学检验进行综合诊断，其中最为重要的是病理组织活检。而细胞形态学检验也具有一定的优势，当肿瘤表现是以白血病或疾病晚期浸润到骨髓和 / 或外周血时，细胞形态学检验可快速地做出提示性、可疑性的诊断意见（有时甚至为肯定性的诊断意见），有的还可提出倾向性的分型诊断意见。

根据淋系肿瘤侵犯部位及发育阶段不同，可分为前驱淋巴肿瘤和成熟淋巴细胞肿瘤，后者又分为成熟 B 细胞肿瘤、成熟 NK/T 细胞肿瘤。淋系肿瘤种类繁多，2022 年 WHO 关于淋系肿瘤的分型（部分内容）见表 3-11。成熟淋巴细胞肿瘤以 B 细胞为多见，B 细胞以 DLBCL、FL、MZL、CLL/SLL、MCL、BL 等为多见；从细胞形态学分析，其中 FL、MZL、CLL/SLL、MCL、LPL 等为小细胞性，DLBCL、BL、ALCL 等为大细胞性。本节主要介绍这类常见的成熟 B 淋巴细胞肿瘤的形态学检验特点。

表 3-11　2022 年 WHO 分型关于淋系肿瘤的分型（部分内容）

前驱淋巴肿瘤
B 淋巴母细胞白血病 / 淋巴瘤 *
T 淋巴母细胞白血病 / 淋巴瘤 *
成熟淋巴细胞肿瘤
成熟 B 细胞肿瘤
肿瘤前和肿瘤性小淋巴细胞增殖性疾病
慢性淋巴细胞白血病 / 小淋巴细胞淋巴瘤（CLL/SLL）等
脾 B 细胞淋巴瘤 / 白血病
毛细胞白血病（HCL）

脾边缘区淋巴瘤（SMZL）

脾 B 细胞淋巴瘤 / 白血病伴显著核仁等

淋巴浆细胞淋巴瘤（LPL）

边缘区淋巴瘤（MZL）*

滤泡性淋巴瘤（FL）*

套细胞淋巴瘤（MCL）*

大 B 细胞淋巴瘤

弥漫大 B 细胞淋巴瘤，非特指型（DLBCL，NOS）

高级别 B 细胞淋巴瘤等

伯基特淋巴瘤（BL）

霍奇金淋巴瘤（HL）*

浆细胞肿瘤

浆细胞骨髓瘤（PCM）等

————**

成熟 T/NK 细胞肿瘤

成熟 T/NK 细胞白血病

T 幼淋巴细胞白血病（T-PPL）

T 大颗粒淋巴细胞白血病（T-LGL）

NK 大颗粒淋巴细胞白血病（NK-LGL）

侵袭性 NK 细胞白血病

间变性大细胞淋巴瘤（ALCL）*

肠道 T/NK 淋巴增殖与淋巴瘤*

肝脾 T 细胞淋巴瘤

EBV 阳性 NK/T 淋巴瘤*

其他外周 T 细胞淋巴瘤*

其他外周 T 细胞淋巴瘤，非特指型

————**

注：*其之下包括多型。**还有其他类型淋巴瘤。

CLL/SLL、FL、MZL、MCL、HCL、LPL 等是一组表现为外周血 / 骨髓中成熟 B 细胞克隆性增殖为主要特征，并通过外周血 / 骨髓细胞形态学、细胞免疫表型、细胞 / 分子遗传学检测可以诊断的疾病。统称为 B 细胞慢性淋巴增殖性疾病（B-cell chronic lymphoproliferative disorders，B-CLPD）。其好发于中老年人，多数呈惰性病程，主要形态学表现为成熟淋巴细胞增加。

DLBCL、BL、ALCL 等细胞形态学表现为胞体大的"原始及幼稚淋巴细胞",但其本质上属于成熟的淋巴细胞转化,免疫表型呈成熟单克隆 B 或 T 淋巴细胞表型。

实验十　慢性淋巴细胞白血病 / 小淋巴细胞淋巴瘤的形态学检验

【实验目的】

1. 掌握慢性淋巴细胞白血病 / 小淋巴细胞淋巴瘤(chronic lymphocytic leukemia/small lymphocytic lymphoma,CLL/SLL)的血象、骨髓象特点。

2. 熟悉 CLL/SLL 的形态学观察注意事项。

3. 规范书写 CLPD、CLL/SLL 的骨髓检查报告单。

【实验标本】　制备良好、典型的 CLL/SLL 血片及骨髓片。

【形态观察】

1. **血象**　血红蛋白量、红细胞数和血小板数早期常正常,晚期常减少;白细胞数增高,常为(30~100)× 10^9/L,B 淋巴细胞绝对值≥5× 10^9/L。血片中小淋巴细胞增加,有的高达90%,形态似正常小淋巴细胞,但染色质常更聚集(典型呈龟背壳样)。全片涂抹细胞易见,有时可见少量"原始及幼稚淋巴细胞"。详见图 3-17A、B。当伴发自身免疫性溶血性贫血时,网织红细胞增加,易见嗜多色性红细胞。

2. **骨髓象**　骨髓常增生明显活跃。淋巴细胞明显增生,常≥40%,晚期可高达90% 左右,形态同血片,涂抹细胞较易见;"原始及幼稚淋巴细胞"较少见,通常 <5%。粒系、红系、巨核系常减少或明显减少。详见图 3-17C、D。当伴发自身免疫性溶血性贫血时,红系可明显增生,易见嗜多色性红细胞。

【注意事项】

1. CLL 和 SLL 被认为是同一生物学实体的不同表现形式,无本质区别,故 WHO 分型中将两者合并,称为 CLL/SLL。

2. CLL/SLL 血片及骨髓片中明显增多的淋巴细胞,其形态似正常小淋巴细胞,故从细胞形态学上两者难以区分。

3. B-CLPD 中所提及的的这类"原始及幼稚淋巴细胞"为细胞形态学上的原始及幼稚淋巴细胞,其本质上属于成熟 B 淋巴细胞,免疫表型呈成熟单克隆 B 淋巴细胞。这类"原始及幼稚淋巴细胞"与真正的原始及幼稚淋巴细胞(即淋巴母细胞)通常无法通过细胞形态学检验来区分。

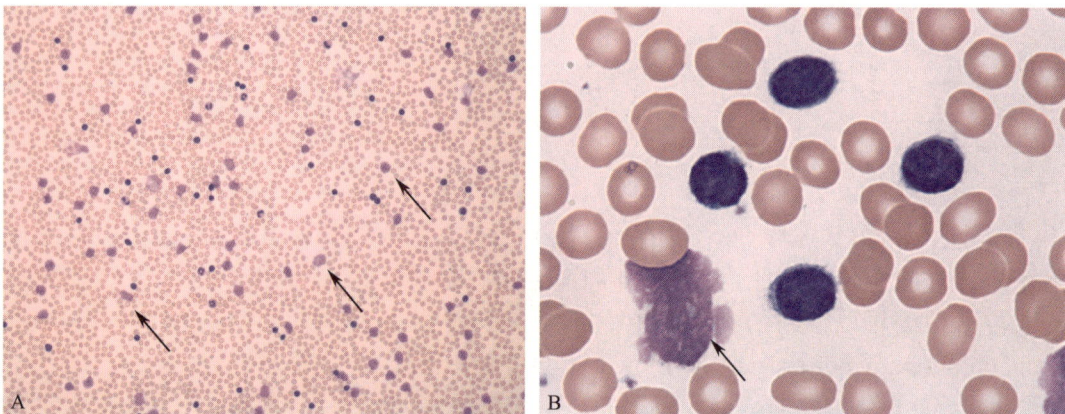

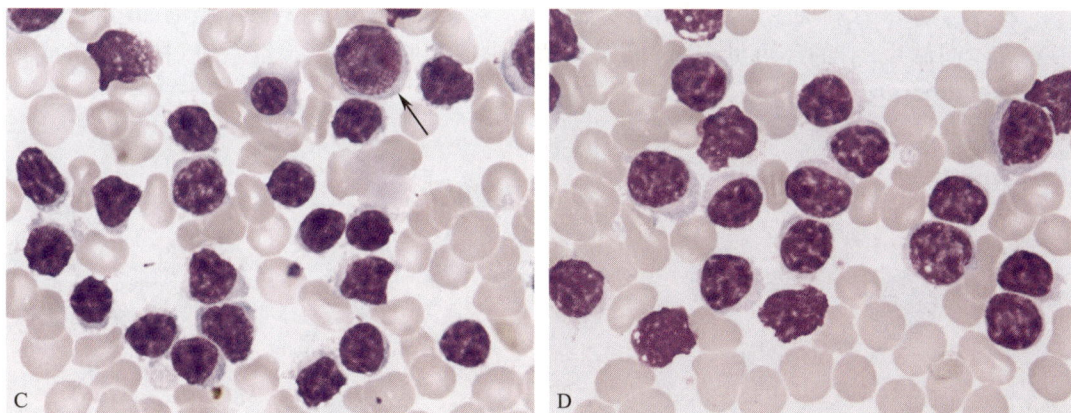

图 3-17　慢性淋巴细胞白血病 / 小淋巴细胞淋巴瘤的血象及骨髓象（A 为 ×100 视野）
A. CLL/SLL 的血象，可见大量淋巴细胞、涂抹细胞（箭头）。B. CLL/SLL 的血象，均为淋巴细胞，并见涂抹细胞（箭头）。C. CLL/SLL 的骨髓象，淋巴细胞明显增生，并见幼稚淋巴细胞（箭头）。D. CLL/SLL 的骨髓象，淋巴细胞明显增生，其染色质呈龟背壳样。

4. 根据淋巴结肿大、外周血和 / 或骨髓中淋巴细胞明显增多，如患者为成人，可做出"提示慢性淋巴增殖性疾病（CLPD）骨髓象"等诊断意见，如形态学典型者（即形态与正常淋巴细胞相似，涂抹细胞易见），可首先考虑 CLPD 中的 CLL/SLL，但是最终确诊需结合流式细胞学和 / 或病理组织活检（包括免疫组织化学法）以确定是否为 CD5$^+$ 的单克隆 B 淋巴细胞。

5. 典型 CLL/SLL 的免疫表型为：CD5、CD19、CD23、CD200 强阳性，膜免疫球蛋白（常为 IgM）、CD20、CD22、CD79b 弱阳性，FMC7、Cyclin D1 常阴性，B 细胞呈单克隆性（即 κ∶λ>3 或 <0.3，或 >25% 的 B 细胞 sIg 不表达，或 Ig 基因重排阳性）。

6. 书写骨髓报告单时，应将淋系置各系的首位，详细描述其增生程度、比例、形态特点，并说明是否易见涂抹细胞（因为血片及骨髓片中易见涂抹细胞是 CLL/SLL 的形态特征之一）。

7. CLL/SLL 应注意与传染性"单个核细胞"增多症、百日咳等感染性疾病引起的淋巴细胞增多相鉴别，后者淋巴细胞绝对值 <15×10^9/L，且常伴有反应性淋巴细胞（又称为异型淋巴细胞），还可结合患者年龄（CLL/SLL 通常为老年人）、临床表现等来辅助鉴别。

（高海燕）

实验十一　滤泡性淋巴瘤的形态学检验

【实验目的】
1. 掌握滤泡性淋巴瘤（follicular lymphoma，FL）的血象、骨髓象特点。
2. 熟悉 FL 的形态学观察注意事项。
【实验标本】　制备良好、典型的 FL 血片及骨髓片。
【形态观察】
1. 血象　血红蛋白量、红细胞数及血小板数正常或减少；白细胞数正常或增加。如果累及外周血，血片中可见淋巴细胞比例增加，其胞核有明显核裂隙的淋巴细胞较易见，这种有核裂隙的淋巴细胞称为小裂细胞（buttock cell），又称为中心细胞（centrocyte）。有的还可见少许"原始及幼稚淋巴细胞"。详见图 3-18A。

2. 骨髓象 骨髓增生活跃或增生明显活跃，累及骨髓者可见淋巴细胞增加，淋巴细胞形态基本同血片，有的还可见少量"原始及幼稚淋巴细胞"。粒系、红系、巨核系正常或减少。详见图3-18B。

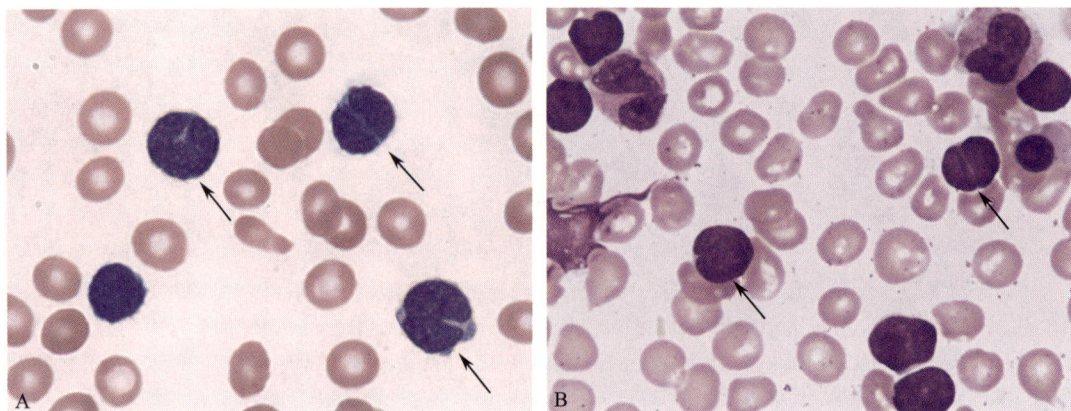

图3-18 滤泡性淋巴瘤的血象及骨髓象

A. FL 的血象，均为淋巴细胞，胞核有明显核裂隙（箭头）。B. FL 的骨髓象，以淋巴细胞为主，有的胞核可见明显核裂隙（箭头）。

【注意事项】

1. 根据无痛性淋巴结肿大、骨髓中淋巴细胞明显增加（外周血也常累及）等，结合临床，可做出"提示慢性淋巴增殖性疾病骨髓象"等诊断意见。

2. 虽说 FL 的淋巴细胞有一定的形态学特征（即胞核有明显核裂隙，为小裂细胞），但不具有特异性，例如套细胞淋巴瘤（MCL）也可见小裂样细胞。故 CLPD 骨髓中的淋巴细胞如核裂隙较明显等，应首先考虑 CLPD 中的 FL、MCL 等。

3. 从形态学来看，FL 还需要与 CLL/SLL、LPL、SMZL 等各种 CLPD 相鉴别，不过通常很困难，需借助病理组织活检、遗传学等检查来确诊。

4. 确诊 FL 的"金标准"是淋巴结的病理组织活检，另外还可做流式细胞学、分子生物学及细胞遗传学等检查。其细胞表型主要特点为：$CD5^-$、$CD23^-$、$CD10^+$、$FMC7^+$、$CD19^+$、sIg^+ 的单克隆成熟 B 淋巴细胞表型，且有 $BCL-2^+$、t（14；18）（q32；q21）。

（高海燕）

实验十二 套细胞淋巴瘤的形态学检验

【实验目的】

1. 掌握套细胞淋巴瘤（mantle cell lymphoma，MCL）的血象、骨髓象特点。

2. 熟悉 MCL 的形态学观察注意事项。

【实验标本】 制备良好、典型的 MCL 血片及骨髓片。

【形态观察】

1. **血象** 血红蛋白量、红细胞数及血小板数常减少；白细胞数常增加。小细胞 MCL 累及外周血时，血片中常以形态单一的淋巴细胞（本质为淋巴瘤细胞）增加为主，其胞体小至中等大小；胞核圆形或不规则，或有切迹、核裂隙，故可见小裂样细胞（即类似于小裂细胞）；

母细胞变异型 MCL 累及外周血时，以胞体中等大小的"原始及幼稚淋巴细胞"增加为主；多形性 MCL 累及外周血时，淋巴瘤细胞的胞体大小不一，核形不规则。详见图 3-19A、B。

2. 骨髓象 骨髓常受累，表现为增生活跃或增生明显活跃，淋系增多，以小淋巴细胞为主，或以"原始及幼稚淋巴细胞"增加为主，或以多形性淋巴瘤细胞增加为主等，淋巴瘤细胞形态基本同血片。粒系、红系、巨核系增生程度不一。详见图 3-19C、D。

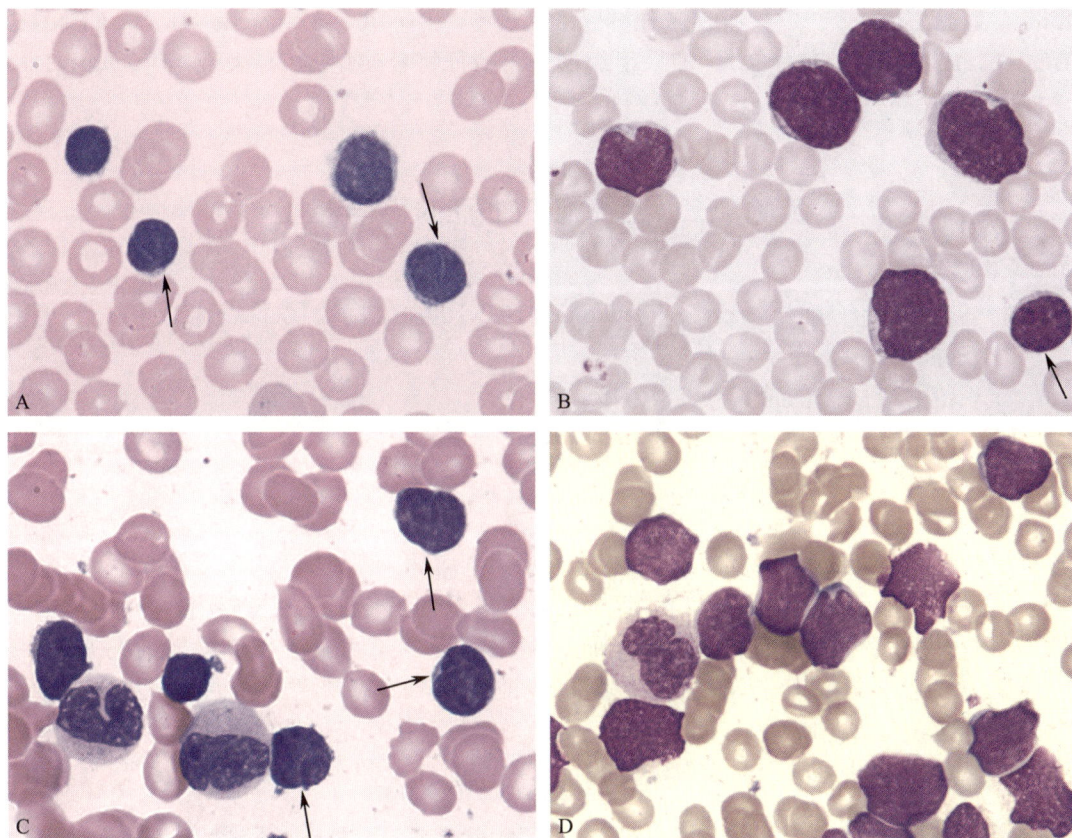

图 3-19 套细胞淋巴瘤的血象及骨髓象
A. MCL（小细胞型）的血象，均为淋巴细胞，有的胞核可见核裂隙（箭头）。B. MCL（母细胞变异型）的血象，以"原始及幼稚淋巴细胞"为主，有的胞核可见切迹，箭头所指为淋巴细胞。C. MCL（小细胞型）的骨髓象，以淋巴细胞为主，有的胞核可见核裂隙及切迹（箭头）。D. MCL（母细胞变异型）的骨髓象，以"原始及幼稚淋巴细胞"为主。

【注意事项】

1. MCL 临床上分为经典型和惰性；前者占大多数，呈侵袭性病程，以淋巴结起病，但易侵犯脾、骨髓、外周血等；后者占少数，呈惰性病程，表现为脾大、骨髓及外周血淋巴细胞增加。

2. MCL 组织病理学分为小细胞型、母细胞变异型、多形性及边缘区样等，其中小细胞型占多数。

3. 小细胞型 MCL 者，根据淋巴结肿大及脾大，外周血、骨髓中淋巴细胞增加，通常只能做出"提示或疑为慢性淋巴增殖性疾病（CLPD）骨髓象"等诊断意见，如淋巴细胞的胞核不规则，有切迹、核裂隙，应首先考虑 CLPD 中的 MCL、FL。

4. 由于 FL 与小细胞型 MCL 的细胞形态学检验特点非常相似，故仅通过细胞形态学检验无法区分小裂细胞与小裂样细胞，故常无法区分 FL 与 MCL，有时与 CLL/SLL 也很相似，不过典型 FL 的淋巴瘤细胞易见核裂隙，MCL 的淋巴瘤细胞胞核往往更多样。而对于母细胞变异型 MCL，如仅借助细胞形态学检验，极易误判为急性淋巴细胞白血病或急性白血病。

5. 确诊 MCL 的"金标准"是淋巴结的病理组织活检，另外还可做流式细胞学、分子生物学及细胞遗传学等检查。其细胞表型主要特点为：$CD5^+$、$sIgM^+$、$FMC7^+$、$CD43^+$、$CD23^-/dim$、$CD10^-$、$BCL-6^-$ 的单克隆成熟 B 淋巴细胞表型，且有 $BCL-2^+$、$Cyclin\ D1^+$（即 CCND1、BCL-1）、t（11；14）（q13；q32）。如果组织形态学特征符合典型 MCL 表现，但 Cyclin D1、t（11；14）（q13；q32）均阴性，则需 SOX11 阳性。

（高海燕）

实验十三　毛细胞白血病的形态学检验

【实验目的】

1. 掌握毛细胞白血病（hairy cell leukemia，HCL）的血象、骨髓象特点。

2. 熟悉 HCL 的形态学观察注意事项。

3. 规范书写 HCL 的骨髓检查报告单。

【实验标本】　制备良好、典型的 HCL 血片及骨髓片。

【形态观察】

1. **血象**　血红蛋白量、红细胞数及血小板数常减少；白细胞数常减少，也可增加或正常。故多数呈全血细胞减少。血片中淋巴细胞比例增加，其中多数为毛细胞（其突出的特点为胞体边缘不整齐，呈锯齿状、伪足状）。典型的毛细胞特征为：胞体比正常小淋巴细胞大，胞体边缘呈毛发状突起；胞核呈类圆形、卵圆形等，染色质较正常小淋巴细胞疏松，有的可见核仁；胞质量较正常小淋巴细胞多，蓝色或浅蓝色，常无颗粒。详见图 3-20A、B。

2. **骨髓象**　骨髓增生活跃或增生明显活跃，部分因骨髓穿刺干抽而呈增生减低。淋巴细胞比例增加，其中多数为毛细胞，毛细胞的形态特征基本同血片。红系、粒系及巨核系可减少。详见图 3-20C、D。

【注意事项】

1. 根据患者脾大、外周血和骨髓中淋巴细胞增加（多数为毛细胞），可做出"提示慢性淋巴增殖性疾病骨髓象（首先考虑 HCL）"等诊断意见。

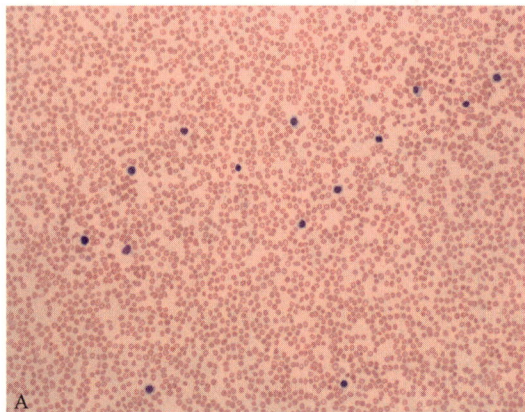

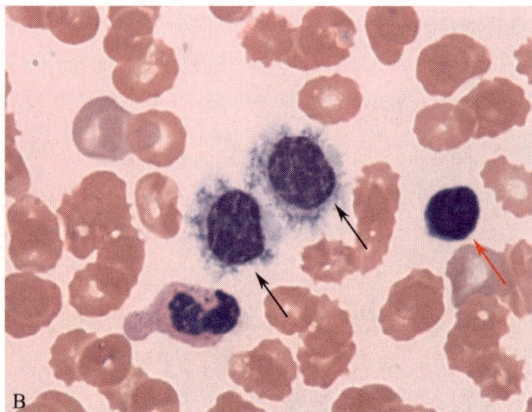

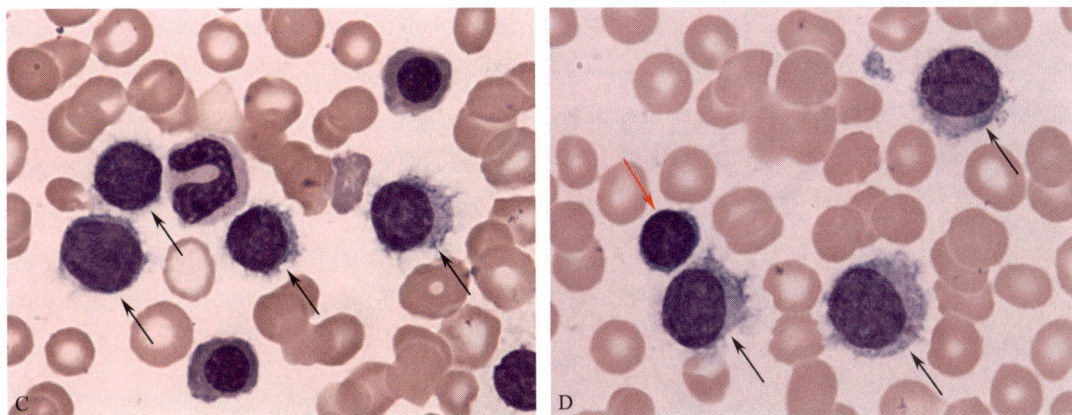

图3-20　毛细胞白血病的血象及骨髓象(A为×100视野)

A. HCL的血象,淋巴细胞比例增加。B. HCL的血象,易见毛细胞(黑色箭头),并见少许正常的淋巴细胞(红色箭头)。C. HCL的骨髓象,易见毛细胞(黑色箭头)。D. HCL的骨髓象,易见毛细胞(黑色箭头),并见少许正常的淋巴细胞(红色箭头)。

　　2.毛细胞的形态特点是诊断本病的关键,部分病例毛发状突起不明显,可能导致漏诊,故观察时应注意淋巴细胞的形态学细节特点。毛细胞的毛发状突起常环绕胞质周边,应注意与脾边缘区淋巴瘤(SMZL)的极性绒毛相鉴别,还需与其他慢性淋巴增殖性疾病(CLPD)进行鉴别。

　　3.毛细胞的酸性磷酸酶(ACP)染色呈阳性,且不被左旋(L)酒石酸抑制,它对HCL的形态学诊断具有一定意义,但目前临床上几乎不开展ACP染色。

　　4.确诊HCL还需做流式细胞学、分子生物学等检查。典型HCL的免疫表型为CD11c⁺、CD103⁺、CD123⁺、CD25⁺、Annexin A1⁺的成熟单克隆B细胞表型,且≥95%的病例存在 *BRAF* p.V600E基因突变。

　　5.书写骨髓检查报告单时,可将淋巴细胞系置各系首位,详细描述其形态特点。

(李俊勋)

实验十四　大颗粒淋巴细胞白血病的形态学检验

【实验目的】

　　1.掌握大颗粒淋巴细胞白血病(large granular lymphocytic leukemia,LGLL)的血象、骨髓象特点。

　　2.熟悉LGLL的形态学观察注意事项。

　　3.规范书写LGLL的骨髓检查报告单。

【实验标本】　制备良好、典型的LGLL血片及骨髓片。

【形态观察】

　　1.**血象**　血红蛋白量、红细胞数减少或正常;血小板数多为正常,少数减少;白细胞数不定。血片中大颗粒淋巴细胞增加,绝对值常>0.5×10⁹/L,中性粒细胞比例常减少。大颗粒淋巴细胞形态特点:胞体较小淋巴细胞大,常呈类圆形或轻微不规则;胞核类圆形或肾形,染色质致密;胞质较丰富,浅蓝色,含数量不等、较粗大的嗜天青颗粒。详见图3-21A、B。LGLL分为T-LGLL与NK-LGLL,但显微镜下无法区分。

2. 骨髓象 骨髓增生活跃或明显活跃,可见数量不等的大颗粒淋巴细胞(常 >10%),形态基本同外周血。粒系、红系及巨核系可减少,有的病例可见粒系核左移现象、红系明显减少、噬血细胞等(图 3-21C、D)。

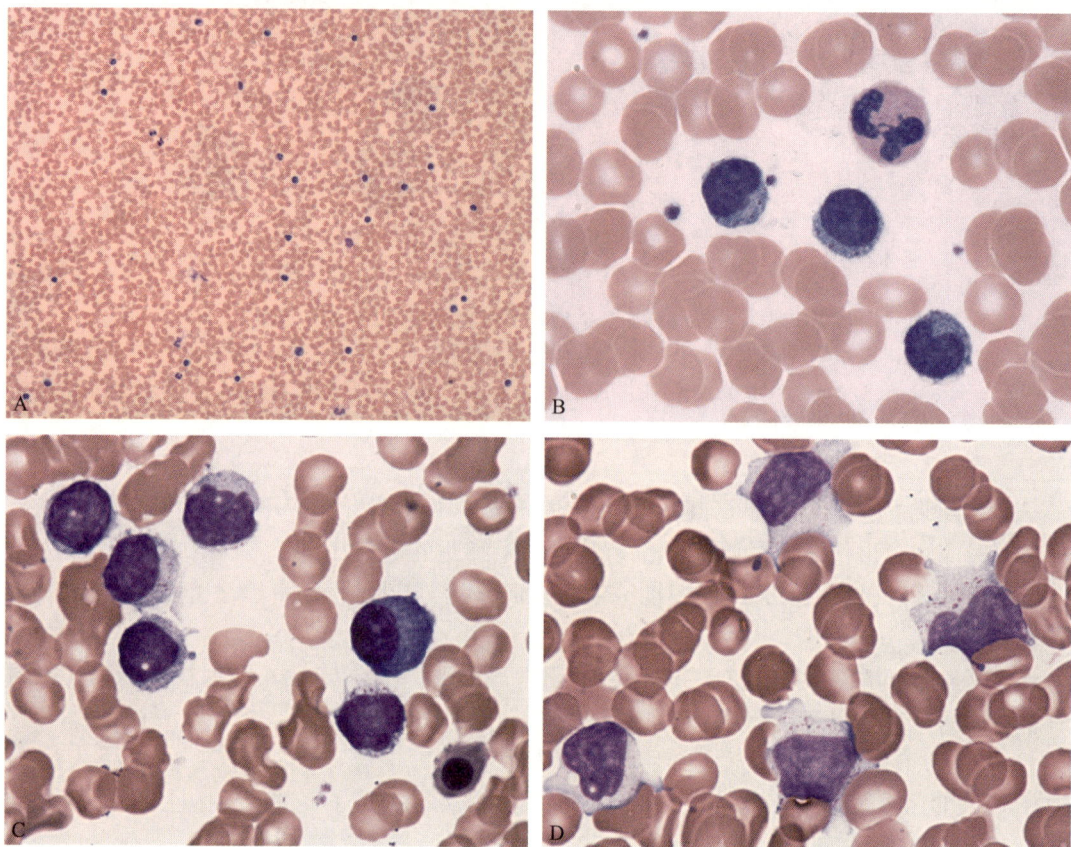

图 3-21 大颗粒淋巴细胞白血病的血象及骨髓象(A 为 ×100 视野)

A. LGLL 的血象,白细胞数及淋巴细胞比例增加。B. LGLL 的血象,除中性粒细胞外均为含颗粒的淋巴细胞。C. LGLL 的骨髓象,除浆细胞、晚幼红细胞外,均为含颗粒的淋巴细胞。D. LGLL 的骨髓象,均为含颗粒的淋巴细胞。

【注意事项】

1. 单纯细胞形态学无法判断大颗粒淋巴细胞的克隆性,也无法判断是 T 细胞来源或 NK 细胞来源,还需结合临床表现、流式细胞学及 TCR 基因重排等检查进行综合分析来诊断。

2. LGLL 分为 T-LGLL 与 NK-LGLL,临床上以 T-LGLL 为多见,其典型免疫表型为:$CD2^+$、$CD3^+$、$CD8^+$、$CD16^+$、$CD57^+$、$CD56^-$、$TCR\alpha\beta^+$。

3. 大颗粒淋巴细胞的颗粒数量较少或较细时容易漏检,故应注意仔细观察淋巴细胞的形态特点。有的大颗粒淋巴细胞白血病可伴噬血细胞,提示患者预后不良,观察时应注意寻找。

4. LGLL 多与自身免疫性疾病相关(包括纯红细胞再生障碍性贫血、自身免疫性溶血性贫血、免疫性血小板减少症、再生障碍性贫血、类风湿关节炎等),且多数自身免疫性疾病相关症状在 LGLL 确诊前出现,故应注意,以免误诊。

5. 书写骨髓检查报告单时,可将淋巴细胞系置各系首位,详细描述大颗粒淋巴细胞的增生程度、比例及形态特点。

（李俊勋）

实验十五　大细胞淋巴瘤的形态学检验

【实验目的】

1. 掌握大细胞淋巴瘤（large cell lymphoma）的血象、骨髓象特点。

2. 熟悉大细胞淋巴瘤的形态学观察注意事项。

3. 规范书写大细胞淋巴瘤的骨髓检查报告单。

【实验标本】　制备良好、典型的大细胞淋巴瘤血片及骨髓片（可选取弥漫大 B 细胞淋巴瘤、间变性大细胞淋巴瘤等）。

【形态观察】

1. **血象**　早期血象可正常；随病程进展，血红蛋白量及血小板数减少，白细胞数不定。约 1/3 骨髓受累患者外周血片中可见与骨髓中形态较为一致的淋巴瘤细胞。其胞体大，常不规则；胞核常不规则，染色质偏疏松、偏粗，部分细胞可见清晰核仁；胞质丰富、深蓝色，有的可见空泡、颗粒。由于大细胞淋巴瘤包含的病理类型较多，形态异质性大（图 3-22）。

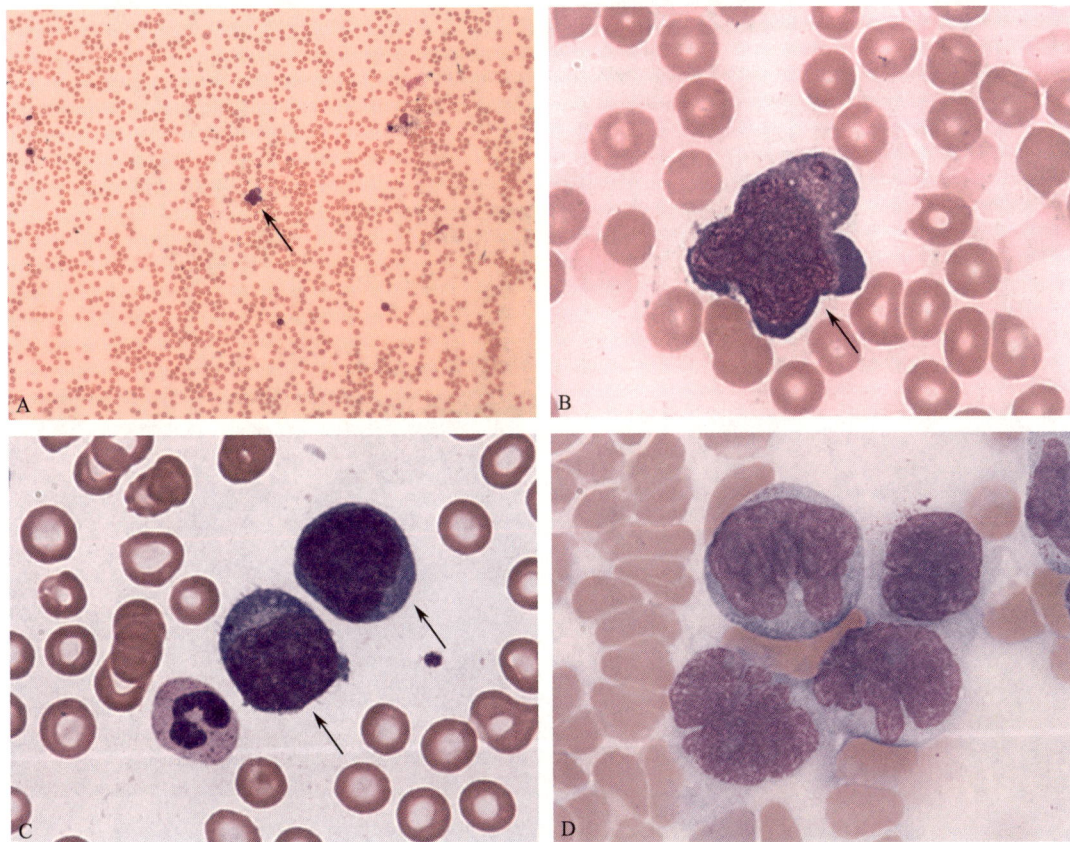

图 3-22　大细胞淋巴瘤的血象（A 为 ×100 视野）

A. 淋巴瘤细胞（箭头）。B. 淋巴瘤细胞（箭头），为 A 图中的箭头所指的淋巴瘤细胞，其含颗粒，取自 T 细胞淋巴瘤侵犯血片。C. 淋巴瘤细胞（箭头），取自 DLBCL 侵犯血片。D. 均为淋巴瘤细胞，多数含颗粒，有的已退化，取自 NK 细胞淋巴瘤侵犯血片的片尾。

2. **骨髓象**　大细胞淋巴瘤晚期常累及骨髓,骨髓表现为增生活跃或明显活跃,可见数量不等的淋巴瘤细胞,其形态类同外周血。淋巴瘤细胞以散在分布为主,有的病例同时可见成堆分布。淋巴瘤细胞比例≥20% 或≥25%(不同资料有差异)为淋巴瘤白血病,淋巴瘤细胞比例 <20% 为淋巴瘤侵犯骨髓。部分病例可见噬血细胞。详见图 3-23。

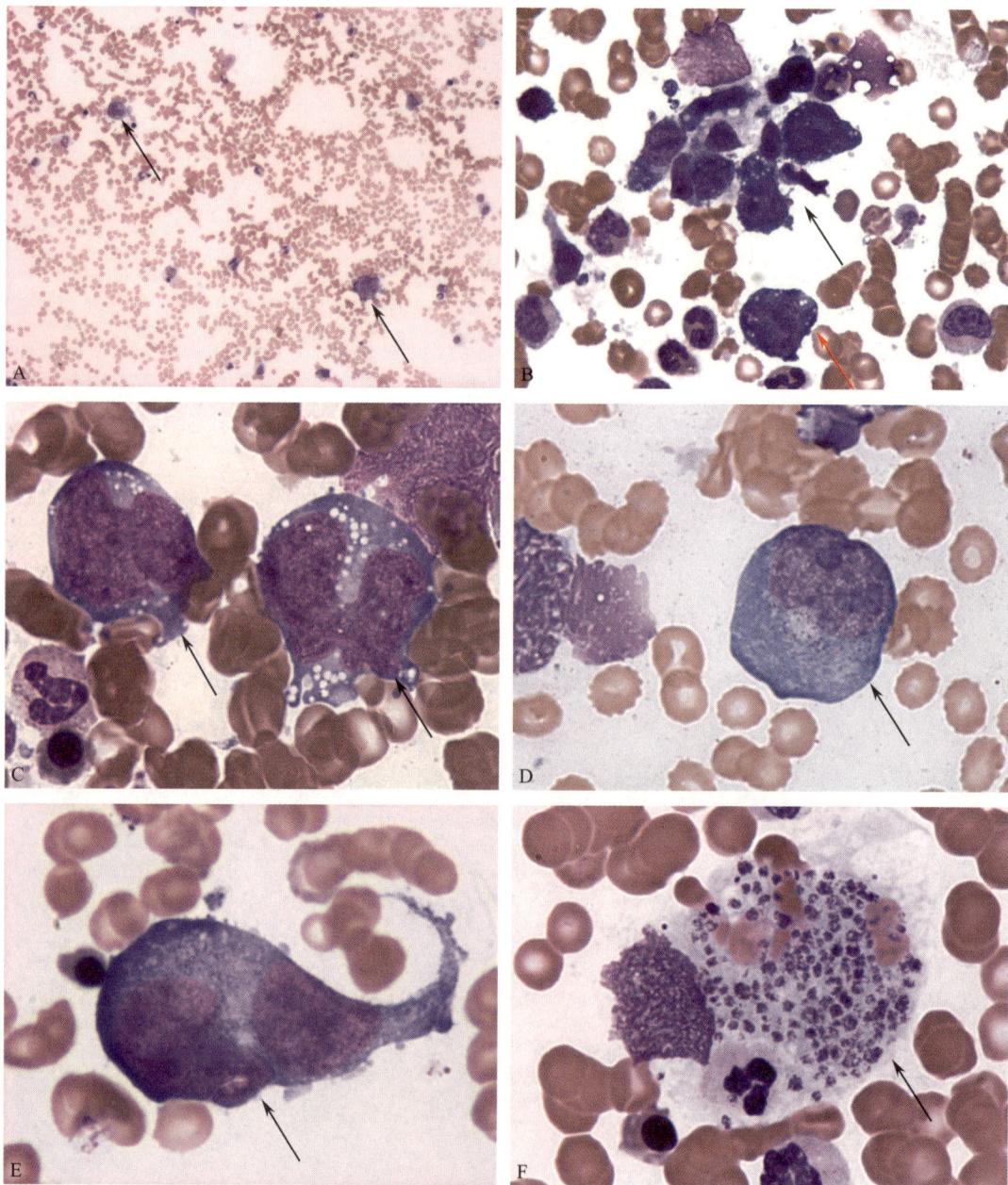

图 3-23　大细胞淋巴瘤的骨髓象(A 为 ×100 视野,B 为 ×400 视野)

A. 可见淋巴瘤细胞(黑色箭头)。B. 淋巴瘤细胞呈成堆(黑色箭头)、散在(红色箭头)分布,其胞体大小不一,胞体及胞核不规则。C. 淋巴瘤细胞(黑色箭头),取自 DLBCL 侵犯骨髓片。D. 淋巴瘤细胞(黑色箭头),含颗粒,取自 T 细胞淋巴瘤侵犯骨髓片。E. 淋巴瘤细胞(黑色箭头),取自间变大细胞淋巴瘤侵犯骨髓片。F. 噬血细胞(黑色箭头),吞噬大量血小板及红细胞、少许中性粒细胞。

3. **细胞化学染色** 髓过氧化物酶染色呈阴性,PAS 染色可呈粗颗粒状阳性(图 3-24)。

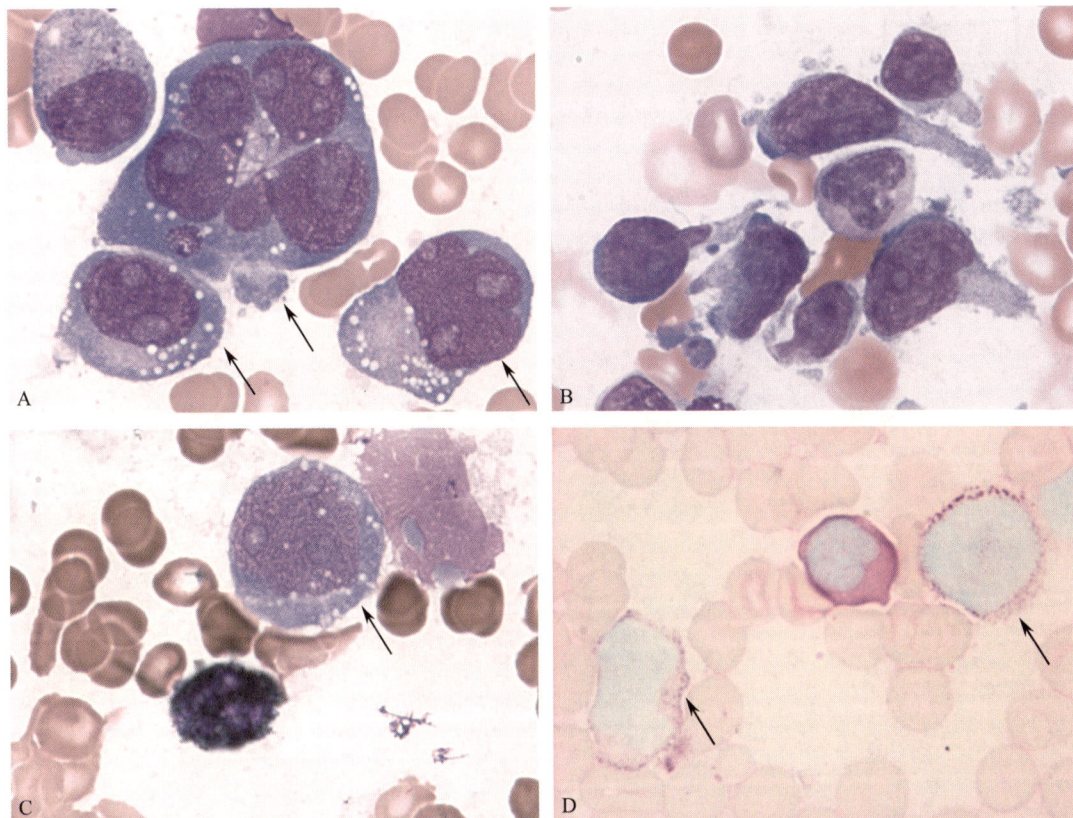

图 3-24 大细胞淋巴瘤白血病的骨髓象及细胞化学染色

A. 淋巴瘤细胞(箭头),取自 DLBCL 侵犯骨髓片。B. 均为淋巴瘤细胞,取自 NK 细胞淋巴瘤侵犯骨髓片。
C. MPO 染色,淋巴瘤细胞呈阴性(箭头)。D. PAS 染色,淋巴瘤细胞呈粗、细颗粒状阳性(箭头)。

【注意事项】

1. 大细胞淋巴瘤是从细胞形态学检验角度来分析的一种命名方法,其主要特点为胞体大(中等大小、较大或巨大),染色质偏疏松、偏粗且常有清晰核仁。

2. 大细胞淋巴瘤包括多种病理分型,形态特点各异,无法单纯依靠细胞形态学来确诊、分型,必须结合病理组织活检、流式细胞学、遗传学等检验进行综合分析及诊断。

3. 如肝、脾、淋巴结肿大及持续发热患者的骨髓片中发现异常的大细胞时,应结合临床其他表现,考虑到淋巴瘤的可能性,并根据大细胞的比例做出“疑为淋巴瘤侵犯骨髓象”或“疑为淋巴瘤白血病骨髓象”等诊断意见。

4. 淋巴瘤侵犯骨髓象及淋巴瘤白血病骨髓象中常伴有噬血细胞,提示患者预后较差。当发现淋巴瘤细胞时,应注意寻找有无噬血细胞;或发现噬血细胞时,应查找有无淋巴瘤细胞。

(李俊勋)

实验十六 多发性骨髓瘤的形态学检验

【实验目的】

1. 掌握多发性骨髓瘤(multiple myeloma,MM)的血象、骨髓象特点。

115

2. 熟悉 MM 的形态学观察注意事项。

3. 规范书写 MM 的骨髓检查报告单。

【实验标本】 制备良好、典型的 MM 血片及骨髓片。

【形态观察】

1. **血象** 血红蛋白量、红细胞数常减少；血小板数、白细胞数正常或减少；晚期可呈全血细胞减少。血片中红细胞常呈缗钱状排列，可见少许异常浆细胞（即骨髓瘤细胞），有的可见少许幼稚粒细胞、有核红细胞；当异常浆细胞绝对值≥2×10⁹/L 或比例≥20%，应诊断为继发性浆细胞白血病（2022 年 WHO 分型标准为浆细胞≥5%）。骨髓瘤细胞形态特点基本同骨髓中各阶段浆细胞，但外周血的异常浆细胞胞体通常比骨髓中小些，且更不典型。详见图 3-25。

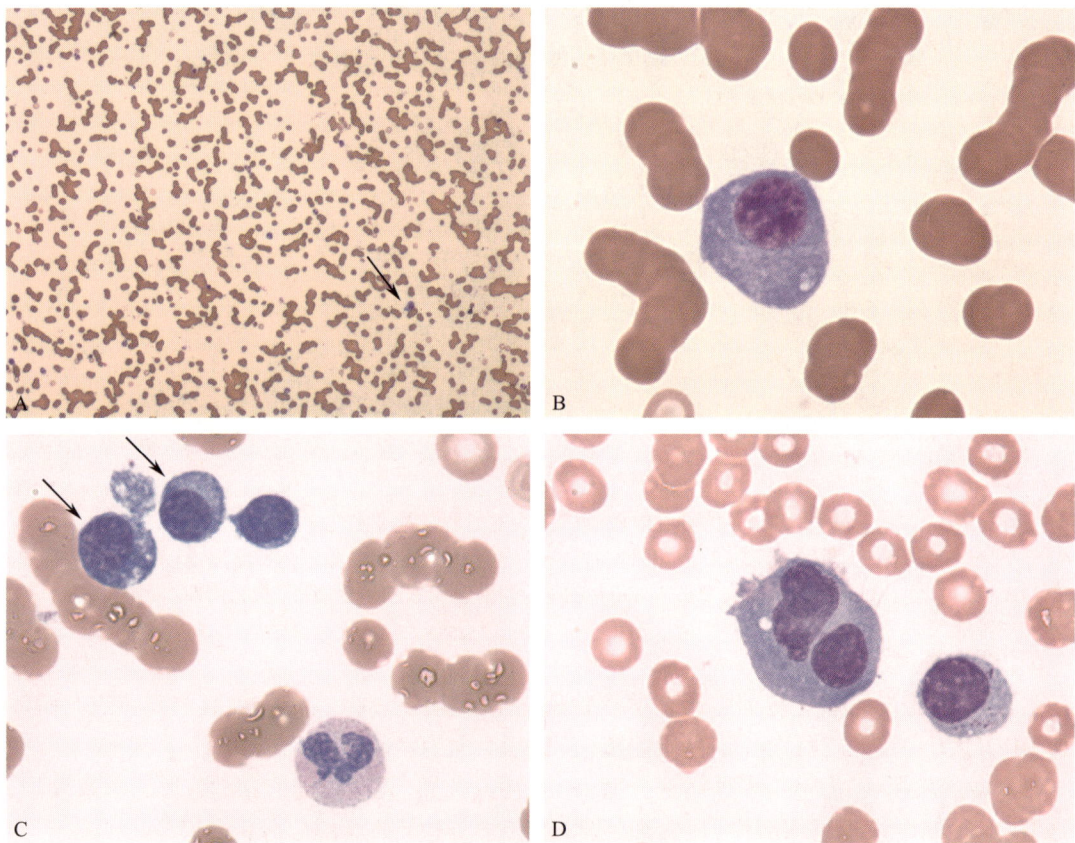

图 3-25 多发性骨髓瘤的血象（A 为 ×100 视野）

A. 红细胞呈缗钱状排列，偶见浆细胞（箭头）。B. 红细胞呈缗钱状排列，见幼稚浆细胞。C. 红细胞呈缗钱状排列，易见浆细胞（箭头）。D. 浆细胞（双核，其中一个胞核不规则）。

2. **骨髓象** 骨髓增生活跃或明显活跃，骨髓瘤细胞明显增生，常≥10%。骨髓瘤细胞从细胞阶段分为：原始浆细胞、幼稚浆细胞、浆细胞，患者可以某一阶段细胞为主，也可各阶段细胞均有。骨髓瘤细胞与正常浆系细胞有许多共同点，例如胞核圆形且偏位，胞质丰富、深蓝色、泡沫浆等。但骨髓瘤细胞往往更具多态性，例如胞体可大小不一（大者如巨核细胞），胞核可巨大、多个、不规则甚至分叶，有的可见火焰细胞、Mott 细胞、Russell 小体等。粒系、红系及巨核系正常或减少，红细胞常呈缗钱状排列。详见图 3-26。

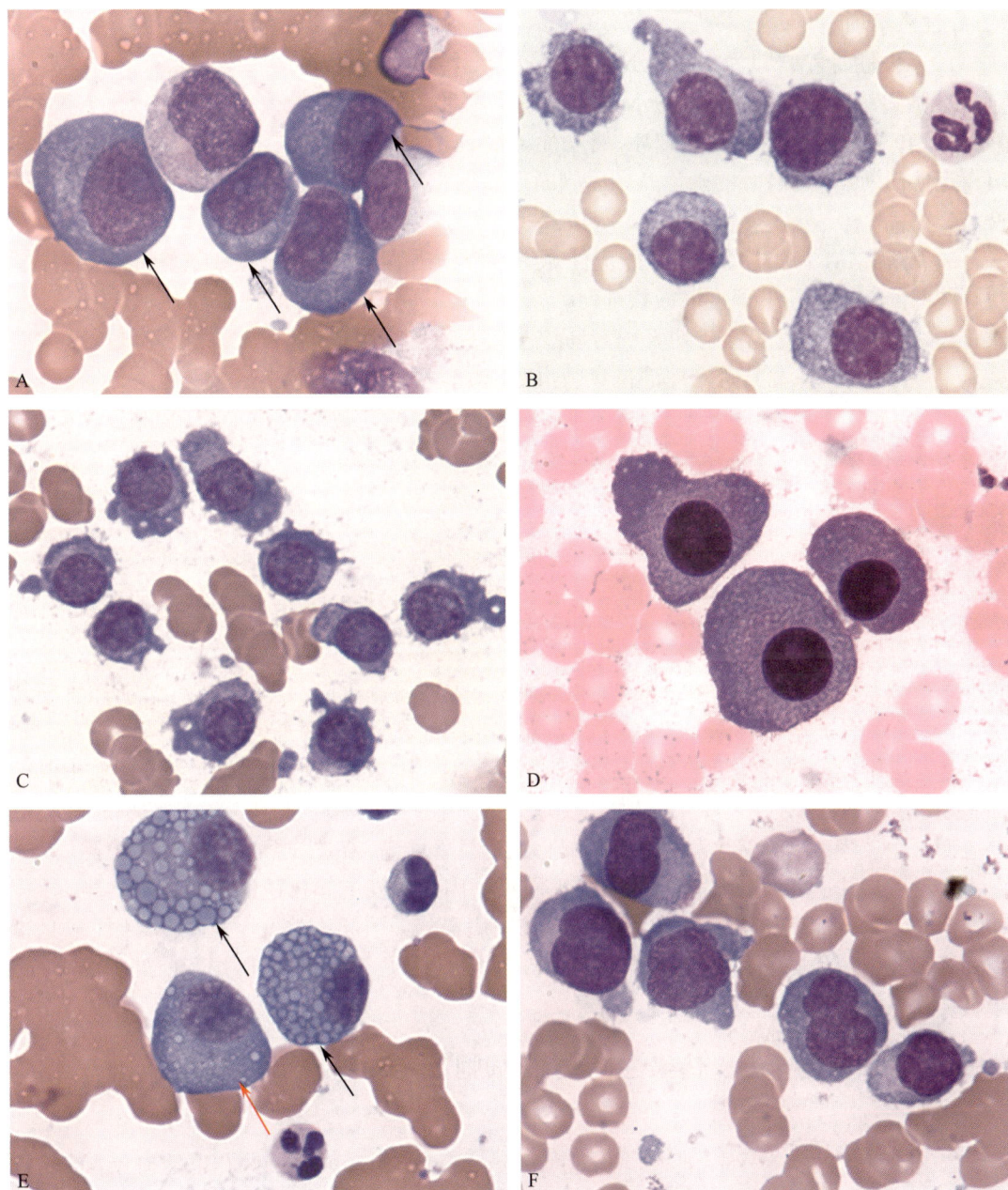

图 3-26　多发性骨髓瘤的骨髓象

A. 以原始浆细胞（黑色箭头）为主。B. 以幼稚浆细胞为主。C. 以浆细胞为主。D. 以火焰细胞为主。
E. 以 Mott 细胞（黑色箭头）及含 Russell 小体浆细胞（红色箭头）为主，多数为幼稚浆细胞。F. 以胞核不规
则的幼稚浆细胞为主。

　　骨髓检查诊断 MM 的标准为异常浆细胞（即单克隆浆细胞）≥10%，但由于细胞形态学
检验无法确诊其是否为单克隆浆细胞，故可以通过其比例及细胞阶段等进行综合分析。因
为正常情况下骨髓中浆细胞 <2%，且为成熟的浆细胞。如果浆系 <10%，但可见原始和 / 或
幼稚浆细胞，也需排除 MM 的可能；成熟的浆细胞即使≥10% 但增加幅度不是很高的情况
下，诊断 MM 也需慎重，因为也可能是反应性浆细胞增多症。

【注意事项】

1. 多发性骨髓瘤即为 WHO 分型中的浆细胞骨髓瘤（plasma cell myeloma）。

2. 通过细胞形态学检验诊断 MM 通常并不困难，骨髓中异常浆细胞≥10%，结合患者年龄偏大（40 岁以下少见）、骨质破坏、肾功能异常、血清和 / 或尿液中检出 M 蛋白等，即可做出肯定性诊断，不过最后的确诊及预后判断还需结合免疫固定电泳、流式细胞学、遗传学等检查。

3. 观察 MM 骨髓片和血片时，应注意选择厚薄适宜的部位，避免在过厚部位观察，因为厚的部位红细胞几乎都呈缗钱状排列。

4. 由于浆细胞骨髓瘤初期表现为局灶性浆细胞异常增生，其后才累及多部位，必要时需注意多部位穿刺，尤其是疼痛部位穿刺，以免误诊。

5. 书写 MM 骨髓检查报告单时，应将浆系置各系首位进行重点描述，包括增生情况、比例、形态特点，还应在红系中描述红细胞是否呈缗钱状排列。

（李俊勋）

第五节　其他疾病的形态学检验

本节内容包括传染性"单个核细胞"增多症、类白血病反应、噬血细胞综合征和骨髓转移瘤 / 癌的形态学检验。传染性"单个核细胞"增多症是由 EB 病毒引起的，具有发热、咽峡炎和淋巴结肿大的急性或亚急性自限性感染性疾病。其特征性血液学改变为外周血中淋巴细胞、反应性淋巴细胞增多。类白血病反应是由于某些因素刺激机体造血组织引起的类似白血病的血液学改变，特点为外周血白细胞数量显著增高，在原发病好转或病因解除后，类白血病反应消失。噬血细胞综合征是由不同致病因素诱发的淋巴组织细胞过度增生、活化并噬血的一组炎症反应综合征，以淋巴瘤及 EB 病毒感染引起为常见。骨髓转移瘤 / 癌是指髓外器官或组织的肿瘤发生骨髓内转移，成人原发灶多见于肺癌、乳腺癌和前列腺癌等，临床表现除原发病外，还可见发热、骨痛等。

实验十七　传染性"单个核细胞"增多症的形态学检验

【实验目的】

1. 掌握传染性"单个核细胞"增多症（infectious mononucleosis，IM）的血象、骨髓象特点。

2. 熟悉反应性淋巴细胞的形态学分型及 IM 的形态学观察注意事项。

【实验标本】 制备良好、典型的 IM 血片及骨髓片。

【形态学观察】

1. **血象**　血红蛋白量、红细胞数和血小板数通常正常；白细胞数正常或增加，大多在 $(10\sim30)\times10^9$/L，少数可减少。血片中淋巴细胞比例增加，并伴有反应性淋巴细胞（又称为异型淋巴细胞）增加且常 >10%（疾病第 7～10 天达高峰）。异型淋巴细胞形态多样，Downey 将其分为 3 型，详见表 3-12、图 3-27。其总的特点为：胞体大，胞质较丰富，胞质呈深蓝色、蓝色，有的可见裙边样结构、空泡及少许颗粒；胞核不规则或规则，染色质较粗糙或较细致，有的可见模糊核仁。

表3-12　反应性淋巴细胞的分型及形态特征

分型	别名	形态特征
Ⅰ型	泡沫型；浆细胞型	较正常淋巴细胞大，类圆形或椭圆形；胞核常偏位，类椭圆形、肾形或不规则形，染色质粗糙，呈粗网状或小块状；胞质量较丰富、深蓝色，常含有空泡，颗粒无或少量
Ⅱ型	不规则型；单核细胞型	胞体较大，不规则；胞核常不规则，染色质较细致；胞质量较丰富，蓝色或有透明感，胞质边缘处可呈较深蓝而似裙边，无空泡，颗粒无或少量
Ⅲ型	幼稚型；幼稚淋巴细胞型	胞体较大，类圆形或椭圆形；胞核类圆形或卵圆形，染色质细致，有的可见模糊核仁；胞质量多、蓝色或深蓝色，可有小空泡，一般无颗粒

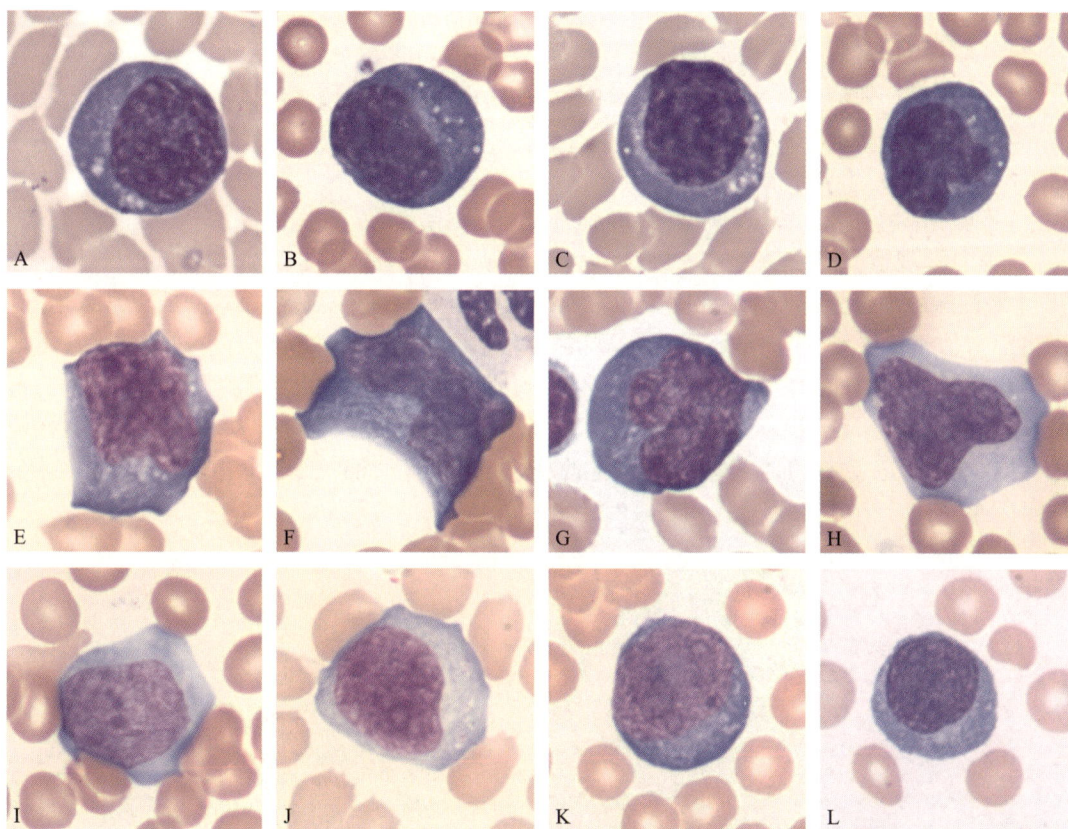

图3-27　各型反应性淋巴细胞
A～D. 浆细胞型。E～H. 单核细胞型。I～L. 幼稚型。

2. **骨髓象**　无明显改变，为大致正常骨髓象。其淋巴细胞比例正常或稍增高，可见少许反应性淋巴细胞，但不及血象中改变明显。

【注意事项】

1. 反应性淋巴细胞的 Downey 分型，只是为了帮助我们认识其多样性。临床上如检验到反应性淋巴细胞，并不需要对其进行分型，而只需报告其比例即可。

2. 血片中出现的反应性淋巴细胞一般呈多样性，如为单一"反应性淋巴细胞"时，应警惕急性白血病、淋巴瘤等可能性。此外，血片中往往同时存在刺激淋巴细胞（其形态学上介于正常淋巴细胞与反应性淋巴细胞之间），故观察有无刺激淋巴细胞，有助于判断片中有些细胞是否为反应性淋巴细胞。

3. IM 的细胞形态学改变主要在血象，而骨髓象常无明显变化，故血片检查更为重要。由于骨髓常无明显特征性改变，一般情况下无须进行骨髓检查，只有在诊断困难、需排除白血病及淋巴瘤等疾病时，才作骨髓检查进行鉴别诊断。

4. 除 IM 外，还有许多疾病可见反应性淋巴细胞增多，如流感、单纯疱疹、流行性出血热、风疹、病毒性肝炎、某些细菌及原虫感染、某些免疫性疾病、化疗后等。但上述疾病 EB 病毒检测一般为阴性。故血片中检出一定数量异型淋巴细胞并不能诊断 IM。

（邓　聪）

实验十八　类白血病反应的形态学检验

【实验目的】
1. 掌握类白血病反应（leukemoid reaction，LR）的血象、骨髓象特点。
2. 熟悉 LR 的形态学观察注意事项。
3. 规范书写 LR 的骨髓检查报告单。

【实验标本】　制备良好、典型的 LR 血片及骨髓片。

【形态学观察】

1. **血象**　血红蛋白量、红细胞数正常或因基础病导致减少；血小板数一般正常或增加，也可因基础病导致减少；白细胞数常明显增高，但多数 $<100 \times 10^9/L$，也有少数白细胞数不增加。根据血片中增加的白细胞类型可分多型：中性粒细胞型、淋巴细胞型、单核细胞型、嗜酸性粒细胞型和浆细胞型等，其中以中性粒细胞型最为常见，其特点为中性粒细胞明显增加伴有中毒颗粒、空泡和杜勒小体等毒性改变，且常伴有幼稚粒细胞，有的偶见原始细胞。详见图 3-28。

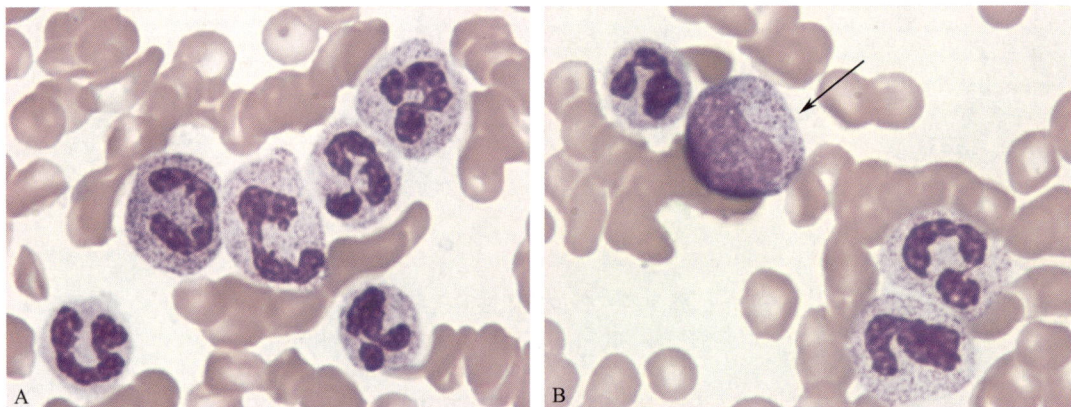

图 3-28　中性粒细胞型类白血病反应的血象
A、B. 以中性粒细胞为主，并可见中毒颗粒，其中 B 中还可见中性中幼粒细胞（箭头）。

2. **骨髓象**　骨髓增生明显活跃，粒系增生，以中性中幼粒及以下各阶段粒细胞为主，并伴核左移，常有毒性改变（如中毒颗粒、空泡、杜勒小体）。少数患者原始细胞偏多。红系比例相对下降，巨核系无明显异常。详见图 3-29。

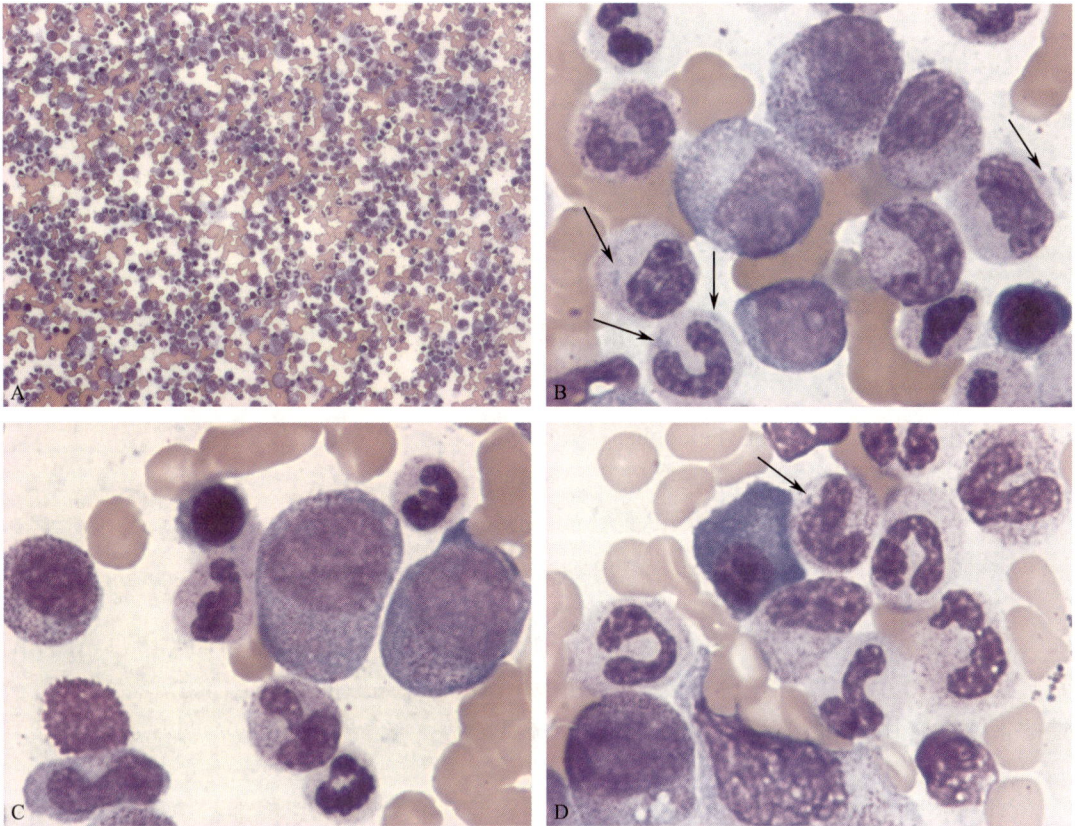

图 3-29　中性粒细胞型类白血病反应的骨髓象（A 为 ×100 视野）

A. 骨髓增生极度活跃。B～D. 粒系明显增生，各阶段幼稚粒细胞较易见，中性粒细胞可见中毒颗粒，并见杜勒小体（箭头）。

3. 细胞化学染色　中性粒细胞型类白血病反应 NAP 阳性率和积分明显增高，见图 3-30；其他类型类白血病反应的 NAP 结果不定。

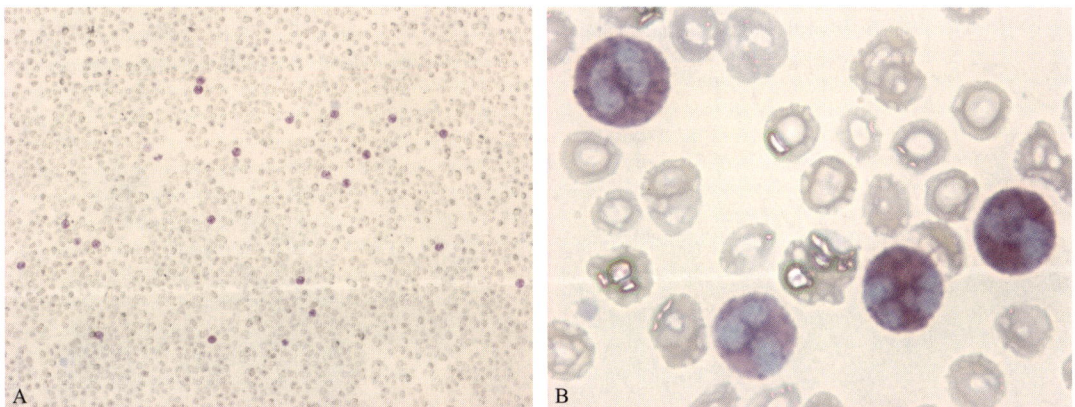

图 3-30　中性粒细胞型类白血病反应的 NAP 染色结果（A 为 ×100 视野）

A. 白细胞数增加，多数 NAP 阳性较强。B. 中性粒细胞均呈阳性，为（++）～（++++）。

【注意事项】

1. 类白血病反应易与慢性髓系白血病（CML）等混淆。可以根据 CML 的 NAP 积分显著下降或零分，绝大多数存在费城染色体、*BCR∷ABL1* 融合基因阳性等进行鉴别。

2. 通过骨髓检查可以做出"提示或疑为类白血病反应骨髓象"等诊断意见，也可以做出描述性诊断意见，不过需结合临床（往往存在明确的基础疾病）、血片等进行综合分析后得出。

（邓　聪）

实验十九　噬血细胞综合征的形态学检验

【实验目的】

1. 掌握噬血细胞综合征（hemophagocytic syndrome，HPS）的血象、骨髓象特点。
2. 熟悉 HPS 的形态学观察注意事项。
3. 规范书写 HPS 的骨髓检查报告单。

【实验标本】　制备良好、典型的 HPS 血片及骨髓片。

【形态学观察】

1. 血象　常呈两系或三系血细胞减少（血红蛋白 <90g/L，血小板 <100×10^9^/L，中性粒细胞绝对值 <1.0×10^9^/L），以血小板数减少最为明显，血小板数的变化可作为观察 HPS 活动性的指征。血片中中性粒细胞常明显减少，淋巴细胞比例较明显增加，易见反应性淋巴细胞，偶见吞噬细胞。

2. 骨髓象　早期骨髓增生活跃，晚期增生减低，主要特点为巨噬细胞增加且可见数量不等的噬血细胞（吞噬多个血细胞，如红细胞、有核红细胞、中性粒细胞、血小板等），有的还可见肿瘤细胞、病原体等，见图 3-31。

【注意事项】

1. 引起噬血细胞综合征的最常见两大疾病为肿瘤、感染，前者以淋巴瘤为常见，故检到噬血细胞者应仔细查找骨髓片及血片中是否存在引起 HPS 的病因，见图 3-31E、F。

2. 噬血细胞综合征骨髓检查的主要特点是巨噬细胞增加且可见噬血细胞，但需要注意的是，仅凭骨髓检查无法做出 HPS 的诊断，一般仅出具"可见噬血细胞"等描述性诊断意见。确诊还需结合临床和其他实验检查，如血清甘油三酯增加、铁蛋白增加、可溶性白介素 -2 受体（sCD25）增加、低纤维蛋白原血症、NK 细胞活性下降或缺如等。

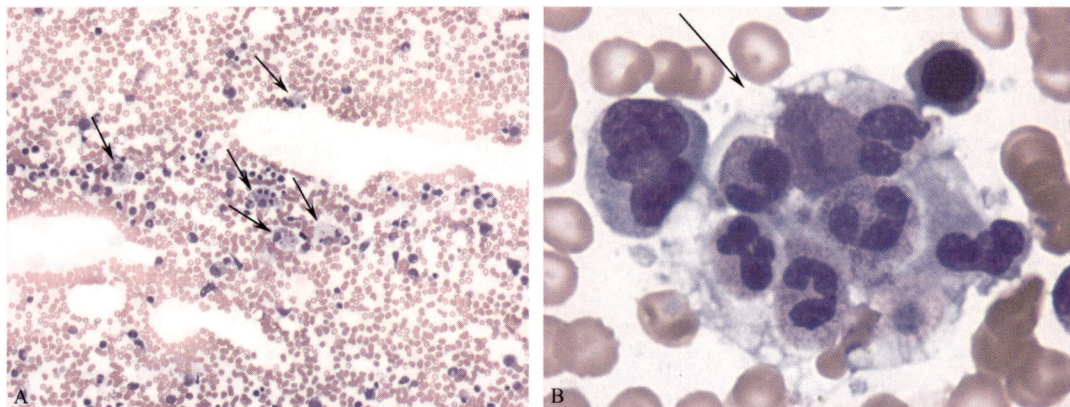

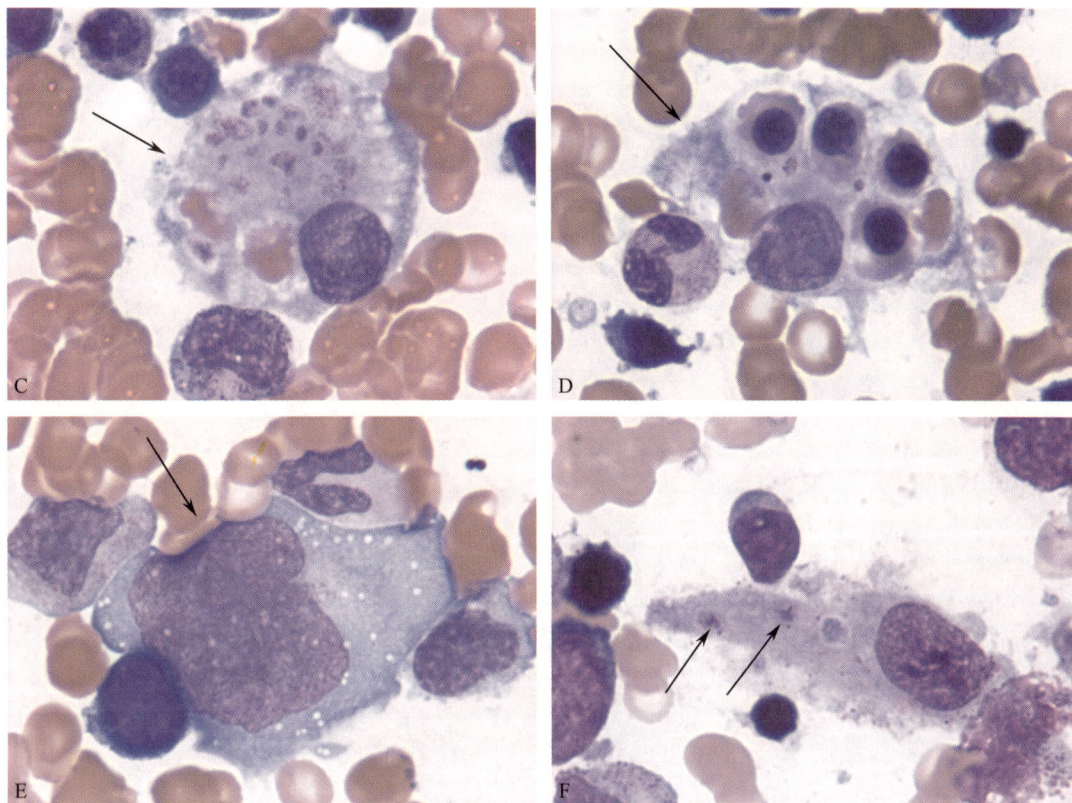

图 3-31 噬血细胞综合征的骨髓象（A 为 ×100 视野）

A. 骨髓增生明显活跃，可见噬血细胞（箭头）。B. 噬血细胞吞噬中性粒细胞、血小板（箭头）。C. 噬血细胞吞噬红细胞、血小板（箭头）。D. 噬血细胞吞噬晚幼红细胞、红细胞、血小板（箭头）。E. 淋巴瘤细胞（箭头）。F. 吞噬细胞吞噬杜氏利什曼虫的无鞭毛体（箭头）。

（邓　聪）

实验二十　骨髓转移瘤 / 癌的形态学检验

【实验目的】

1. 掌握骨髓转移瘤 / 癌的血象、骨髓象特点。

2. 熟悉骨髓转移瘤 / 癌的形态学观察注意事项。

3. 规范书写骨髓转移瘤 / 癌的骨髓检查报告单。

【实验标本】　制备良好、典型的骨髓转移瘤 / 癌血片及骨髓片。

【形态学观察】

1. **血象**　血红蛋白量、红细胞数及血小板数常减少，白细胞数不定。血片中可见少许幼稚粒细胞、有核红细胞，极个别情况下可见散在的转移瘤 / 癌细胞，其余无明显异常（图 3-32）。

2. **骨髓象**　骨髓常干抽导致部分稀释，而呈现"增生减低"或"增生极度减低"；少数呈增生明显活跃或增生活跃。低倍镜下可见成堆和成团的转移瘤 / 癌细胞，尤以片尾多见；少数转移瘤 / 癌细胞呈散在分布。特点为：①成堆出现：细胞排列紧密紊乱，彼此镶嵌、融合；②胞体大：胞体虽大小不一，但多数较大且不规则；③胞核大：胞核虽大小不一，但多数较大且不规则，染色质较细；④核仁大：常可见大而清晰核仁；⑤胞质深蓝，量不定。但腺癌细胞通常具有胞体大小较一致、胞核较规则、胞质丰富等特点。

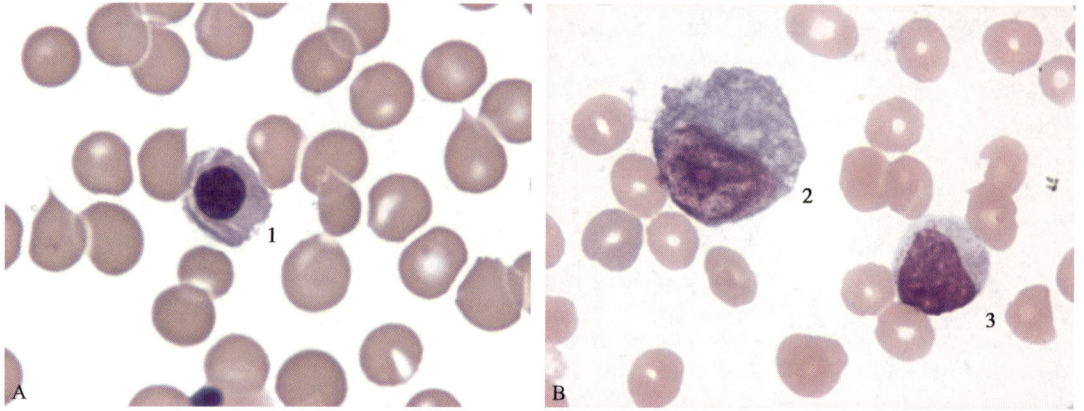

图3-32　骨髓转移瘤/癌的血象
1.晚幼红细胞。2.转移癌细胞（患者为胃癌）。3.淋巴细胞。

　　转移瘤/癌细胞因类型不同而形态多样，故一般无法判断肿瘤的来源。但有的转移瘤/癌细胞具有一定特征，例如神经母细胞瘤骨髓转移时，典型者可见瘤细胞呈菊花状排列、砌墙状排列、品字形、回字形等，细胞间常可见红色细丝样纤维物质等；黑色素瘤骨髓转移时，其瘤细胞胞质内可见数量不等的黑色粗大、细小颗粒。详见图3-33～图3-35。

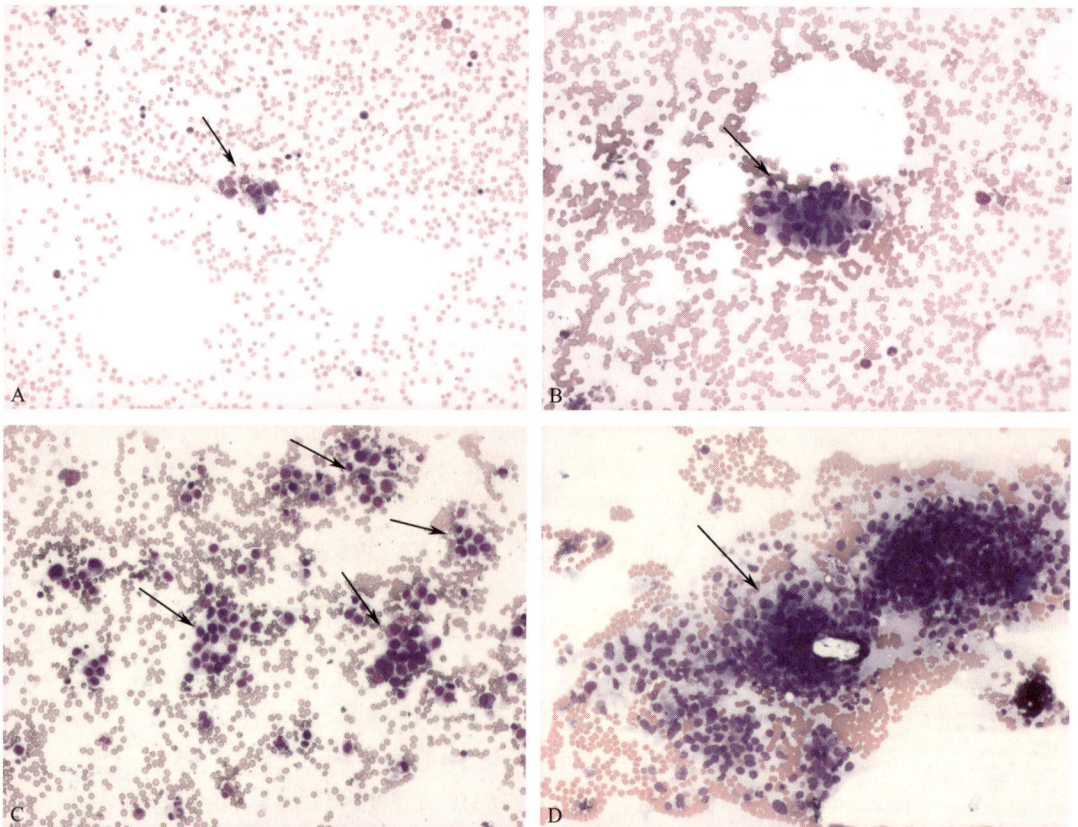

图3-33　骨髓转移瘤/癌的骨髓象（均为×100视野）
A～D.箭头所指均为成堆的转移癌细胞。

3. 细胞化学染色 骨髓转移瘤/癌如为腺癌或横纹肌肉瘤,其 PAS 染色往往为强阳性或阳性,而其他转移瘤/癌细胞多呈阴性。MPO 染色各种转移瘤/癌细胞均呈阴性。

【注意事项】

1. 骨髓转移瘤/癌的形态通常比较典型,故可通过骨髓检查做出"转移瘤/癌侵犯骨髓象"等诊断意见,但多数无法判断肿瘤的来源。

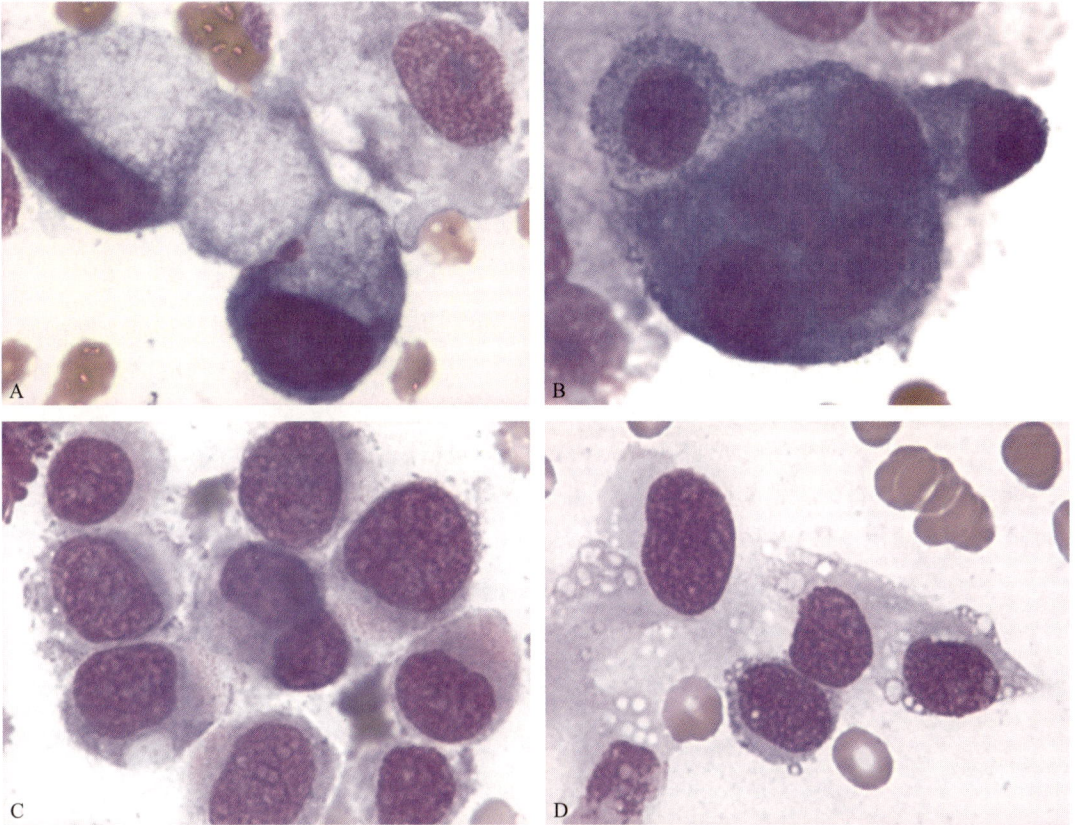

图 3-34 骨髓转移癌(腺癌)的骨髓象
A. 结肠癌细胞。B. 前列腺癌细胞。C. 胃癌细胞。D. 乳腺癌细胞。

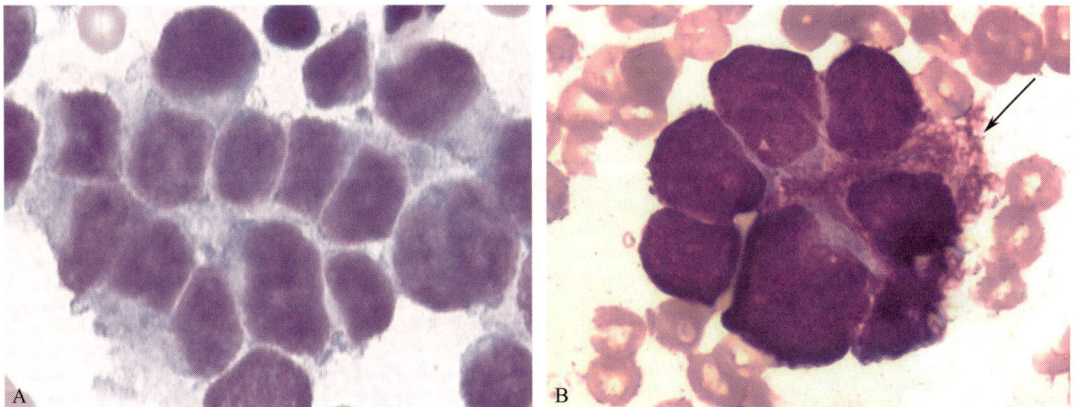

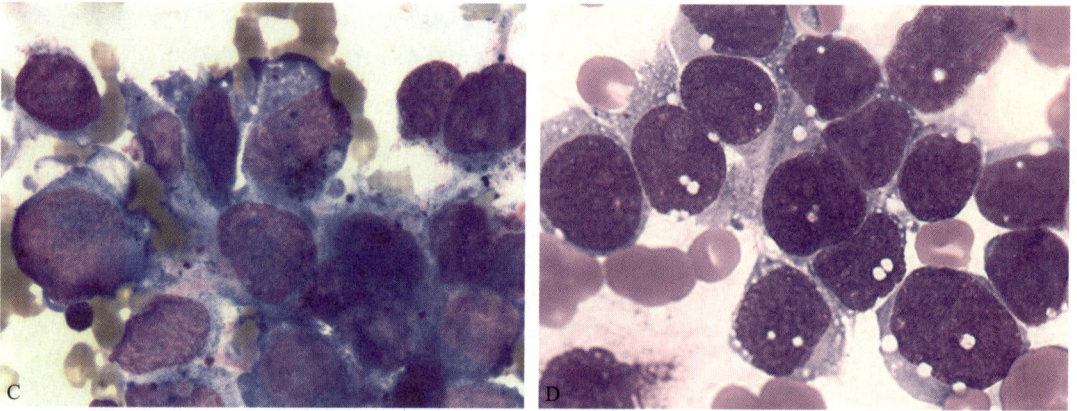

图 3-35 其他骨髓转移瘤 / 癌的骨髓象

A. 神经母细胞瘤，瘤细胞呈砖墙状排列。B. 神经母细胞瘤，瘤细胞呈菊花状排列，并见紫红色丝状物（箭头）。C. 黑色素瘤细胞。D. 肉瘤细胞。

2. 骨髓常干抽，导致骨髓片中细胞少，而且并不是每张片中均可见转移瘤 / 癌细胞。故对于片中转移瘤 / 癌细胞少者，应染更多的涂片（甚至需要染色所有送检的涂片）进行仔细查找，尤其是尾部等边缘，以免漏检。

3. 有的骨髓呈增生活跃或明显活跃，更需仔细查找，否则极易漏检。

4. 有的转移癌细胞呈散在分布，与急性白血病、淋巴瘤白血病等难以区分，需借助流式细胞学、病理组织活检（包括免疫组织化学法）等加以区分。

（邓　聪）

第四章 止血与血栓疾病检验技术

在正常的生理条件下，人体存在着复杂完善的止血、凝血、抗凝血和纤溶系统及其精细的调节机制。因此，血液在血管中流动既不会出血，也不会凝固而形成血栓。但是，如果上述系统及其调控机制被破坏，会导致出血或形成血栓，呈现为出血与血栓性疾病，这是一类临床常见疾病。本章共 20 个实验，分别阐述了血管内皮细胞、血小板、凝血因子、抗凝物质和纤溶活性有关的检验技术。临床上本章大多数试验在全自动血液凝固分析仪上进行，详见表 4-1。

表4-1 全自动血液凝固分析仪开展的试验项目（部分）

模块内容	开展的试验项目
血管内皮细胞检验	血管性血友病因子抗原检测、血栓调节蛋白检测等
凝血因子检验	活化部分凝血活酶时间、活化部分凝血活酶时间延长混合血浆纠正试验、凝血酶原时间测定、凝血酶时间测定、纤维蛋白原含量测定、凝血因子活性测定等
抗凝物质检验	抗凝血酶活性检测、蛋白 C 活性检测、游离蛋白 S 活性检测、血浆抗 Xa 检测、狼疮抗凝物筛选和确诊试验、凝血因子Ⅷ抑制物检测等
纤溶活性检验	纤溶酶原活性检测、纤维蛋白（原）降解产物检测、D- 二聚体检测等

凝血等过程受到许多外在因素的影响，包括样本采集、抗凝剂的使用、标本的运送、标本的处理和保存、试剂、干扰物质、测试温度、技术人员熟练程度等，必须严格控制这些因素。故本章试验中所提供的参考区间（除参考区间为阴性外）仅供大家参考，因为不同的仪器、试剂结果可能存在差异，每个实验室应制定自己的参考区间或对制造商提供的参考区间进行充分的验证。

止血与血栓疾病检验中，许多试验用的标本为乏血小板血浆（platelet poor plasma，PPP），有的还需富血小板血浆（platelet rich plasma，PRP）。规范的获取方法为：常规静脉采血 1.8ml，加入含 0.109mol/L 枸橼酸钠溶液 0.2ml 的试管（即血凝管）中，充分轻轻混匀；以 $200 \times g$ 离心 10 分钟，分离出 PRP；以 $1\,500 \times g$ 离心 15 分钟，分离出 PPP（其血小板数 $<10 \times 10^9/L$）。此外，还有许多试验需要用健康人混合血浆作为正常对照血浆，其规范的采集方法为：须采用 18～55 岁健康人（除外妊娠、哺乳期妇女和服药者）20 名以上男女各半，采集静脉血分别与 0.109mol/L 枸橼酸钠抗凝剂 9：1 混匀，$1\,500 \times g$ 离心 15 分钟，分离血浆后再混合，分装每瓶 1ml，-80℃冻干保存。

第一节　血管和血管内皮细胞检验

血管和血管内皮细胞主要参与机体的一期止血过程。目前主要通过出血时间、血管性血友病因子及血管内皮损伤标志物等检测试验来分析血管和血管内皮细胞的功能状况。本节介绍临床最常用的血管性血友病因子抗原检测。

实验一　血管性血友病因子抗原检测

【实验目的】

1. 掌握血管性血友病因子抗原（von Willebrand factor antigen，vWF：Ag）检测免疫比浊法的实验原理。

2. 熟悉 vWF：Ag 检测的实验材料、实验步骤要点、注意事项。

3. 了解 vWF：Ag 检测的参考区间。

【实验原理】　采用胶乳颗粒增强的免疫比浊法（LPEITA 法）。其原理为：在待检血浆中加入包被有抗 vWF：Ag 单克隆抗体的胶乳颗粒，后者与 vWF：Ag 结合后发生凝集反应，胶乳颗粒的凝集程度与待检血浆中 vWF：Ag 含量成正比。全自动血液凝固分析仪通过测量凝集所导致的透射光减少程度来换算出血浆 vWF：Ag 含量。

【实验材料】

1. **器材**　血凝管、离心机、全自动血液凝固分析仪等。

2. **试剂**

（1）胶乳试剂：包被血管性血友病因子单克隆抗体的聚苯乙烯胶乳颗粒。

（2）反应缓冲液：4- 羟乙基哌嗪乙磺酸缓冲液。

【实验步骤】　因仪器不同而异，各生产厂家均提供操作规程，严格按说明书进行。其中最主要的几个步骤包括以下几方面。

1. **待检血浆的制备**　用血凝管采集患者静脉血，1 500×g 离心 15 分钟，分离出乏血小板血浆（待检血浆）。

2. **试剂准备及放置**　按试剂说明书的要求正确配制、放置试剂。

3. **仪器测量的基本步骤**　见图 4-1。

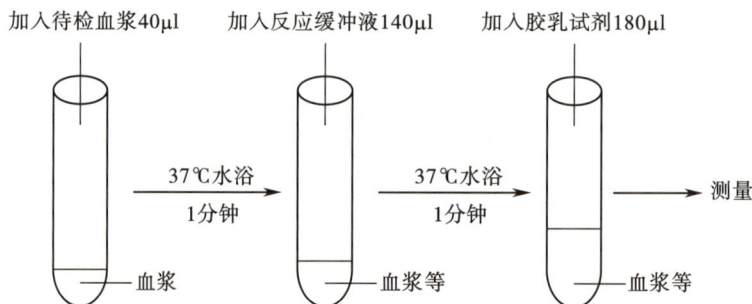

图4-1　仪器测量血管性血友病因子抗原的基本步骤示意图（LPEITA 法）

【参考区间】 血浆 vWF：Ag（免疫比浊法）为 41.1%～125.9%（O 型）或 61.3%～157.8%（A、B、AB 型），O 型人群明显低于其他血型人群。

【注意事项】

1．溶解试剂的过程中应避免形成泡沫。

2．未开瓶试剂有效期内使用，开瓶后 15℃条件下可贮存 7 天。

3．静脉采血后应于 2 小时内进行检测。

（何巍巍）

第二节　血小板检验

血小板具有黏附、聚集、释放反应、促凝血、血块收缩等多种功能，通过一些体外试验，包括血小板黏附试验、血小板聚集试验、血小板膜糖蛋白与血小板活化分析、血小板第 3 因子有效性试验、血小板自身抗体和血小板生存时间等，可以部分反映血小板的一些生理、病理变化，有助于血小板相关疾病的诊断与治疗。本节介绍血小板聚集试验及血小板膜糖蛋白检测试验。

实验二　血小板聚集试验

【实验目的】

1．掌握血小板聚集试验（platelet aggregation test，PAgT）光学比浊法的实验原理。

2．熟悉 PAgT 光学比浊法的实验材料、实验步骤要点、注意事项。

3．了解 PAgT 光学比浊法的参考区间。

【实验原理】 在富血小板血浆（PRP）中加入不同种类、不同浓度的血小板聚集诱导剂后，使血小板发生聚集，导致 PRP 悬液浊度逐渐降低，透光度增加。血小板聚集仪可以记录这种浊度变化并将其转换为电信号，形成血小板聚集曲线。根据血小板聚集曲线可计算出血小板聚集曲线的斜率、不同时间的聚集百分率和最大聚集率等参数，以此来分析血小板聚集能力。

【实验材料】

1．器材　血凝管、塑料试管、离心机、血小板聚集仪等。

2．试剂

（1）Owren 缓冲液（OBS）：将巴比妥钠 1.155g、氯化钠 1.467g 溶于 156ml 蒸馏水中，加 0.1mol/L 盐酸溶液 43ml，调节 pH 为 7.35，再加生理盐水至 1 000ml。

（2）血小板聚集诱导剂：可根据表 4-2 中的种类选择诱导剂。

表 4-2　血小板聚集诱导剂的种类及配制

聚集诱导剂	配制及特点
腺苷二磷酸钠盐（ADP）	用 OBS 配成 1mmol/L 的 ADP 储存液置于 −20℃中保存，使用前 37℃复融，用 OBS 稀释成 3μmol/L、10μmol/L 等浓度
肾上腺素（EPI）	用 OBS 将注射用盐酸肾上腺素稀释成 0.4mg/L

续表

聚集诱导剂	配制及特点
胶原（COL）	浓度为1000mg/L，储存于4℃。用前充分摇匀，用 OBS 稀释成 3mg/L 工作液，此工作液在 4℃条件下可存放 1 周
瑞斯托霉素（RIS）	每瓶 100mg，加入生理盐水配制成 1.5g/L 浓度的工作液，储存在 −20℃中。使用时 37℃复融，本试剂反复冻融不影响活性
花生四烯酸（AA）	将花生四烯酸钠盐溶于 OBS 中，使其浓度为 20mmol/L，随后分装在棕色安瓿内，充氮气后封口，以防止花生四烯酸氧化，储存于 −70℃中。使用前 37℃复融

【实验步骤】

1. 标本采集及制备

（1）用血凝管采集患者静脉血，以 200×g 离心 10 分钟，分离出富血小板血浆（PRP）。

（2）将剩余的血液以 1 500×g 离心 15 分钟，分离出乏血小板血浆（PPP），血小板数应 $<10×10^9$/L。

（3）以 PPP 调整 PRP 血小板数至（150～200）×10^9/L。

2. 血小板聚集仪测定

（1）按下聚集仪上的电源按钮，通电预温 1 小时以上，使聚集仪温度达（37±1）℃。并按下记录仪上的电源按钮，使记录仪通电。

（2）分别取待检者 0.3ml PPP、0.3ml PRP 加入 2 只比色杯内，置于聚集仪的 2 个温浴槽内，预温 3 分钟。

（3）将 PPP 置于聚集仪的测定槽内，按下记录仪按钮以调零，取出 PPP 比色杯。

（4）将 PRP 置于上述同一测定槽内并加入搅拌棒，调吸光度为 100%。

（5）搅拌 10～20 秒后，将 1/10 体积聚集诱导剂（30μl）加入 PRP 中，同时启动反应按钮。

（6）观察并记录血小板聚集反应约 5 分钟，通过记录仪记录血小板聚集曲线。

【结果判定】 通过血小板聚集曲线记录各项参数指标，详见图 4-2。

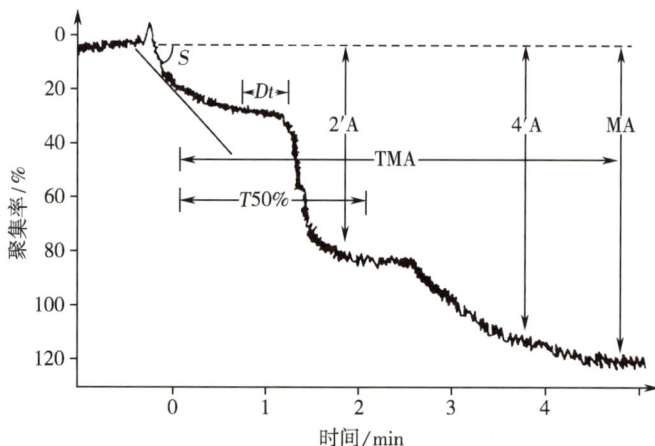

图 4-2　血小板聚集曲线的参数分析

2′A：2 分钟的聚集率。4′A：4 分钟的聚集率。MA：最大聚集率。TMA：达到最大聚集率的时间。T50%：达到 50% 最大聚集率的时间。Dt：延迟时间。S：斜率。

【参考区间】 血小板最大聚集率（光学比浊法）：① ADP（3μmol/L）：50%～79%；ADP（10μmol/L）：>60%。② COL（3mg/L）：52%～91%。③ AA（20mg/L）：56%～82%。④ EPI（0.4mg/L）：50%～85.6%。⑤ RIS（1.5g/L）：58%～76%。

【注意事项】

1. 样本采集

（1）应选用合格的血凝管，否则可影响血小板聚集，甚至使原来正常者出现异常结果。最佳抗凝剂是 0.109mol/L 枸橼酸钠。由于 EDTA 螯合 Ca^{2+} 作用强，影响 ADP 诱导血小板聚集的作用，因而不用 EDTA 作为抗凝剂。肝素本身有诱导血小板聚集的作用，亦不宜作为抗凝剂。

（2）血细胞比容（HCT）在 0.2～0.55 时，血液与抗凝剂比例严格按 9∶1 进行；对 HCT>0.55 的患者，采血时抗凝剂的用量调整公式为：抗凝剂（ml）=（100−HCT）×血液（ml）×0.001 85。

（3）采血技术：推荐使用 19～21 号针头，采集时避免溶血、泡沫和凝血块，任何微小的凝块都会影响测定结果，不可反复穿刺和混入气泡。

（4）采血前禁止食用牛奶、豆浆及脂肪食物。

（5）服用抗血小板治疗的药物，如阿司匹林、双嘧达莫、氯吡格雷、肝素等会影响血小板聚集功能，导致血小板聚集试验结果减低。

（6）待检标本全血血小板计数应不低于 $50×10^9/L$，否则此聚集反应不能真实反映血小板的功能。

2. 标本处理

（1）离心时以获得标本体积 1/3 的 PRP 即可，过高离心力会使标本中血小板下沉，尤其是体积大的血小板，后者的聚集反应性往往较强。离心机应使用甩平式转头，以减少血浆和血小板的重新混合。

（2）PRP 制备后 30 分钟内不宜进行测定，此时的血小板反应性差。

（3）标本采集后应在 3 小时内完成检测，放置过久会降低血小板聚集的强度和速度。放置温度以 15～25℃为宜，温度过低会导致血小板激活，过高则使血小板聚集力减弱。

（4）应注意调整 PRP 的血小板数，使其达到（150～200）$×10^9/L$，否则可致血小板聚集反应降低。分离后的 PRP 应及时加塞保存，防止血液中 CO_2 逸出而使 pH 上升。血浆 pH 在 6.8～8.5 的标本中可获得最佳聚集效果，pH<6.4 或 >10.0 时，将会使聚集受抑。

（5）PRP 避免混入红细胞、血浆脂类和溶血等，否则可降低悬液透光度而掩盖血小板聚集变化。

3. 诱导剂

（1）ADP 在保存中会自行分解产生 AMP，因此配制成溶液后宜在 −20℃冰箱内贮存，一般半年内活性不会降低。

（2）应用肾上腺素时，应裹以黑纸避光，减少分解。

（3）如需使用多种诱导剂测定，应优先进行花生四烯酸、瑞斯托霉素诱导聚集试验，因两者诱导的聚集反应对血浆的 pH 变化较敏感。

（何巍巍）

实验三　血小板膜糖蛋白检测

【实验目的】

1. 掌握血小板膜糖蛋白（glycoprotein，GP）检测的实验原理。

2. 熟悉血小板膜 GP 检测的实验材料、实验步骤要点、注意事项。

3. 了解血小板膜 GP 检测的结果计算、参考区间。

【实验原理】　利用抗人血小板膜 GPⅠb、GPⅡb、GPⅢa、CD62P 等单克隆抗体等与被检者血小板膜相应 GP 发生特异性反应的原理，通过流式细胞仪分析可以测定血小板膜相应 GP 的表达和含量。

【实验材料】

1. **器材**　血凝管、离心机、涡流混匀器、微量加样器、流式细胞仪等。

2. **试剂**

（1）改良 HEPES/Tyrode（HT）缓冲液：将 10mmol/L HEPES、137mmol/L NaCl、2.8mmol/L KCl、1mmol/L MgCl$_2$、12mmol/L NaHCO$_3$、0.4mmol/L Na$_2$HPO$_4$、0.35% BSA、5.5mmol/L 葡萄糖混匀；然后用 0.1mmol/L NaOH 或 HCl 调节 pH 至 7.4，溶液配好后应用 0.2～0.4μm 滤膜过滤。4℃可储存 1 周，−20℃可储存 1 年。使用前恢复至室温。

（2）荧光素标记的单克隆抗体：FITC 或 PE 等标记的抗 GPⅡb/Ⅲa 复合物（CD41/CD61）、GPⅠb/Ⅸ/Ⅴ复合物（CD42b/CD42a/CD42d）、P-选择素（CD62P）等单克隆抗体。

（3）阴性对照试剂：鼠免疫球蛋白（MIgG），其 IgG 亚型、蛋白质浓度、标记的荧光色素和荧光素蛋白质分子比值（F：P）应与荧光素标记的单克隆抗体匹配，一般用同一生产厂商的试剂匹配较好。

（4）固定剂：1% 多聚甲醛磷酸盐缓冲液。

【实验步骤】

1. **标本采集**　用血凝管采集患者空腹静脉血。30 分钟内处理标本。若用于诊断血小板功能异常，需要用健康人血浆作为阳性对照血浆。

2. **免疫荧光染色**

（1）血液标本（包括待检血浆、对照血浆）用 HT 缓冲液 1：10 稀释。有时也可不用稀释。

（2）取 4 支 2ml 塑料尖底离心管，两支标明测定管（T1 和 T2），另两支标明对照管（C1 和 C2）。在 T1 和 C1 管中分别加入两种各 10μl 荧光素标记的单克隆抗体（如 CD42a FITC 和 CD41 PE）。在 T2 和 C2 管中分别加入两种各 10μl 荧光素标记 MIgG（如 MIgG FITC 和 MIgG PE）；在 T 管中均加入 10μl 稀释测定全血或 5μl 未稀释测定全血混匀，在 C 管中均加入 10μl 稀释对照全血或 5μl 未稀释对照全血混匀。避光、室温染色 20 分钟。

（3）洗涤与固定：加入 1.5ml HT 缓冲液或磷酸盐缓冲液，颠转混匀血液标本，300×g 离心 5 分钟，去上清，加入 1ml 4～8℃预冷的 1% 多聚甲醛，涡流混匀，固定 15 分钟后流式细胞仪检测。也可不洗涤直接加入 2ml 4～8℃预冷的 1% 多聚甲醛，涡流混匀，固定 15 分钟后待测。若不能及时测定，置于 4～8℃冰箱内保存，24～48 小时内测定。

3. **流式细胞仪分析**　因仪器不同而异，各生产厂家均提供操作规程，严格按说明书进行。一般有以下几个步骤。

（1）流式细胞仪准备：按仪器操作规程开机，开启自动校准软件（如 FACSC 软件），使用标准荧光微球调试与校准仪器，包括光电倍增管（PMT）电压值、前散射光、荧光灵敏度和双色荧光补偿等。

（2）开启流式细胞数据获取与分析软件：点击仪器设置菜单，前散射光（FSC）、侧散射光（SSC）、荧光1（FL1）及荧光2（FL2）均设为对数方式。设阈值为FL1（如CD1 PE作为血小板标志物，CD42a FITC作为同步检测标志物），避免细胞碎片和仪器背景噪声的影响。流速设为低速以减少粘连。

（3）试用对照管（C2管）进行仪器参数调试并获取数据（不储存数据），在CD41 FITC/SSC散点图中画出血小板门，根据CD42a FITC/CD41 PE散点图中FL1、FL2的基线信号，调整流式细胞仪的FL1、FL2光电倍增管的电压值，使其信号处于左下角（荧光强度在10以内）。再用对照管（C1管）观察CD42a FITC/CD41 PE在图中FL1、FL2的测定信号，健康人血小板的CD42a FITC/CD41 PE荧光信号较强，平均荧光强度（MFI）一般>10^2，并根据散点图分布特点适当调节FL1和FL2的补偿。

（4）获取数据：获取C1、C2、T1、T2管中5 000～10 000个血小板数据，也可同时获取血小板和红细胞的数据，但应保证血小板数量有5 000～10 000个。数据储存于计算机硬盘。

（5）数据分析：在分析软件中显示FSC/SSC、CD41 PE/SSC、CD42a FITC/CD41 PE三幅散点图，分别将对照管、测定管数据调出，设定单个血小板门（R1）。

（6）以对照管（C2）的荧光散点图为基准，画出"+"线，使散点图分成4部分，即左下（LL）、右下（LR）、左上（UL）、右上（UR）。LL显示双阴性信号，LR显示FL1阳性信号，UL显示FL2阳性信号，UR显示FL1和FL2双阳性信号。画"+"线时，尽量靠近LL细胞群，使其阴性百分率>99%即可。画出"+"线至对照管（C1）的散点图，统计各部分中血小板占门内（R1）细胞的百分率、占获取细胞总数的百分率、FL1（X轴）荧光强度的算术平均数（Y Mean）和几何平均数（Y Geo Mean）等结果。然后按上述方法分析测定管的数据。

【结果计算】 计算出CD42a或CD41等阳性血小板百分率，也可以直方图显示R2中CD42a FITC的平均荧光强度（MFI），与阴性对照（T2）的直方图比较，计算平均荧光强度率（MFI-R），由此可获得血小板表达CD42a等的相对含量，详见图4-3。

【参考区间】 流式细胞术法：GPⅠb（CD42b）、GPⅡb（CD41）、GPⅢa（CD61）、GPⅨ（CD42a）阳性血小板百分率均为95%～99%，CD62P（即P-选择素、GMP-140）<2%，CD63<2%，FIB-R<5%。

【注意事项】

1. 免疫荧光染色后洗涤，可有效去除背景荧光的影响，使阴性和阳性血小板的荧光峰分离更好，MFI-R增大，有利于结果的分析。免疫荧光染色后不洗涤，直接加入固定剂，导致阴性和阳性血小板荧光峰的分离不如洗涤的好，MFI-R减小，对CD41、CD42、CD61等分子数量较多的GP分析影响不大，但对含量较少的GP如CD49b（CDⅠa）、CD49e（CDⅠc）的测定则有一定的影响。

2. 由于一些血小板膜糖蛋白的分布与采血后放置的时间有关，如CD42b等。采血后即使立即检测也可能会发生变化，因此有学者建议应采血后立即固定，使检测的信息代表体内血小板膜的真实水平。故各实验室应根据所用抗体的浓度、固定时间、染色时间等不同，确定抗体的最佳浓度及染色时间等。

3. 如果需要准确测定每个血小板膜上的糖蛋白分子数量，可采用定量流式细胞术的方法。

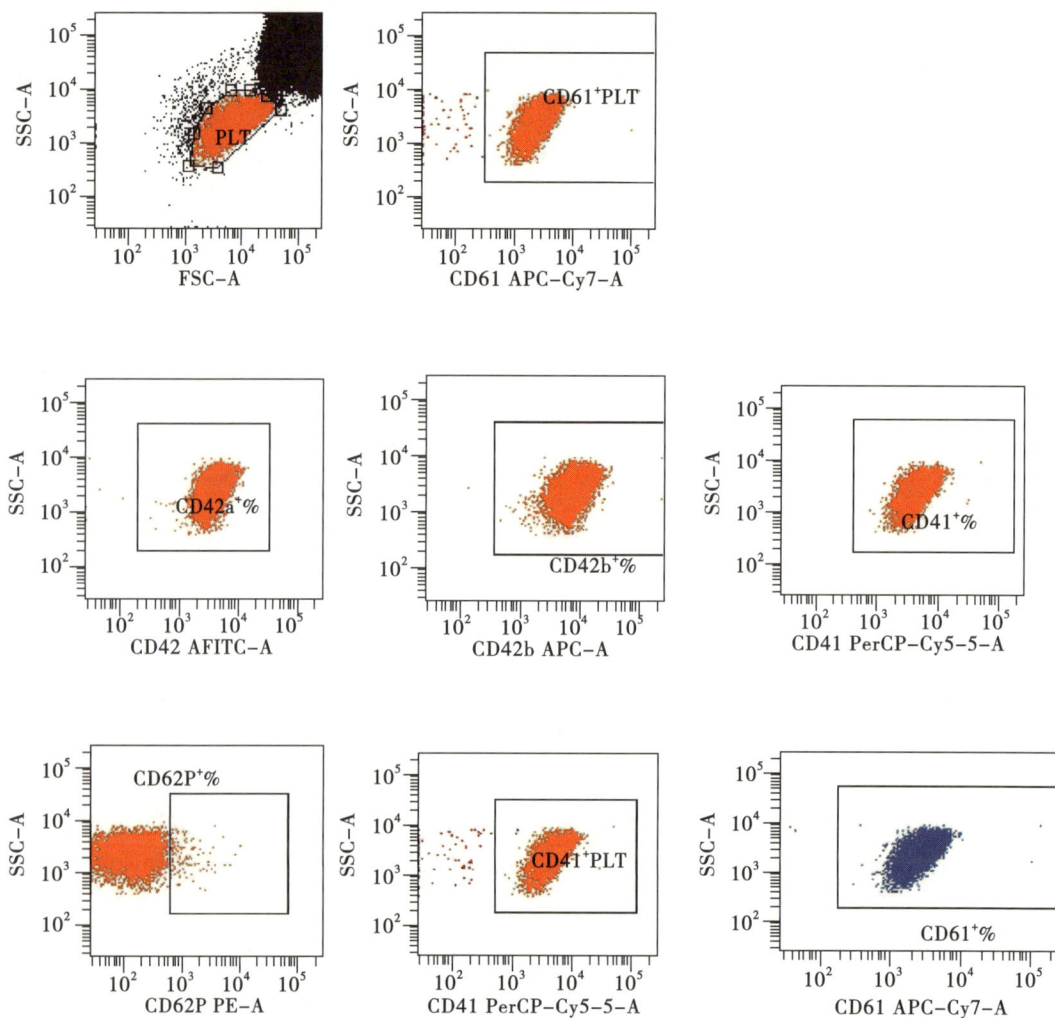

图 4-3 血小板膜糖蛋白的结果示意图

Population：项目；Events：粒子数；%Parent：百分比；FSC-A Mean：前向角散射光 - 面积均值；SSC-A Mean：侧向角散射光 - 面积均值；CD61：GPⅢa；CD42a：GPⅨ；CD42b：GPⅠb；CD62P：P- 选择素；CD41：GPⅡb。

（何巍巍）

第三节　凝血系统检验

凝血系统检验项目有许多，其中常用包括凝血酶原时间检测、活化部分凝血活酶时间检测、活化部分凝血活酶时间延长混合血浆纠正试验、凝血酶时间检测、纤维蛋白原检测及凝血因子活性检测等。

实验四　凝血酶原时间检测

【实验目的】

1. 掌握凝血酶原时间（prothrombin time，PT）检测的实验原理、参考区间。

2. 熟悉 PT 检测的实验材料、实验步骤、结果计算、注意事项。

【实验原理】　在待检血浆中加入足量的含钙组织凝血活酶（主要含 Ca^{2+}、组织因子和脂质），启动外源性凝血系统，激活凝血酶原成为凝血酶，凝血酶使纤维蛋白原转变为纤维蛋白，测定血浆凝固所需时间即为凝血酶原时间。本试验是外源性凝血系统最常用的筛检试验。

【实验材料】

1. **器材**　塑料试管或硅化玻璃试管、血凝管、微量加样器、离心机、37℃水浴箱、秒表等。

2. **试剂**

（1）含钙组织凝血活酶试剂。

（2）健康人混合血浆（正常对照血浆）。

【实验步骤】

1. **标本采集和处理**　用血凝管采集患者静脉血，1 500×g 离心 15 分钟，分离出乏血小板血浆（待检血浆）。

2. **预温**　将含钙组织凝血活酶试剂、正常对照血浆和待检血浆，分别放置于 37℃水浴中预温 5 分钟。

3. **测定**　取 1 支试管，加入预温的 0.1ml 正常对照血浆，37℃预温 30 秒，随后加入 0.2ml 已预温的含钙组织凝血活酶试剂，同步启动秒表并混匀。

4. **观察计时**　在明亮处不断地缓慢倾斜试管，观察试管内液体的流动状态，当液体流动减慢或出现混浊时停止计时，记录凝固时间。重复测定 2～3 次，取平均值作为正常对照血浆的 PT 值。待检血浆也采用同样方法测定 PT 值。

PT 试验的简要操作步骤示意图详见图 4-4。

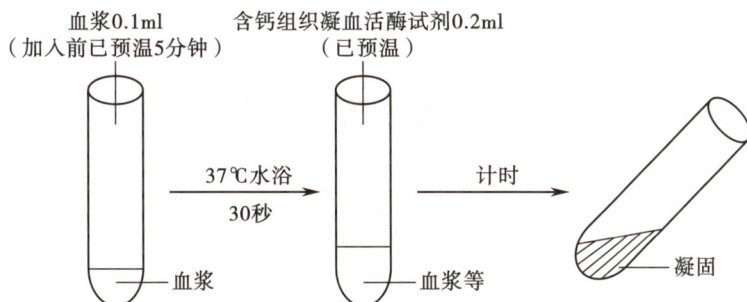

图 4-4　PT 试验的简要操作步骤示意图

【结果计算】

1. PT 比值（PTR）＝待检血浆 PT 值/健康人混合血浆 PT 值。

2. 国际标准化比值（international normalized ratio，INR）＝PTR^{ISI}。ISI 为国际敏感度指数（international sensitivity index），是 WHO 提出以人脑凝血活酶 67/40 批号作为标准品（定 ISI 为 1.0），并以 ISI 表示各种试剂与 67/40 之间的关系。

【参考区间】 ①PT：11～13 秒，超过正常对照值 3 秒为异常；②PT 比值（PTR）：0.85～1.15；③国际标准化比值（INR）：依 ISI 不同而异，一般 INR 在 1.0～2.0。

由于 PT、PTR 在不同仪器和检测系统中存在较大偏差，缺乏可比性，因此临床上指导口服抗凝药物治疗用量时，应同时报告 INR。但应注意，不同疾病时口服抗凝药监测的 INR 治疗范围不同。

【注意事项】

1. 美国临床和实验室标准化协会（CLSI）建议使用高质量塑料试管或硅化的玻璃器皿采血，有充分的透明度和空间使血液与抗凝剂混合。试管清洁、无划痕，避免凝血因子活化，最好使用真空采血管，防止血液中 CO_2 丢失、pH 增高，使凝固时间延长。国际上推荐使用 21 号以上针头，儿童可用 23 号针头。尽量空腹采血，避免高脂血症导致 PT 延长。止血带不能束缚太紧，且束缚时间最好不超过 1 分钟，以免引起凝血因子和纤溶系统活化。采血应顺利，避免溶血、组织液混入和气泡产生。标本无黄疸、无凝血块，任何微小的凝块都会影响检测结果。避免肝素污染。

2. 国际血液学标准委员会（ICSH）推荐使用浓度为 0.109mol/L 枸橼酸钠抗凝剂。当血细胞比容（HCT）在 0.2～0.5 时，血与抗凝剂比例严格按 9∶1 抗凝；对血细胞比容明显升高（HCT＞0.55）的标本，应调整抗凝剂用量：抗凝剂用量（ml）＝（100－HCT）×血液量（ml）×0.001 85。标本与抗凝剂应充分混匀，颠倒混匀若干次。

3. 运送标本时必须加塞，在室温条件下立即运送至实验室，防止异物进入及剧烈振动。采血后宜在 2 小时内完成测定，时间过久，凝血因子Ⅴ易失活。室温下，凝血因子Ⅷ也易失去活性。样本若不能及时检测，应置于 －80℃（不超过 30 天）、－20℃（不超过 14 天）或 2～8℃（不超过 6 小时）保存。冷冻血浆测定时应于 37℃迅速复融，标本不可反复冻融。

4. 含钙组织凝血活酶试剂的活性是影响 PT 检测准确性的关键因素。每次使用含钙组织凝血活酶的活性不同，可导致测定结果的可比性差，故 WHO 要求含钙组织凝血活酶必须标注 ISI，以此表示组织凝血活酶试剂的灵敏度。

5. PT 测定时，应先检测健康人对照血浆，其 PT 值在允许范围内方能测定患者标本。否则应重新配制 PT 试剂。

6. 所有标本应重复测定 2～3 次，取平均值报告。双份结果相差应 <5%，否则应重新检测。

（屈晨雪）

实验五　活化部分凝血活酶时间检测

【实验目的】

1. 掌握活化部分凝血活酶时间（activated partial thromboplastin time，APTT）检测的实验原理、参考区间。

2. 熟悉 APTT 检测的实验材料、实验步骤、注意事项。

【实验原理】　在 37℃条件下以白陶土、硅土或鞣花酸为激活剂，启动内源性凝血系统，并用脑磷脂(部分凝血活酶)代替血小板第 3 因子提供凝血的催化表面,在 Ca^{2+} 的参与下,观察待检血浆凝固所需的时间,即为活化部分凝血活酶时间。该试验是检测内源性凝血系统简便、灵敏和常用的筛查试验。

【实验材料】

1. 器材 塑料试管或硅化玻璃试管、血凝管、微量加样器、离心机、37℃水浴箱、秒表等。

2. 试剂

(1) APTT 试剂(40g/L 白陶土 - 脑磷脂悬液)。

(2) 0.025mol/L 氯化钙溶液。

(3) 健康人混合血浆(正常对照血浆)。

【实验步骤】

1. 标本采集和处理 同 PT。

2. 预温 将 APTT 试剂、正常对照血浆、待检血浆以及 0.025mol/L 氯化钙溶液分别置于 37℃水浴中预温 5 分钟。

3. 测定 取 1 支试管,加入已预温的正常对照血浆、APTT 试剂各 0.1ml,混匀,37℃水浴中预温活化 3 分钟,其间轻轻摇荡数次。随后加入 0.1ml 已预温的 0.025mol/L 氯化钙溶液,同步启动秒表并混匀。

4. 观察计时 在 37℃水浴中连续轻轻振摇试管,大约 20 秒,不时从水浴中取出,在明亮处缓慢倾斜试管,观察试管内液体的流动状态,当液体流动减慢或出现混浊时停止计时,记录凝固时间。重复检测 2 次,取平均值作为正常对照血浆的 APTT 值。待检血浆也采用同样方法测定 APTT 值。

APTT 试验的简要操作步骤示意图详见图 4-5。

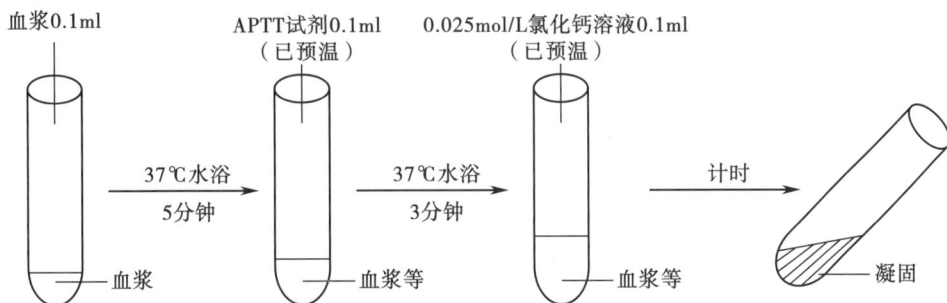

图 4-5 APPT 试验的简要操作步骤示意图

【参考区间】 APTT:31.5～43.5 秒(男性);32.0～43.0 秒(女性)。超过正常对照值 10 秒为异常。

【注意事项】

1. 标本采集、运送及处理同 PT 检测。

2. APTT 试剂质量对测定结果影响很大。若正常对照明显延长,提示 APTT 试剂质量不佳,应重新配制 APTT 试剂。

3. 水浴温度要控制在(37.0±0.5)℃。冻干的正常对照血浆及冷藏试剂在使用前应先放室温平衡 15 分钟。

4. 药物影响 应用避孕药、雌激素、香豆素类药物、肝素、天冬酰胺酶、纳洛酮等药物均可影响 APTT 的检测结果。

（屈晨雪）

实验六　活化部分凝血活酶时间延长混合血浆纠正试验

【实验目的】

1. 掌握活化部分凝血活酶时间延长混合血浆纠正试验的实验原理。

2. 熟悉活化部分凝血活酶时间延长混合血浆纠正试验的实验材料、实验步骤要点、结果判定、注意事项。

3. 了解活化部分凝血活酶时间延长混合血浆纠正试验的参考区间。

【实验原理】　活化部分凝血活酶时间延长混合血浆纠正试验用于鉴别 APPT 延长的原因（凝血因子缺乏还是凝血抑制物）。其原理为：将待检血浆与正常对照血浆混合，检测即刻和 37℃ 孵育 2 小时后的 APTT。

【实验材料】　同本章实验五　活化部分凝血活酶时间检测。

【实验步骤】

1. **即刻 APTT 纠正试验**　检测待检血浆、正常对照血浆、待检血浆与正常对照血浆 1:1 混合血浆（即刻检测）的 APTT，分别得到 APTT1、APTT2、APTT3。APTT 测定见本章实验五。

2. **孵育 APTT 纠正试验**　将待检血浆、正常对照血浆、待检血浆与正常对照血浆 1:1 混合血浆的容器封口，置于 37℃ 水浴，待准确孵育 2 小时后，分别即刻检测孵育后的待检血浆、正常对照血浆、1:1 混合血浆的 APTT，分别得到 APTT4、APTT5、APTT6；同时将孵育后的待检血浆和正常对照血浆以 1:1 混合后即刻检测得到 APTT7。APTT 测定见本章实验五　活化部分凝血活酶时间检测。

APTT 纠正试验的简要操作示意图详见图 4-6。

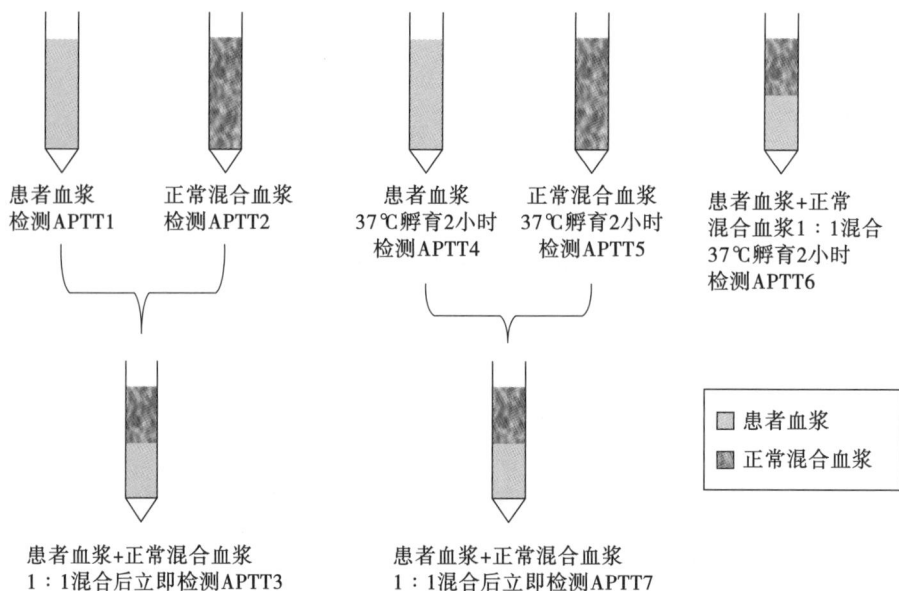

图 4-6　APTT 纠正试验的简要操作示意图

【结果判定】 活化部分凝血活酶时间延长混合血浆纠正试验的结果可采用以下几种方法进行判读：①正常参考区间法；②循环抗凝物指数（ICA）法，又称为罗斯纳指数（RI）法；③百分比纠正法。详见表4-3。

表4-3 活化部分凝血活酶时间延长混合血浆纠正试验的结果判读

即刻 APTT 纠正试验	
（1）正常参考区间法	将检测结果与正常参考区间进行比较
（2）ICA 法（即 RI 法）	RI＝[（APTT3−APTT2）/APTT1]×100%
	RI：<10%，提示因子缺乏
	RI：>15%，提示存在凝血抑制物
	RI：10%～15%，提示临界值（灰区）
（3）百分比纠正法	纠正率＝[（APTT1−APTT3）/（APTT1−APTT2）]×100%
孵育 APTT 纠正试验	
（1）正常参考区间法	将检测结果与正常参考区间进行比较
（2）ICA 法（即 RI 法）	RI2h*＝[（APTT6−APTT5）/APTT4]×100%
（3）百分比纠正法	纠正率＝[（APTT4−APTT6）/（APTT4−APTT5）]×100%

注：*RI2h 指孵育 2 小时后 RI。

【注意事项】
1. 同本章实验五 活化部分凝血活酶时间检测。
2. 对于低滴度的抑制物，可考虑使用 4:1 混合的 APTT 纠正试验。
3. 孵育 APTT 纠正试验时水浴超过 2 小时，有提高假阳性的风险。

（屈晨雪）

实验七 凝血酶时间检测

【实验目的】
1. 掌握凝血酶时间（thrombin time，TT）检测的实验原理、参考区间。
2. 熟悉凝血酶时间检测的实验材料、实验步骤、注意事项。

【实验原理】 37℃条件下，在待检血浆中加入"标准化"凝血酶，开始计时，观察到血浆开始凝固所需要的时间称为凝血酶时间。

【实验材料】
1. 器材 塑料试管、血凝管、微量加样器、离心机、37℃水浴箱、秒表等。
2. 试剂
（1）凝血酶溶液：先用适量蒸馏水复融冻干凝血酶，再加入生理盐水，调至健康人血浆凝固时间波动于 16～18 秒为宜。
（2）健康人对照血浆。

【实验步骤】
1. 标本采集和处理 用血凝管采集患者静脉血，1 500×g 离心 15 分钟，分离出乏血小板血浆（待检血浆）。
2. 预温 将正常对照血浆 0.1ml 加入试管中，放置 37℃水浴预温 5 分钟。

3. **测定** 试管中加入 0.1ml 凝血酶溶液,同时启动秒表并混匀。

4. **观察计时** 在明亮处观察试管内液体的状态,当液体流动减慢或出现混浊时,停止计时,记录凝固时间。重复测定 2～3 次,取平均值作为正常对照 TT 值。待检血浆也采用同样方法测定 TT 值。

TT 的简要操作步骤示意图详见图 4-7。

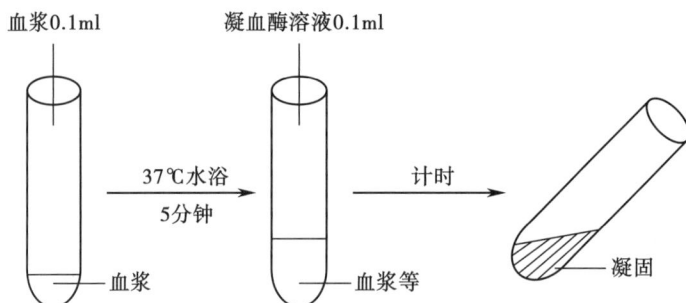

图 4-7 TT 试验的简要操作步骤示意图

【参考区间】 TT:16～18 秒,超过正常对照值 3 秒为异常。

【注意事项】

1. 标本需用 0.109mol/L 枸橼酸钠抗凝,不能采用肝素或 EDTA 盐抗凝。

2. 血浆分离后要尽快进行检测,室温下保存不应超过 3 小时,4℃条件下保存不应超过 4 小时。

3. 已稀释好的凝血酶溶液要尽快使用,若置于 4℃条件下须在 3 天内使用。

4. 每次操作均要对凝血酶溶液进行校正,确保健康人血浆 TT 波动于 16～18 秒。

（江明华）

实验八　纤维蛋白原检测

【实验目的】

1. 掌握纤维蛋白原(fibrinogen,Fg)含量检测 Clauss 法的实验原理、参考区间。

2. 熟悉 Fg 含量检测的实验材料、实验步骤要点、结果计算、注意事项。

【实验原理】 方法包括凝血酶法(Clauss 法)、PT 衍生法、双缩脲比色法及免疫比浊法等,以 Clauss 法为常用。Clauss 法的原理为:在 37℃高浓度凝血酶及低水平纤维蛋白原的条件下,血浆凝固时间与血浆中 Fg 的含量呈负相关,将待检血浆检测结果与国际标准品 Fg 参比血浆制成的标准曲线对比,即可得出待检血浆 Fg 含量。

【实验材料】

1. **器材** 塑料试管、血凝管、微量加样器、秒表、离心机、水浴箱、双对数坐标纸等。

2. **试剂**

(1)冻干牛凝血酶。

(2)冻干纤维蛋白原标准品。

(3)蒸馏水。

(4)缓冲液(以下两种任选一种):①巴比妥缓冲液(pH 7.35):乙酸钠 3.89g、巴比妥钠 5.89g、氯化钠 6.80g 溶解于 800ml 蒸馏水中,再加 1mol/L 盐酸 21.5ml 调节 pH 为 7.35,加蒸馏水至 1 000ml。②咪唑（imidazole；glyoxaline）缓冲液：咪唑 3.40g（0.05mol/L）、氯化钠 5.85g、加入约 500ml 水中，加 0.1mol/L 盐酸 186ml，调节 pH 7.3～7.4，加蒸馏水至 1 000ml。

【实验步骤】

1. 标本采集和处理　用血凝管采集患者静脉血，1 500g，离心 15 分钟，分离出乏血小板血浆（待检血浆）。

2. 稀释标准品和样本　用缓冲液将纤维蛋白原标准品分别稀释成 0.8g/L、1.6g/L、2.4g/L 和 4.0g/L 浓度，各浓度再用缓冲液 1∶10 稀释待用；同时将待检血浆 1∶10 稀释备用。

3. 预温　将凝血酶试剂、0.2ml 待测稀释血浆及标准品，放置于 37℃ 水浴中 3 分钟。

4. 检测　在待测稀释血浆中加入 0.1ml 预温的凝血酶试剂，摇匀并立即启动秒表计时，在明亮处不断地缓慢倾斜试管，观察试管内液体的状态，当液体流动减慢或出现混浊时停止计时，记录凝固时间。每份样本重复测定 2～3 次，取平均值。同时以相同方法测定各标准管，记录各标准管凝固时间。

【结果计算】　以纤维蛋白原标准品浓度为横坐标，相应凝固时间为纵坐标，在双对数坐标纸上绘制标准曲线。根据待检血浆的凝固时间，在标准曲线上可计算出相应的纤维蛋白原含量。

【参考区间】　Fg：2～4g/L（Clauss 法）。

【注意事项】

1. 标本采集、运送与处理同 TT 测定。

2. 试剂质量。①缓冲液的配制和纤维蛋白原标准品的稀释必须准确。②缓冲液 pH 应在 7.3～7.4，若 pH<7.0，凝固时间将随之延长。③必须确保凝血酶试剂的质量。每换一个批号凝血酶，都应重新绘制标准曲线。④因玻璃管对凝血酶有吸附作用，凝血酶应贮藏于聚乙烯管中。凝血酶复融后，在室温中放置不能超过 4 小时，在 4℃ 中保存不能超过 2 天，−20℃ 中可保存 1 个月。

3. 标本检测。①要确保纤维蛋白原标准品各稀释标本的凝固时间在 5～50 秒，否则须另行稀释。②只有血浆稀释至纤维蛋白原浓度为 0.1～0.5g/L 时，纤维蛋白原浓度与血凝块形成时间才有相关性。高于 4.0g/L 的血浆或低于 0.8g/L 的血浆都必须按适当比例进行稀释，并重新检测。③纤维蛋白原标准品与待检血浆要一起检测，以保证结果的可靠性。

4. 当血浆含有高浓度肝素时，可造成测定值假性偏低，此时加入鱼精蛋白可消除。当血浆中含有高水平的副蛋白或纤维蛋白原/纤维蛋白降解产物时，也可造成测定值假性降低。

（江明华）

实验九　凝血因子Ⅷ、Ⅸ、Ⅺ、Ⅻ活性检测

【实验目的】

1. 掌握凝血因子Ⅷ、Ⅸ、Ⅺ、Ⅻ活性检测的实验原理。

2. 熟悉凝血因子Ⅷ、Ⅸ、Ⅺ、Ⅻ活性检测的实验材料、实验步骤要点、注意事项。

3. 了解凝血因子Ⅷ、Ⅸ、Ⅺ、Ⅻ活性的参考区间。

【实验原理】　常用方法为一期法，又称为凝固法。其原理为：将稀释的待检血浆及健康人混合血浆分别与乏凝血因子Ⅷ、Ⅸ、Ⅺ、Ⅻ的基质血浆混合，进行活化部分凝血活酶时间（APTT）检测。同时，用健康人混合血浆 APTT 绘制标准曲线，将待检血浆测定结果与其比较，分别计算出待检血浆凝血因子Ⅷ、Ⅸ、Ⅺ、Ⅻ活性相当健康人的百分率。

【实验材料】

1. 器材　塑料试管或硅化玻璃管、血凝管、微量加样器、秒表、水浴箱、离心机、双对数坐标纸或计算器等。

2. 试剂

（1）缺乏凝血因子Ⅷ、Ⅸ、Ⅺ、Ⅻ的基质血浆。

（2）APTT试剂：5g/L白陶土及脑磷脂悬液。

（3）0.05mol/L氯化钙溶液。

（4）咪唑缓冲液（pH 7.3）：①甲液：咪唑1.36g、氯化钠2.34g溶于200ml蒸馏水中，再加入0.1mol/L盐酸溶液74.4ml，加蒸馏水至400ml；②乙液：0.13mol/L枸橼酸钠溶液。工作液由5份甲液与1份乙液混合制备而成。

（5）健康人混合血浆。

【实验步骤】

1. 标本采集和处理　用血凝管采集患者静脉血，1 500×g离心15分钟，分离出乏血小板血浆（待检血浆）。

2. 标准曲线绘制　健康人混合血浆以咪唑缓冲液作1∶10、1∶20、1∶40、1∶80、1∶160稀释。将各稀释度样品与各种乏凝血因子Ⅷ、Ⅸ、Ⅺ、Ⅻ的基质血浆、APTT试剂各0.1ml，混匀置37℃预温3分钟，分别加入0.05mol/L氯化钙溶液0.1ml混匀，立即记录凝固时间。以1∶10稀释的健康人混合血浆为100%促凝活性，以稀释度浓度为横坐标，APTT凝固时间为纵坐标，在双对数坐标纸上绘制标准曲线或用计算器算出回归方程。

3. 待检标本测定　取置于冰浴中的待检血浆，用咪唑工作液作1∶20稀释，按照上述方法检测凝固时间，从标准曲线上读取相应促凝活性值，再乘以2，即为测定结果。

【参考区间】　一期法：凝血因子Ⅷ∶C（103±25.7）%；凝血因子Ⅸ∶C（98.1±30.4）%；凝血因子Ⅺ∶C（100±18.4）%；凝血因子Ⅻ∶C（92.4±20.7）%。

【注意事项】

1. 标本采集前患者应处于平静和空腹状态，剧烈运动和应激反应可使凝血因子Ⅷ活性增加；若患者血细胞比容异常升高（HCT>0.55），应调整抗凝剂比例。

2. 待检标本应用枸橼酸钠抗凝，并立即分离血浆进行测定；若不能及时检测，可放置−20℃ 1个月内检测或放置−80℃ 3个月内检测，避免反复冻融。若使用冷藏血浆标本，检测前应室温放置15～20分钟，使其恢复至室温；若使用冷冻血浆标本，检测前应将其置于37℃水浴快速复融至少4～5分钟，轻轻充分混匀。

3. 乏凝血因子基质血浆应确保其所乏凝血因子活性<1%，而其他凝血因子水平正常。

4. 所有样本（包括绘制标准曲线的样本）检测前都应置于冰上预冷。

5. 不同APTT试剂由于激活剂的不同而对凝血因子活性检测的敏感性存在差异，宜选用对凝血因子缺乏有高敏感性的APTT试剂。

（江明华）

实验十　凝血因子Ⅱ、Ⅴ、Ⅶ、Ⅹ活性检测

【实验目的】

1. 掌握凝血因子Ⅱ、Ⅴ、Ⅶ、Ⅹ活性检测的实验原理。

2. 熟悉凝血因子Ⅱ、Ⅴ、Ⅶ、Ⅹ活性检测的实验材料、实验步骤要点、注意事项。

3. 了解凝血因子Ⅱ、Ⅴ、Ⅶ、Ⅹ活性的参考区间。

【实验原理】 常用的方法为一期法。其原理为：将稀释的待检血浆及健康人混合血浆分别与乏凝血因子Ⅱ、Ⅴ、Ⅶ、Ⅹ基质血浆混合,进行血浆凝血酶原时间(PT)检测。用健康人混合血浆 PT 绘制标准曲线,将待检血浆测定结果与其比较,分别计算出待检血浆中凝血因子Ⅱ、Ⅴ、Ⅶ、Ⅹ活性相当健康人的百分率。

【实验材料】

1. 器材 塑料试管或硅化玻璃管、血凝管、微量加样器、秒表、水浴箱、离心机、双对数坐标纸或计算器等。

2. 试剂

(1)乏凝血因子Ⅱ、Ⅴ、Ⅶ、Ⅹ的基质血浆。

(2)PT 试剂:含足量 Ca^{2+} 的兔脑或人脑浸出液。

(3)健康人混合血浆。

【实验步骤】

1. 标本采集和处理 用血凝管采集患者静脉血,1 500×g 离心 15 分钟,分离出乏血小板血浆(待检血浆)。

2. 标准曲线绘制 将健康人混合血浆用生理盐水进行 1:10、1:20、1:40、1:80、1:160 稀释。取各稀释标本 0.1ml,分别与各乏凝血因子基质血浆置于 37℃水浴温育 30 秒,加 PT 试剂 0.1ml 混匀,立即记录凝固时间。以 1:10 稀释的标本为 100% 促凝活性,以稀释度浓度为横坐标,PT 为纵坐标,在双对数坐标纸上绘制标准曲线或用计算器算出回归方程。

3. 待检标本检测 待检血浆用生理盐水进行 1:20 稀释,按照上述方法测定凝固时间,从标准曲线上读取相应促凝活性,再乘以 2,即为测定结果。

【参考区间】 一期法:凝血因子Ⅱ:C(97.7±16.7)%;凝血因子Ⅴ:C(102.4±30.9)%;凝血因子Ⅶ:C(103±17.3)%;凝血因子Ⅹ:C(103±19.0)%。

【注意事项】

1. 同凝血因子Ⅷ、Ⅸ、Ⅺ、Ⅻ的测定。

2. 同凝血酶原时间测定。

(江明华)

第四节 抗凝物质检验

抗凝物质检验主要包括生理性抗凝蛋白、病理性抗凝物及外源性抗凝药物的药效检测。生理性抗凝蛋白主要包括抗凝血酶、蛋白 C、蛋白 S 和组织因子途径抑制物,病理性抗凝物主要是狼疮抗凝物、凝血因子抑制物、类肝素物质,外源性抗凝药物主要包括静脉和口服抗凝药。本节介绍临床较常用的试验,包括抗凝血酶活性检测、蛋白 C 活性检测、游离蛋白 S 活性检测、血浆抗Ⅹa 检测、狼疮抗凝物检测和凝血因子Ⅷ抑制物检测。

实验十一 抗凝血酶活性检测

【实验目的】

1. 掌握抗凝血酶活性(antithrombin activity,AT:A)检测发色底物法的实验原理。

2. 熟悉 AT：A 检测发色底物法的实验材料、实验步骤要点、注意事项。

3. 了解 AT：A 检测发色底物法的参考区间。

【实验原理】 通常采用发色底物法，原理为：在待检血浆中加入肝素及过量凝血酶，凝血酶能和待检血浆中的 AT 结合形成 1：1 复合物，过剩的凝血酶则催化发色底物 S-2238，裂解出对硝基苯胺（PNA）显色基团而显色，其显色程度与抗凝血酶活性呈负相关，依据待检血浆吸光度可从标准曲线中得出 AT：A 值。

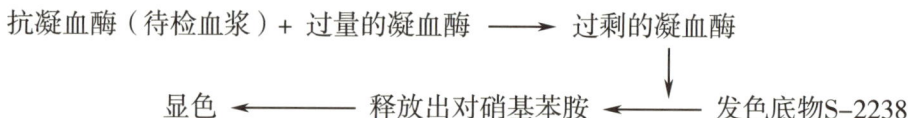

抗凝血酶（待检血浆）+ 过量的凝血酶 ⟶ 过剩的凝血酶

显色 ⟵ 释放出对硝基苯胺 ⟵ 发色底物S-2238

【实验材料】

1. 器材 试管、微量加样器、离心机、37℃水浴箱、酶标仪等。

2. 试剂

（1）0.1% 聚凝胺溶液。

（2）凝血酶溶液：将牛凝血酶用生理盐水配成浓度为 10U/ml 的溶液，并加入浓度为 0.05g/ml 的聚乙二醇，凝血酶工作浓度是 7.5～7.7U/ml。

（3）Tris- 肝素缓冲液：将肝素 30 000U 加入 1L Tris 缓冲液（0.05mol/L Tris、0.175mmol/L NaCl、7.5mmol/L EDTA-2Na，以 1mol/L HCl 调节 pH 为 8.4）。

（4）发色底物：浓度为 $5 \times 10^{-4}\mu mol/L$ 显色肽 S-2238 溶液与 0.1% 聚凝胺溶液按 2：1 比例混匀。

（5）50% 乙酸溶液。

（6）标准血浆。

【实验步骤】

1. 用血凝管采集患者静脉血，$1\,500 \times g$ 离心 15 分钟，分离出乏血小板血浆（待检血浆）。

2. 分别取 6 支试管，将标准血浆及待检血浆等按表 4-4 进行操作。

表 4-4　AT：A 的发色底物法测定

试剂	试管					
	1	2	3	4	5	待测管
标准血浆 /μl	50	100	150	200	250	—
待检血浆 /μl	—	—	—	—	—	200
Tris- 肝素缓冲液 /μl	1 150	1 100	1 050	1 000	950	1 000
稀释度	1：24	2：24	3：24	4：24	5：24	4：24
AT：A/%	25	50	75	100	125	—
充分混匀，37℃温育 5 分钟						
凝血酶溶液	50μl	50μl	50μl	50μl	50μl	50μl
充分混匀，37℃温育 30 秒						

续表

试剂	试管					待测管
	1	2	3	4	5	
发色底物	150μl	150μl	150μl	150μl	150μl	150μl
充分混匀,37℃温育 30 秒						
50% 乙酸溶液	150μl	150μl	150μl	150μl	150μl	150μl

3. 加 50% 乙酸溶液终止反应后,置于酶标仪 405nm 波长读取吸光度 A 值。

4. 以不同浓度标准血浆的 A 值为纵坐标,其相应的 AT:A 为横坐标,绘制标准曲线。

5. 根据待检血浆吸光度值在标准曲线上得出其相应的 AT:A 值(稀释过的标本则应乘以其稀释倍数)。

【参考区间】 AT:A(108.5±5.3)%(发色底物法)。

【注意事项】

1. 凝血过程会消耗抗凝血酶,为保证检测结果准确,本实验必须以血浆为检测标本,不得采用血清标本,同时标本中不得有血凝块,否则必须重新采血。

2. 待检血浆须以 0.109mol/L 枸橼酸钠溶液为抗凝剂,不得用肝素抗凝。

3. 待检血浆分离血浆后应分装冻存,检测前将冻存的血浆置于 37℃水浴中快速解冻并充分混匀,避免反复冻融。

4. 每次检测时均须同时做标准曲线。

(罗秀菊)

实验十二 蛋白C活性检测

【实验目的】

1. 掌握蛋白 C 活性(protein C activity,PC:A)检测发色底物法的实验原理。

2. 熟悉 PC:A 检测发色底物法的实验材料、实验步骤要点、注意事项。

3. 了解 PC:A 检测发色底物法的参考区间。

【实验原理】 通常采用发色底物法,原理为:蛋白 C 激活物 Protac(是从蛇毒中提取的一种特异性蛋白 C 的激活剂),能够激活蛋白 C 生成活化蛋白 C(APC),APC 可作用于发色底物 S-2366,裂解出对硝基苯胺(PNA)显色基团而显色,颜色深浅与 PC:A 呈线性正相关。

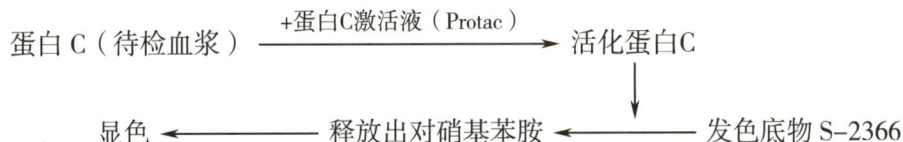

蛋白 C(待检血浆) →(+蛋白C激活液(Protac))→ 活化蛋白C

显色 ← 释放出对硝基苯胺 ← 发色底物 S-2366

【实验材料】

1. **器材** 试管、吸管、微量加样器、37℃水浴箱、酶标仪等。

2. **试剂**

(1)缓冲液:浓度为 0.04mol/L 的巴比妥缓冲液,pH 7.4。

(2)Protac 激活液:将 Protac 3U 溶于 3ml 巴比妥缓冲液后分装,−20℃冻存,使用时用巴比妥缓冲液稀释至浓度为 0.15U/ml。

（3）发色底物：将发色底物 S-2366 用双蒸水配制成显色液，浓度为 1.6mmol/L。

（4）50% 乙酸溶液。

（5）健康人混合血浆。

【实验步骤】

1. 用血凝管采集患者静脉血，1 500×g 离心 15 分钟，分离出乏血小板血浆（待检血浆）。

2. 待检血浆用生理盐水做 1∶2 稀释；健康人混合血浆则用巴比妥缓冲液分别做 100%、80%、60%、40%、20% 和 10% 稀释。

3. 取 25µl 稀释的待检血浆和不同稀释度的健康人混合血浆，分别加入工作浓度为 0.15U/ml 的 Protac 激活液 100µl，充分混匀后置于 37℃ 水浴箱孵育 6 分钟。

4. 分别加入显色液 100µl，充分混匀后置于 37℃ 水浴箱孵育 8 分钟。

5. 分别加入 50% 乙酸溶液各 100µl 终止反应。于酶标仪上 405nm 波长处读取 A 值。

6. 以不同稀释度健康人混合血浆 A 值为纵坐标，血浆稀释度为横坐标，得出标准曲线。

7. 根据待检血浆 A 值在标准曲线上得出其相应的活性，再乘 2 即为蛋白 C 活性值。

【参考区间】 PC∶A（100.24±13.18）%（发色底物法）。

【注意事项】

1. Protac 激活液应分装并在 −20℃ 冻存，不得反复冻融。

2. 冻存的血浆标本检测前应于 37℃ 水浴箱中快速融化。

3. 健康人混合血浆稀释后，用发色底物法测定血浆蛋白 C 活性的范围为 0～160%，若结果不在此范围内，应结合显色程度不同，调整稀释度。

4. 检测过程中，应依据健康人混合血浆显色程度适当调整温育时间。

（罗秀菊）

实验十三　游离蛋白 S 活性检测

【实验目的】

1. 掌握游离蛋白 S 活性（free protein S∶activity，FPS∶A）检测凝固法的实验原理。

2. 熟悉 FPS∶A 检测凝固法的实验材料、实验步骤要点、注意事项。

3. 了解 FPS∶A 检测凝固法的参考区间。

【实验原理】 蛋白 S（PS）的主要功能是加速活化蛋白 C（APC）对活化的凝血因子 Ⅴa 和 Ⅶa 的灭活。凝固法检测 FPS∶A 的原理为：在 Russell 蝰蛇毒（RVV）激活的血液凝固瀑布反应中，APC 能裂解 Ⅴa 形成片段。在此反应中，游离蛋白 S（FPS）作为加速反应的辅因子，导致标本凝血时间延长，并与蛋白 S 活性成正比。

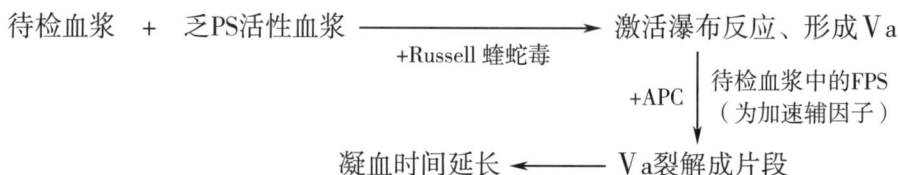

【实验材料】

1. **器材**　血凝管、离心机、全自动血液凝固分析仪等。

2.试剂

（1）乏因子血浆：冻干人枸橼酸抗凝血浆，不残留蛋白S活性；血浆中没有C4结合蛋白。

（2）APC试剂：冻干的、提纯的、含氯化钙的活化蛋白C。

（3）启动试剂：冻干的、由Russell蝰蛇毒提取出的添加磷脂激活物。

（4）全自动血液凝固分析仪配套质控品。

（5）标准血浆。

【实验步骤】

1.用血凝管采集患者静脉血，1 500×g离心15分钟，分离出乏血小板血浆（待检血浆）。

2.待检血浆首先与乏因子血浆1:1混合，然后加入APC试剂，温育数分钟，最后加入启动试剂，检测凝固时间。标本蛋白S活性与检测的凝血时间成正比。

3.对标准血浆进行系列稀释后，按照步骤2加入相应试剂，制备参考曲线，以此得到待检标本结果。

【参考区间】 FPS：63%～135%（凝固法）。

【注意事项】

1.待检血浆≤-18℃可保存1个月，15～25℃可保存4小时。分离血浆时若混有血小板和白细胞，蛋白S活性会减少，因此在冷冻血浆前应再次离心。

2.≤-18℃贮存的冷冻血浆，用时需在37℃水浴10分钟，4小时内完成检测。

（罗秀菊）

实验十四 血浆抗Ⅹa检测

【实验目的】

1.掌握血浆抗Ⅹa检测发色底物法的实验原理。

2.熟悉血浆抗Ⅹa检测发色底物法的实验材料、实验步骤要点、注意事项。

3.了解血浆抗Ⅹa检测发色底物法的参考区间。

【实验原理】 血浆抗Ⅹa检测主要用于检测血浆中普通肝素（unfractionated heparin，UFH）和低分子量肝素（low molecular weight heparin，LMWH）的含量。抗凝血酶（AT）是血浆中凝血酶、FⅩa和其他丝氨酸蛋白酶的抑制物，正常情况下AT的抑制作用较慢，而肝素能使其提高数千倍。通常采用发色底物法，其原理为：在待检血浆中加入过量的AT和FⅩa，普通肝素（UFH）、低分子量肝素（LMWH）均可与AT形成复合物并灭活FⅩa，剩余的FⅩa水解发色底物（S-2765），裂解出对硝基苯胺（PNA）显色基团，颜色的深浅与血浆中UFH或LMWH浓度呈负相关。

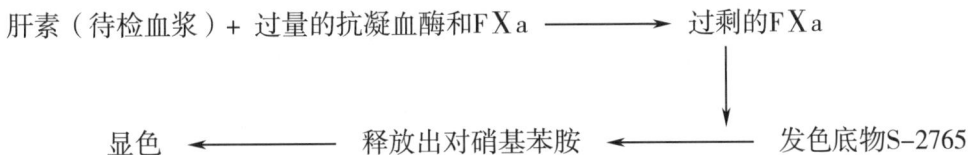

肝素（待检血浆）+ 过量的抗凝血酶和FⅩa ——→ 过剩的FⅩa

显色 ←—— 释放出对硝基苯胺 ←—— 发色底物S-2765

【实验材料】

1.**器材** 血凝管、试管、微量加样器、37℃水浴箱、离心机、分光比色仪等。

2. 试剂

（1）FXa试剂：含冻干牛FXa，加5ml蒸馏水，2~8℃可保存2周，−20℃可保存4个月。

（2）AT试剂：含冻干人AT，加5ml蒸馏水，2~8℃可保存2周，−20℃可保存4个月。

（3）发色底物S-2765：加5ml蒸馏水，2~8℃可保存2周，−20℃可保存6个月。

（4）标准品：用0.109mol/L枸橼酸钠抗凝采集健康人静脉血，1 500×g离心15分钟，分离出乏血小板血浆，以制备肝素标准品。用生理盐水配成8USP U/ml的肝素，然后用正常血浆配成下列肝素标准品：

0.8U/ml：900μl血浆+100μl肝素（8USP U/ml）；

0.4U/ml：500μl血浆+500μl 0.8U/ml标准品；

0.2U/ml：500μl血浆+500μl 0.4U/ml标准品；

0.0U/ml：500μl血浆。

【实验步骤】

1. 用血凝管采集患者静脉血，1 500×g离心15分钟，分离出乏血小板血浆（待检血浆）。

2. 取试管加200μl AT，随后加25μl各肝素标准品或待检血浆，混匀，37℃温育2分钟，加200μl FXa，混匀，37℃温育1分钟；在混合液中加200μl发色底物S-2765，混匀，37℃精确温育5分钟；加200μl乙酸，在波长405nm处读取吸光度值。空白对照液可按下列顺序配制：200μl乙酸→200μl AT→25μl正常对照血浆→200μl FXa→200μl发色底物S-2765→200μl水。

3. 以吸光度值与对应的肝素标准品浓度分别为纵、横坐标，绘制标准曲线。待检血浆中肝素浓度可从标准曲线上直接查到。标准曲线应每次制备。

【参考区间】 肝素浓度为0U/ml（发色底物法）。根据抗凝治疗的强度不同，本检测值有相应变化。本法检测肝素的范围是0~0.8U/ml，肝素活性范围应在肝素生产商推荐的检测值范围内。

【注意事项】

1. 样本应尽可能快地送至实验室处理。血浆标本在室温可保存2小时，若不能及时测定，应放置于−20℃冻存，可保存1个月。检测前37℃水浴15分钟并轻轻充分混匀，避免反复冻融。

2. 采血和离心要避免血小板激活而释放血小板第4因子（PF_4），其可抑制肝素活性。

3. 反应条件如温育时间和温度均应严格按要求进行。

4. 严重黄疸者应设自身对照进行检测。

5. 制作标准曲线的肝素制剂应与受检者一致。

6. 本实验主要用于肝素治疗的监测，而肝素治疗个体差异较大。过量药物可导致出血，用药不足无法避免血栓形成。

（罗秀菊）

实验十五　狼疮抗凝物检测

【实验目的】

1. 掌握狼疮抗凝物（lupus anticoagulant，LA）检测筛查试验及确证试验的实验原理、结果计算、参考区间。

2. 熟悉LA检测的实验材料、实验步骤要点、注意事项。

【实验原理】 用蛇毒试剂激活 FX，加入 Ca^{2+} 和低浓度磷脂，检测血浆凝固的时间，称为 Russell 蛇毒时间（Russell viper venom time，RVVT），作为 LA 的筛查试验（LA screen）。若 RVVT 明显延长时，提示有凝血因子缺陷或存在 LA。加入正常血浆后 RVVT 缩短，为凝血因子缺陷；若 RVVT 仍延长，表明存在 LA。

用蛇毒试剂激活 FX，加入 Ca^{2+} 和高浓度磷脂，检测血浆凝固的时间，称为 LA 确证试验（LA confirm）。如延长的 RVVT 缩短或恢复正常，确认血浆中存在 LA。

通过计算 LA screen 或 LA confirm 与对照血浆 RVVT 的比值，得到 LA 筛查试验比值（screen ratio，SR）和确证试验比值（confirm ratio，CR），用筛查除以确证比值，得到标准化 LA 比值（normalized LA ratio，NLR），根据 NLR 的大小，判断待检血浆中有无 LA。

【实验材料】

1. **器材** 血凝管、试管、微量加样器、37℃水浴箱、离心机、秒表等。

2. **试剂**

（1）LA 筛查试剂盒：包含低浓度磷脂、蛇毒、钙离子。

（2）LA 确证试剂盒：包含高浓度磷脂、蛇毒、钙离子。

（3）健康人混合血浆。

【实验步骤】

1. 用血凝管采集患者静脉血，$1\,500 \times g$ 离心 15 分钟，分离出乏血小板血浆（待检血浆）。

2. 将 LA 筛查试剂、LA 确证试剂各用 2ml 去离子蒸馏水溶解，置室温 30 分钟，颠倒混匀后备用。

3. 将 LA 筛查试剂、LA 确证试剂分别置 37℃水浴中预温 1 分钟。

4. 取 2 支试管，分别加入患者乏血小板血浆 0.2ml 后，于 37℃水浴箱中预温 1 分钟。

5. 分别将温育好的 LA 筛查试剂及 LA 确证试剂各 0.2ml 加入上述试管，同时开始计时，记录血浆凝固时间。以上操作重复 2 次，取均值。

6. 健康人混合血浆同时进行上述检测。

【结果计算】

1. LA 筛查试验比值（SR）= 患者筛查试验结果（s）/ 健康人筛查试验结果（s）。

2. LA 确证试验比值（CR）= 患者确证试验结果（s）/ 健康人确证试验结果（s）。

3. 标准化 LA 比值（NLR）= LA 筛查试验比值（SR）/LA 确证试验比值（CR）。

【参考区间】 标准化狼疮抗凝物比值（NLR）：健康人 <1.2；1.2～1.5 为弱阳性；>1.5～2.0 为中度阳性；>2.0 为强阳性。

【注意事项】

1. 本试验对 LA 检测的敏感性、特异性均较高。检测系统内磷脂的含量至关重要。要求乏血小板血浆内的残余血小板数量 $<10 \times 10^9/L$，建议用经过 2 次离心的血浆检测（将首次离心后的血浆取上层 2/3 转移到塑料试管中，并再次离心后再取上层 1/3）。

2. 采集后的标本建议在 4 小时内完成检测，若不能及时完成，分装于 -20℃可保存 14 天，-70℃可保存 6 个月，不建议冷藏（2～8℃）保存 LA 检测标本。

3. 当血细胞比容 <0.2 或 >0.55 时，均会影响检测结果的准确性，应按常规调节抗凝剂的量。

（罗秀菊）

实验十六　凝血因子Ⅷ抑制物检测

【实验目的】

1. 掌握凝血因子Ⅷ抑制物检测改良 Bethesda 法的实验原理、参考区间。

2. 熟悉凝血因子Ⅷ抑制物检测改良 Bethesda 法的实验材料、实验步骤要点、结果计算、注意事项。

【实验原理】　采用改良 Bethesda 法，将待检血浆与健康人混合血浆混合，温育一定时间后，检测剩余凝血因子Ⅷ的活性。如果待检血浆中含有凝血因子Ⅷ抑制物，则会导致混合血浆中凝血因子Ⅷ的活性下降。抑制物的含量以 Bethesda 法为单位进行计算。1 个 Bethesda 单位的含量相当于灭活 50% 凝血因子Ⅷ活性的量。

【实验材料】

1. 器材　血凝管、试管、微量加样器、37℃水浴箱、离心机、秒表等。

2. 试剂

（1）0.05mol/L 咪唑缓冲液（pH 7.3）：取氯化钠 0.585g、咪唑 0.34g，加入蒸馏水至 100ml。

（2）40g/L 白陶土 - 脑磷脂悬液。

（3）乏凝血因子Ⅷ血浆（FⅧ：C<1%）。

（4）健康人混合血浆。

（5）0.025mol/L $CaCl_2$ 溶液。

【实验步骤】

1. 用血凝管采集患者静脉血，1 500×g 离心 15 分钟，分离出乏血小板血浆（待检血浆）。

2. 分别将待检血浆、健康人混合血浆用 0.05mol/L 咪唑缓冲液做 1∶1 稀释。

3. 将稀释好的健康人混合血浆 37℃温育 2 小时后，按照凝血因子Ⅷ：C 检测方法测定 FⅧ：C，以作为对照血浆凝血因子Ⅷ：C。

4. 将稀释好的待检血浆与等量健康人混合血浆混合，37℃温育 2 小时后，按照凝血因子Ⅷ：C 检测方法测定 FⅧ：C，以作为温育后凝血因子Ⅷ：C。

【结果计算】　待检血浆温育后剩余 FⅧ：C＝（温育后凝血因子Ⅷ：C/ 对照血浆凝血因子Ⅷ：C）×100%。Bethesda 单位＝待检血浆温育后剩余 FⅧ：C×待检血浆与对照血浆间的稀释倍数。

【参考区间】　无凝血因子Ⅷ抑制物（改良 Bethesda 法）。

【注意事项】

1. 同 FⅧ：C 测定。

2. 如果抑制作用明显，超出 FⅧ：C 检测线性范围，可降低待检血浆在对照血浆中的比例，重新检测 FⅧ：C。

3. Bethesda 法不仅可用于凝血因子Ⅷ抑制物检测，还可用于凝血因子Ⅸ、Ⅺ、Ⅹ、Ⅱ抑制物的检测。

（罗秀菊）

第五节 纤溶系统检验

反映机体纤溶系统检验主要包括纤溶有关组分检测和纤溶降解产物检测等。本节介绍临床较常用的试验：纤溶酶原活性检测、血浆鱼精蛋白副凝试验、纤维蛋白（原）降解产物检测、D-二聚体检测。

实验十七 纤溶酶原活性检测

【实验目的】

1. 掌握纤溶酶原活性（plasminogen activity，PLG：A）检测发色底物法的实验原理。

2. 熟悉 PLG：A 检测发色底物法的实验材料、实验步骤要点、注意事项。

3. 了解血浆 PLG：A 检测发色底物法的参考区间。

【实验原理】 发色底物法测定 PLG：A 的原理为：链激酶可使纤溶酶原转变为纤溶酶，纤溶酶作用于发色底物 S-2251，释放出对硝基苯胺（PNA）显色基团而显黄色，其颜色深浅与待检血浆中 PLG：A 活性呈正相关，在 405nm 的波长下测定 PNA 的吸光度，可计算出血浆 PLG：A。

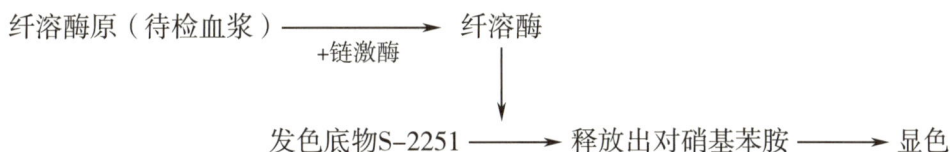

纤溶酶原（待检血浆）——+链激酶——→ 纤溶酶
                                    ↓
发色底物S-2251 ——→ 释放出对硝基苯胺 ——→ 显色

【实验材料】

1. **器材** 血凝管、试管、微量加样器、37℃水浴箱、离心机、酶标板、光电比色仪等。

2. **试剂**

（1）0.05mol/L Tris-缓冲液（pH 7.4）。

（2）链激酶溶液。

（3）发色底物 S-2251：用双蒸水配制成 5g/L，现用现配。

（4）反应终止液：50% 乙酸溶液。

（5）正常混合血浆。

【实验步骤】

1. 用血凝管采集患者静脉血，1 500×g 离心 15 分钟，分离出乏血小板血浆（待检血浆）。

2. 将正常混合血浆用缓冲液进行 1：10、1：20、1：40、1：80 稀释，将各稀释度的正常混合血浆 50μl 加入 96 孔酶标板中，将待检标本作 1：10 稀释后加 50μl 于酶标板中。

3. 每孔加 50μl 链激酶，37℃水浴中温育 30 分钟。

4. 每孔加发色底物 20μl 及缓冲液 100μl，置于振荡器上混合片刻，然后置 37℃水浴中温育 1 小时。

5. 加 50% 乙酸溶液 50μl 以终止反应。

6. 酶标仪上读取 405nm 的吸光度值。

7. 以正常混合血浆各稀释度的 PLG：A 作横坐标（1：10 正常混合血浆为 100% 活性），

以 405nm 的吸光度值为纵坐标,在半对数纸上绘制标准曲线。

8. 以待检血浆的吸光度值在标准曲线上查得 PLG:A 的含量,再乘以稀释倍数,从而得出待检血浆中的 PLG:A(%)。

【参考区间】 PLG:A(85.55±27.83)%(发色底物法)。

【注意事项】

1. 标本采集需用枸橼酸盐作抗凝剂。采血应迅速,否则止血带束缚过久可引起 PLG:A 假性减低。标本如发生凝血或溶血应当重新采血。标本采集后立即送检。

2. 一些药物可影响 PLG:A,例如口服避孕药物能使 PLG:A 轻度增高,溶栓药物(组织纤溶酶原激活物、尿激酶、链激酶等)能使 PLG:A 下降,因此若在应用上述药物时行 PLG:A 检测,需在标本上注明。

(李　强)

实验十八　血浆鱼精蛋白副凝试验

【实验目的】

1. 掌握血浆鱼精蛋白副凝试验(plasma protamine paracoagulation test,3P 试验)的实验原理、结果判定、参考区间。

2. 熟悉 3P 试验的实验材料、实验步骤、注意事项。

【实验原理】 凝血酶作用于纤维蛋白原,使纤维蛋白原释放出纤维蛋白肽 A、纤维蛋白肽 B 后,转变成纤维蛋白单体(FM),而纤溶酶能降解纤维蛋白(原)形成纤维蛋白(原)降解产物(FDP)。血浆中的 FM 与 FDP 同时存在时能形成可溶性复合物。鱼精蛋白可使 FM 从可溶性复合物中游离出来,FM 自行聚合呈肉眼可见的絮状、纤维状或胶冻状,即 3P 试验阳性。其反映了 FDP 尤其是片段 X 的存在。

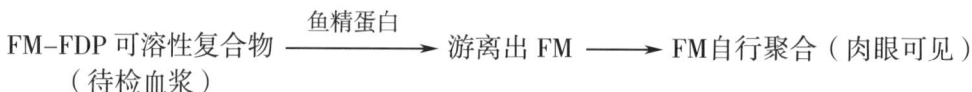

$$\text{FM–FDP 可溶性复合物} \xrightarrow{\text{鱼精蛋白}} \text{游离出 FM} \longrightarrow \text{FM 自行聚合(肉眼可见)}$$
(待检血浆)

【实验材料】

1. **器材**　血凝管、试管、微量加样器、37℃水浴箱、离心机等。

2. **试剂**　10g/L 鱼精蛋白溶液(pH 6.5)。

【实验步骤】

1. 用血凝管采集患者静脉血,1 500×g 离心 15 分钟,分离出乏血小板血浆(待检血浆)。

2. 取 500μl 待检血浆加入试管中,37℃温育 3 分钟。

3. 加入 50μl 鱼精蛋白溶液,充分混匀,37℃温育 15 分钟,立刻观察结果。

【结果判定】

1. **阴性**　血浆清晰不变,无不溶解物产生。

2. **阳性**　血浆中如有细或粗颗粒出现,会有纤维蛋白丝(网)或胶冻形成。

【参考区间】 3P 试验呈阴性。

【注意事项】

1. 本试验必须用枸橼酸钠抗凝剂,不得使用 EDTA、草酸盐及肝素抗凝。

2．若抽血不顺利、抗凝不完全、标本保存于冰箱、到时未立即观察结果等，均会导致假阳性结果。

3．若水浴温度过低、纤维蛋白原含量过低，均会导致假阴性结果。

4．3P 试验检测血浆中 FDP 的灵敏度为 >50mg/L，主要反映血浆中可溶性 FM 和 FDP 中的较大片段（尤其是片段 X）增加，只有两者同时存在时，3P 试验才呈阳性。

（李　强）

实验十九　纤维蛋白（原）降解产物检测

【实验目的】

1．掌握纤维蛋白（原）降解产物［fibrin（fibrinogen）degradation products，FDP］检测免疫比浊法的实验原理、参考区间。

2．熟悉 FDP 检测免疫比浊法的实验材料、实验步骤要点、注意事项。

【实验原理】　用特异性鼠抗人 FDP 单克隆抗体包被胶乳颗粒，与待检血浆充分混匀。待检血浆中 FDP 与单克隆抗体发生反应，从而导致胶乳微粒的凝集，进一步导致反应体系浊度增加，浊度变化与血浆中 FDP 水平存在相关性。

【实验材料】

1．器材　血凝管、试管、离心机、全自动血液凝固分析仪等。

2．试剂

（1）样本稀释缓冲液。

（2）FDP 单克隆抗体包被胶乳微粒悬浊液。

（3）FDP 校准品。

【实验步骤】　因仪器不同而异，各生产厂家均提供操作规程，严格按说明书进行。最主要的几个步骤包括以下几方面。

1．用血凝管采集患者静脉血，1 500×g 离心 15 分钟，分离出乏血小板血浆（待检血浆）。

2．仪器与试剂准备。将 FDP 各试剂放置于仪器相应位置。

3．在仪器中输入校准品批号及浓度，按试剂说明书要求选择稀释点个数及稀释倍数后开始检测，检测完成后按不同稀释点 FDP 浓度与吸光度值制定标准曲线。

4．将待检血浆上机检测，所测得的吸光度与标准曲线对应的浓度值即为待测样本的 FDP 浓度值。当待检血浆 FDP 浓度过高或过低时，应选择稀释或浓缩模式重新检测。

【参考区间】　FDP<5mg/L（免疫比浊法）。

【注意事项】

1．本试验所用试剂必须在 2～8℃保存，避免冻结，使用前平衡至室温。

2．准确设置试剂的批号、有效日期和定标物的不同稀释度。

3．采血不畅、样本有凝块、血浆脂浊或类风湿因子等干扰物可能影响 FDP 的检测。

4．失控、更换试剂批号/货号时应重新制定标准曲线，更换试剂批号时应重新验证参考区间。

5．必须注意潜在的生物危害。

（李　强）

实验二十　D-二聚体检测

【实验目的】

1. 掌握 D-二聚体（D-dimer, D-D）检测免疫比浊法的实验原理、参考区间。

2. 熟悉 D-D 检测免疫比浊法的实验材料、实验步骤要点、注意事项。

【实验原理】 用 D-D 单克隆抗体包被聚乙烯颗粒，与待检血浆充分混匀。待检血浆中 D-D 与单克隆抗体发生反应，从而导致聚乙烯微粒的凝集，进一步导致反应体系浊度增加，浊度变化与血浆中 D-D 水平存在相关关系。

【实验材料】

1. **器材**　血凝管、试管、离心机、全自动血液凝固分析仪等。

2. **试剂**

（1）样本稀释缓冲液。

（2）D-D 单克隆抗体包被聚乙烯颗粒悬浊液。

（3）D-D 校准品。

【实验步骤】 因仪器不同而异，各生产厂家均提供规范操作规程，严格按说明书进行。最主要的几个步骤包括以下几方面。

1. 用血凝管采集患者静脉血，1 500×g 离心 15 分钟，分离出乏血小板血浆（待检血浆）。

2. 仪器准备完毕后，将 D-D 各试剂放置于仪器相应位置。

3. 在仪器中输入校准品批号及浓度，按试剂说明书要求选择稀释点个数及稀释倍数后开始检测，检测完成后按不同稀释点 D-D 浓度与吸光度值制定标准曲线。

4. 将待测样本上机检测，所测得的吸光度与标准曲线对应的浓度值即为待测样本的 D-D 浓度值。当待测样本 D-D 浓度过高或过低时，应选择稀释或浓缩模式重新检测。

【参考区间】 D-D: 0.02～0.4mg/L（免疫比浊法）。

【注意事项】

1. 本试验所用试剂必须在 2～8℃保存，避免冻结，使用前平衡至室温。

2. 准确设置试剂的批号、有效日期和定标物的不同稀释度。

3. 采血不畅、样本有凝块、血浆脂浊、类风湿因子或异嗜性抗体等可能影响 D-D 的检测。

4. 妊娠期妇女 D-D 水平较非妊娠期人群高，D-D 随着增龄而升高。

5. 失控、更换试剂批号/货号时应重新制定标准曲线，更换试剂批号时应重新验证参考区间。

6. 必须注意潜在的生物危害。

（李　强）

第五章　血液系统疾病的检验诊断

　　随着现代医学检验技术的迅猛发展，许多血液系统疾病的检验技术已从单一的细胞水平上升到了细胞免疫学、细胞遗传学及分子生物学等的综合诊断水平。为适应这一疾病检验诊断模式的转变，临床血液学检验技术的实验教学也必须由传统的验证性、单一的实验教学向综合性、设计性实验教学转变。血液系统疾病的检验诊断主要就是如何从实验室检查的角度来分析、诊断血液系统疾病，其涉及面比较广，包括本课程的综合知识及与本课程相关的课程知识。

　　本章选取了溶血性贫血、急性白血病、B 细胞慢性淋巴增殖性疾病、出血性疾病的检验诊断实验，均以病例导入的方式，让学生综合运用本课程知识，采用血液学检验等多项检验技术，理清实验室检查思路，合理设计实验方案，进而对疾病进行综合性的分析及诊断。

实验一　溶血性贫血的检验诊断

　　溶血性贫血（hemolytic anemia，HA）是指由于某种原因引起红细胞病理性破坏增加、寿命缩短，超过骨髓增生代偿能力而引起的一类贫血。根据病因、发病机制将 HA 分为：遗传性、获得性。遗传性 HA 多由红细胞内在的缺陷所致（包括膜、酶及血红蛋白异常）；获得性 HA 多由红细胞外在缺陷所致（包括免疫因素、血管因素、生物因素、物理因素等），但阵发性睡眠性血红蛋白尿症（PNH）是一种获得性、以红细胞膜缺陷为特征的溶血性贫血。

　　按溶血发生的场所分为血管内溶血、血管外溶血，并产生相应的临床表现及实验室改变。血管内溶血指红细胞在血液循环中被破坏，释放游离血红蛋白，出现血红蛋白尿、非结合胆红素增高等；反复慢性血管内溶血，铁可沉积于肾小管上皮细胞内，随上皮细胞脱落并由尿液排出，形成含铁血黄素尿，是慢性血管内溶血的特征。血管外溶血指红细胞被脾等单核巨噬细胞系统吞噬消化，血红蛋白被降解为胆红素，患者可有脾大、非结合胆红素增高。

　　按临床表现分为急性、慢性 HA。急性 HA 多为血管内溶血，起病急骤，临床表现为严重的腰背及四肢酸痛，随后出现高热、面色苍白和血红蛋白尿。慢性 HA 多为血管外溶血，临床表现有贫血、黄疸、脾大。

　　【实验目的】　通过溶血性疾病的典型病例（β- 珠蛋白生成障碍性贫血），应用所学的溶血性贫血基本理论、检验及临床表现，达到理清实验室检查思路、能设计实验方案、能分析实验结果的目的，提高对溶血性贫血（尤其是 β- 珠蛋白生成障碍性贫血）实验室检查的综合分析、诊断能力，并进一步掌握、巩固溶血性贫血的相关知识。

　　【病例与分析】

　　1. 病例资料　患儿，女，6 岁，因面色苍黄、疲乏无力 4 年余就诊。曾在某医院诊断为贫血，用铁剂、叶酸、维生素 B_{12} 等治疗，未见明显好转。否认肝炎、结核病及有害物质接触病史，无牙龈出血、鼻出血、酱油色尿等病史。父母为广西籍，患者生长于原籍，日常饮食无偏食，家族中无类似疾病。体格检查：体温 36.9℃，心率 88 次 /min，呼吸 20 次 /min，血压 100/70mmHg。患儿神志清，精神差，体形偏瘦，中度贫血貌，眼距较宽且鼻梁扁平，皮肤黏膜苍白，轻度黄染，全身浅表淋巴结及肝肋下未触及，脾肋下 3.0cm，呼吸平稳，心律齐，未闻及杂音。

血常规检查：Hb 72g/L，RBC 4.22×10^{12}/L，MCV 53.2fl，MCH 18.3pg，MCHC 285.00g/L，PLT 250×10^9/L，WBC 8.6×10^9/L，网织红细胞 6.6%。WBC 分类：中性粒细胞 52%、淋巴细胞 40%、单核细胞 5%、嗜酸性粒细胞 3%，嗜多色性红细胞较易见，偶见晚幼红细胞。尿常规检查：隐血（－），蛋白质（－），尿 RBC（－）。肝功能检查：总胆红素 25.8μmol/L，直接胆红素 7.8μmol/L，间接胆红素 18.0μmol/L，谷草转氨酶 28U/L；血清叶酸 20nmol/L，血清铁蛋白 320ng/ml，乳酸脱氢酶 325U/L。B 超检查显示：脾大。

2. **病例分析** 患儿年龄小，贫血已 4 年余，应用常规抗贫血药疗效差；患儿为广西人，眼距较宽，鼻梁扁平，脾肋下 3.0cm。血常规检查表现为小细胞低色素性贫血、嗜多色性红细胞偏多，血清间接胆红素升高。根据病史、症状、体征及实验室检查结果，提示溶血性贫血的可能性较大。

【实验室检查思路】 溶血性贫血的检验诊断依赖临床、实验室检查等，其中实验室检查尤为重要。引起溶血性贫血的原因很多，故对溶血性贫血的检验诊断应遵循一定的步骤、程序。主要分为三大步骤：第一步，依据临床表现及一般检查，确定是否存在红细胞破坏增加及代偿性增生的证据；第二步，判别溶血发生的部位；第三步，根据病因和发病机制分类选择特异性检查，包括红细胞膜、酶、血红蛋白异常等检查以确定溶血原因。溶血性贫血的检验诊断思路见图 5-1。

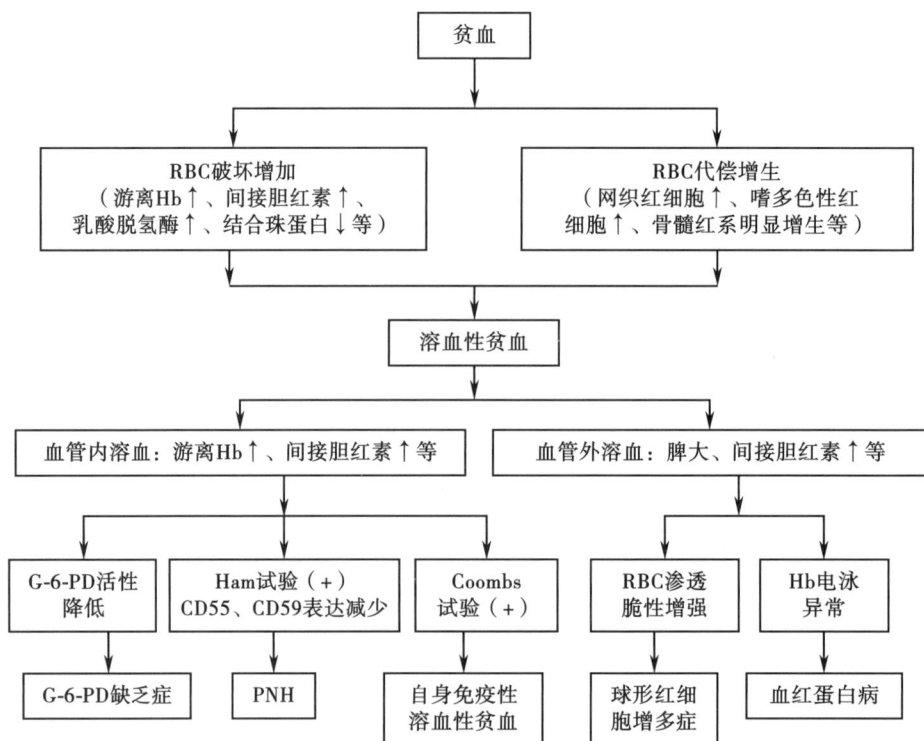

图 5-1 溶血性贫血的检验诊断思路

【实验设计方案】 由于关于溶血性贫血的项目非常多,其作用各不相同,所以需设计进一步检查的实验方案,一步一步地选择进行各项目检查,以免耽误病情。

1. 确定是否为溶血性贫血 临床上通常需要做下列常规性检查。

(1)血常规检查:血红蛋白及红细胞数减少,网织红细胞数增加,除珠蛋白生成障碍性贫血、阵发性睡眠性血红蛋白尿症为小细胞低色素性贫血外,多数表现为正细胞性贫血或大细胞性贫血(嗜多色性红细胞增加所致)。白细胞数及血小板数一般正常,其异常(以减少为多见)常见于伴其他疾病(如自身免疫性疾病、血栓性血小板减少性紫癜、淋巴瘤、感染性疾病等)。血片检查:嗜多色性红细胞较易见,可见有核红细胞等,有的还可见一定数量具有特征性的异常红细胞,例如球形红细胞、靶形红细胞、椭圆形红细胞、水泡细胞、裂片红细胞等。

(2)肝、肾功能检查:由于红细胞破坏增加,故患者可出现血中总胆红素、间接胆红素、乳酸脱氢酶增加,而各种转氨酶、白蛋白、球蛋白、白蛋白/球蛋白比、肾功能等一般正常。

(3)骨髓细胞形态学检验:必要时可做骨髓检查,以辅助诊断溶血性贫血。如患者表现为骨髓增生明显活跃,红系明显增生,以中、晚幼红细胞为主但形态无明显异常,嗜多色性红细胞较易见,一般首先考虑溶血性贫血。

临床上,凡患者贫血伴间接胆红素增加、血清乳酸脱氢酶增加、网织红细胞增加、骨髓红系增生、伴或不伴脾大,可确诊为溶血性贫血。

2. 判断溶血部位 可以通过一些溶血性贫血的相关检查做出准确的判断,溶血部位的鉴别还需结合临床。

(1)血管内溶血的证据:由于红细胞在血管内被破坏,通常表现为急性。故出现游离血红蛋白增加,结合珠蛋白减少;出现高铁血红素清蛋白(血中停留时间长)、血红蛋白尿(严重者)等;慢性者可有含铁血黄素尿。

(2)血管外溶血的证据:通常没有很好的指标来证明存在血管外溶血,可通过血管内的一些指标基本正常及脾大等来验证。

3. 确定溶血性贫血的原因 主要病因分为四大类:红细胞膜缺陷、红细胞酶缺陷、血红蛋白异常及免疫性异常,每类病因中有许多检验项目,故需结合临床及病史(包括家族史、接触史、服药史、饮食及运动情况等)及上述实验室检查的特点,有针对性地选择一些确定病因的项目进行检测,以确定溶血性贫血的具体病因,详见表 5-1。各种遗传性溶血性贫血的精确诊断需要做相应的基因检测。

表 5-1 溶血性贫血病因诊断的检验项目及意义

红细胞膜缺陷	自身溶血试验及其纠正试验:很少开展,用于筛选 HS、G-6-PD 缺陷症等
	红细胞渗透脆性试验:不敏感,脆性↑见于 HS、HE 等,↓见于血红蛋白病
	红细胞膜蛋白电泳:异常见于 HS、HE、PNH 等
	蔗糖溶血试验:PNH 筛选试验,敏感性高,阴性可基本排除 PNH
	酸化血清溶血试验:特异性强,阳性基本可确诊 PNH
	尿含铁血黄素试验:阳性说明存在慢性血管内溶血,见于 PNH
	CD55 和 CD59 检测:CD55 和/或 CD59 部分或完全缺失,为 PNH 确诊试验
	白细胞 Flaer 检测:缺失或完全缺失,为确诊疑难 PNH 的试验
	伊红 -5′- 马来酰亚胺(EMA)结合试验:可筛选 HS,但特异性不强
	红细胞膜蛋白基因检测:精确诊断各类红细胞膜缺陷性疾病

红细胞酶缺陷	G-6-PD 活性检测：具有确诊 G-6-PD 缺陷症的价值，为临床最常用的方法
	G-6-PD 基因检测：精确诊断 G-6-PD 缺陷症
	丙酮酸激酶活性检测：具有确诊丙酮酸激酶缺乏症的价值
	高铁血红蛋白还原试验：筛选试验，↓见于 G-6-PD 缺陷症
血红蛋白异常	血红蛋白电泳：发现异常区带，见于 α- 珠蛋白生成障碍性贫血、β- 珠蛋白生成障碍性贫血等血红蛋白病
	血红蛋白定量检测：可测多种 Hb 含量，见于血红蛋白病
	血红蛋白基因检测：包括珠蛋白生成障碍性贫血基因检测，精确诊断各种血红蛋白病
	红细胞包涵体试验：为不稳定血红蛋白病和 HbH 病的筛检试验
	抗碱血红蛋白试验：检测 HbF、HbH、HbBart's，↑见于珠蛋白生成障碍性贫血等
	HbF 酸洗脱法检测：主要检测 HbF，阳性见于珠蛋白生成障碍性贫血等
	热变性试验：特异性差，阳性见于不稳定血红蛋白病、珠蛋白生成障碍性贫血等
	异丙醇测定试验：特异性差，阳性见于不稳定血红蛋白病、珠蛋白生成障碍性贫血等
免疫性异常	抗球蛋白试验：阳性见于 AIHA、新生儿溶血病
	冷凝集素试验：阳性是诊断冷凝集素综合征的主要依据
	冷热溶血试验：阳性对诊断阵发性寒冷性血红蛋白尿症有一定价值

【实验结果与分析】

1．**确定溶血性贫血**　该患儿呈小细胞低色素性贫血，白细胞数及血小板数正常，网织红细胞数 6.6%。进一步血片观察，红细胞大小不一，多数较小且中央淡染区扩大，可见靶形红细胞，嗜多色性红细胞较易见。骨髓检查呈增生明显活跃，粒红比例倒置，红系明显增生且以中、晚幼红细胞为主，幼红细胞胞体偏小，胞质量少，嗜多色性红细胞较易见；粒系、巨核系增生较活跃。加做骨髓铁染色显示细胞外铁（++）、细胞内铁阳性率 52%。根据该患儿贫血、脾大、间接胆红素增加、血清乳酸脱氢酶增加、网织红细胞增加、骨髓红系增生，可确定为溶血性贫血。

2．**判断溶血部位**　患儿贫血病史数年、脾大、间接胆红素增加，提示血管外溶血；如果尿含铁血黄素试验阴性，则有助于排除血管内溶血。此外，涂片中可见靶形红细胞，患儿是广西人且有特殊面容，考虑珠蛋白生成障碍性贫血的可能性大。

3．**确定溶血性贫血的原因**　为了确定病因，该患儿做了以下检查。红细胞渗透脆性试验于 3.2g/L 低渗盐水开始溶血，2.4g/L 低渗盐水完全溶解，提示红细胞渗透脆性试验阳性；红细胞及粒细胞的 CD55、CD59 表达均正常，排除了呈小细胞低色素性的 PNH；血红蛋白电泳可见 HbF、HbA_2 条带加深（含量增加），血红蛋白定量分析 HbF 25%（明显增高），HbA_2 定量 5.0%（轻度增高），符合 β- 珠蛋白生成障碍性贫血改变。最后患儿进行了珠蛋白生成障碍性贫血的基因检测，发现 β- 链基因 28 位点突变[-28（A-G）]，患儿符合 β- 珠蛋白生成障碍性贫血，为纯合子突变。α- 珠蛋白生成障碍性贫血基因检测（PCR 法）未检测到 α- 链基因缺失，排除 α- 珠蛋白生成障碍性贫血合并 β- 珠蛋白生成障碍性贫血。患儿父母经珠蛋白生成障碍性贫血的基因检测发现 β- 链基因 CD28 位点突变[-28（A-G）]，为突变杂合子，临床表现为轻型 β- 珠蛋白生成障碍性贫血。

故患儿最终确诊为 β- 珠蛋白生成障碍性贫血（重型，纯合子）。

【病例小结】

1. 溶血性贫血的实验室检查项目繁多,选择实验项目时首先应确定溶血的存在,然后分析溶血发生的主要部位,最后确定溶血发生的原因。

2. 血管内和血管外溶血鉴别要点如表 5-2 所示,两者也可同时存在。

表 5-2　血管内溶血和血管外溶血的鉴别

鉴别要点	血管内溶血	血管外溶血
红细胞主要破坏场所	血管内	单核 - 巨噬细胞系统
病因	获得性多见	遗传性多见
病程	多为急性	常为慢性,急性加重
贫血、黄疸	常见	常见
脾大	少见	常见
红细胞形态学改变	少见	常见
血红蛋白血症	明显,游离 Hb 常 >100mg/L	较轻,游离 Hb 轻度增高
血红蛋白尿	常见	无或轻度
尿含铁血黄素	慢性可见	一般阴性
LDH	增高	轻度增高

3. 不同病因所致的溶血性贫血其骨髓象表现有许多相似的特征,因此血片红细胞形态检查有重要的提示及辅助诊断价值。临床上应结合患者病史、临床表现和初步的实验室检查结果,选择特异性检查项目进行诊断。

4. 临床上常用平均红细胞体积(MCV)值、红细胞渗透脆性试验、血红蛋白电泳试验作为珠蛋白生成障碍性贫血的筛选试验,但珠蛋白生成障碍性贫血的确定诊断和分型还依赖于基因诊断。基因诊断方法可快速检测珠蛋白 α- 链或 β- 链基因的缺失或突变,还可用于婚前检查,进行遗传学风险评估,对珠蛋白生成障碍性贫血高风险情况做产前诊断。

(牛新清)

实验二　急性白血病的检验诊断

急性白血病(acute leukemia,AL)是一种获得性造血细胞克隆性增殖的常见恶性血液病,其主要特点为骨髓中造血细胞恶性增殖、分化阻滞和凋亡受抑,患者主要表现为贫血、出血、感染和组织器官浸润。

急性白血病的实验室诊断最初采用纯细胞形态学分型(即 FAB 分型)。该分型根据原始细胞的形态学特征、百分比将急性白血病分为两大类:急性髓细胞白血病(AML)、急性淋巴细胞白血病(ALL)。目前急性白血病采用 2022 年 WHO 分型,是一种细胞形态学、细胞免疫学、细胞遗传学及分子生物学检验相结合的综合性分型。它将急性髓细胞白血病分为两大类:遗传学异常定义的 AML、分化定义的 AML;将急性淋巴细胞白血病也分为两大类:B 淋巴母细胞白血病 / 淋巴瘤(B-lymphoblastic leukemia/lymphoma)、T 淋巴母细胞白血病 / 淋巴瘤(T-lymphoblastic leukemia/lymphoma)。

急性白血病骨髓中原始细胞常≥20%,原始细胞是指原始粒细胞、原始单核细胞、原始淋巴细胞、原始巨核细胞(指急性巨核细胞白血病时)、原始红细胞(指急性红系白血病时),而 M3 中的异常早幼粒细胞、M5 中的幼稚单核细胞、ALL 中的幼稚淋巴细胞作为"原始细胞等同细胞"对待,均为急性白血病细胞。血片中也有数量不等的原始细胞,有的还可见幼稚粒细胞、有核红细胞。

【实验目的】 通过急性白血病的典型病例(急性早幼粒细胞白血病),应用所学的急性白血病基本理论、检验及临床表现,达到理清实验室检查思路、能设计实验方案、能分析实验结果的目的,提高对急性白血病实验室检查的检验诊断、综合分析及分型的能力,并进一步掌握、巩固急性白血病的相关知识。

【病例与分析】

1. **病例资料** 患者,男性,44 岁,因头晕、乏力 1 个月余,皮下瘀斑半个月入院。体格检查:体温 38.5℃,心率 92 次 /min,呼吸 20 次 /min,血压 119/65mmHg。贫血貌,全身皮肤散在皮下瘀斑、瘀点,皮肤巩膜无黄染,全身浅表淋巴结、肝、脾未触及,呼吸平稳,心律齐,未闻及杂音。血常规检查:Hb 47g/L, RBC 1.37×10^{12}/L, PLT 65×10^9/L, WBC 2.19×10^9/L;仪器报警提示有原始和幼稚细胞;手工白细胞分类:淋巴细胞 45%、中性粒细胞 15%、幼稚细胞 40%。

2. **病例分析** 患者为青壮年,临床表现为贫血、出血、发热。血常规检查显示全血细胞减少,仪器报警提示有原始和幼稚细胞,血片手工白细胞分类可见幼稚细胞占 40%,虽然分类中未注明该幼稚细胞是哪系,不能确定是否为急性白血病细胞,但根据临床表现及仪器报警提示,考虑患者急性白血病的可能性大。

【实验室检查思路】 若患者具有原因不明的发热,并伴皮肤、黏膜出血或内脏出血,肝、脾、淋巴结肿大,胸骨压痛,血常规检查发现血红蛋白、红细胞数、血小板数减少,白细胞数异常或正常(多数增加),分类出现原始细胞,则急性白血病的可能性很大。

初发急性白血病患者都需要做以下 4 方面检验:细胞形态学、细胞免疫学、细胞遗传学及分子生物学检验,其中细胞形态学检验是最基本、最实用的检验方法。所以通常通过骨髓细胞形态学检验确定急性白血病后,将骨髓穿刺时预留的骨髓液标本进一步做细胞免疫学、细胞遗传学及分子生物学检验,得出 WHO 分型的诊断意见。急性白血病的检验诊断思路见图 5-2。

【实验设计方案】 通过临床及血常规检查后,大多数患者可得出急性白血病的初步诊断意见,所以需要进一步做更为深入的各项检查,主要包括形态学检验、细胞免疫学检验、细胞遗传学检验、分子生物学检验,其中细胞遗传学及分子生物学检验的项目非常多,其作用各不相同,所以需设计具体实验方案。合理、有针对性地选择检验项目,以免耽误病情,并能减轻患者经济负担等。

1. **形态学检验**

(1)骨髓片及血片检验:是目前诊断急性白血病最快、准确率较高的检验方法,由于是单纯的细胞形态学检验,故其急性白血病及分型命名的诊断意见一般采用 FAB 分型。

绝大多数急性白血病的骨髓呈增生明显或极度活跃,极少数骨髓呈增生减低。而无论增生还是减低,骨髓片中均可见数量不等的原始细胞,如血片或骨髓片中的原始细胞≥20% 即可诊断急性白血病。如同时可见棒状小体,可诊断为急性髓细胞白血病;如急性白血病细胞为典型的异常早幼粒细胞,通常可直接诊断为急性早幼粒细胞白血病;如急性白血病细胞为典型的异常中幼粒细胞,通常可直接诊断为急性粒细胞白血病部分分化型(M2b)。

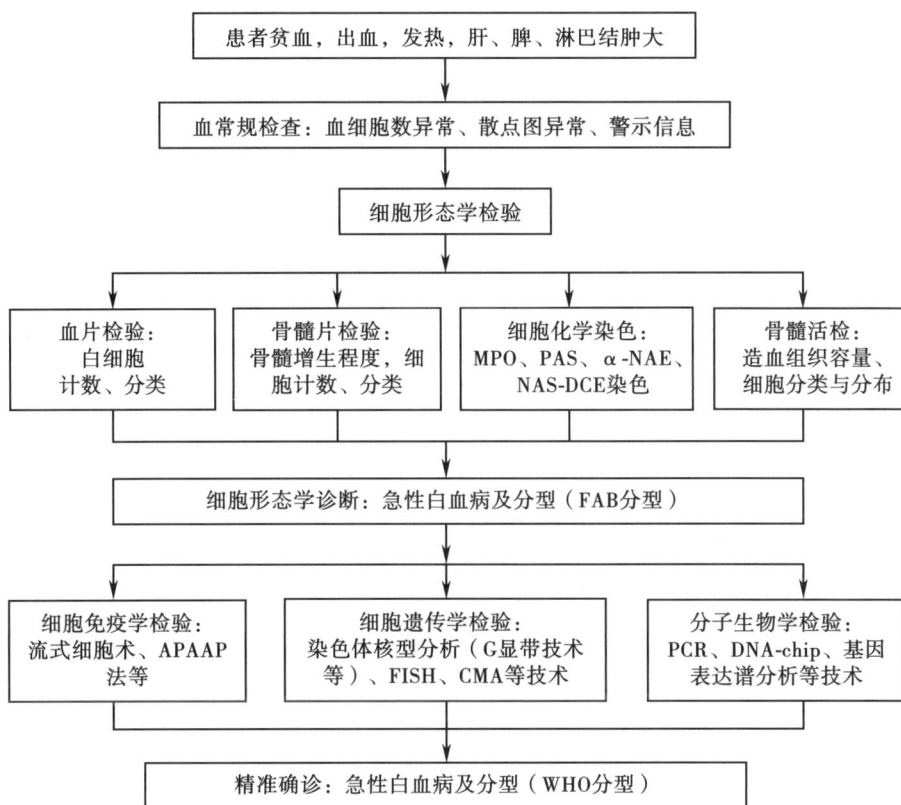

图 5-2 急性白血病的检验诊断思路
APAAP 法：碱性磷酸酶 - 抗碱性磷酸酶法；CMA 技术：染色体微阵列分析技术。

（2）细胞化学染色：用于辅助判断急性白血病的细胞类型。初诊患者通常需常规做一系列细胞化学染色，包括 MPO 染色、NAS-DCE 染色、α-NAE 染色（包括氟化钠抑制试验）及 PAS 染色，其中最重要的是 MPO 染色。如 MPO 阳性率≥3%，为 AML（阳性率低者，不能除外混合表型急性白血病）；MPO 阳性率 <3%，首先考虑 ALL，但 AML 中的 M0、M7、M6、M5a 等也有可能。在 AML 中，M1 通常呈弱阳性或阳性，M3 呈强阳性（典型 M2b 呈强阳性），M2a 和 M4 呈阳性，M5 通常呈弱阳性。NAS-DCE 染色的作用和 MPO 染色类似，但是单核细胞绝大多数呈阴性。α-NAE 染色若呈明显的阳性反应且其阳性产物被氟化钠抑制时，应首先考虑 M5；若阳性强弱不一且部分被氟化钠抑制时，首先考虑 M4；若呈阴性或（弱）阳性且阳性产物不被氟化钠抑制，则首先考虑其他类型白血病。

（3）骨髓活检：能真实反映骨髓组织结构、间质成分及骨髓造血细胞分布状态，从而弥补骨髓片检查的某些不足；同时骨髓活检还可观察是否存在骨髓纤维化、有无幼稚细胞异常定位，可作为判断急性白血病预后的一个重要指标。故怀疑急性白血病的患者建议同时做骨髓活检。进一步免疫组织化学染色可协助区分细胞类型，与流式细胞术的细胞免疫学检验有相互协同作用。

2. 细胞免疫学检验 通常采用流式细胞仪（FCM）进行检验，其利用抗人白细胞分化抗原 CD 系列单克隆抗体来进行血细胞免疫标记，并根据所标记细胞的抗原表型进行细胞分类、发育阶段、增生活化、生理功能等分析。对于白血病诊断、分型、治疗和预后判断均具有重要价值。

CD 抗体可分为一线、二线 CD 抗体，前者具有较高的特异性，可以对急性白血病的系列来源进行分析；后者具有较高的灵敏性，可以进一步确定细胞系内亚型。通常先确定细胞系，然后进一步根据细胞类型，增加相应的检测指标进行具体亚型的分析。血细胞免疫表型分析的常用系列抗体详见表 5-3。

表 5-3　血细胞免疫表型分析的常用系列抗体

血细胞系列	一线抗体	二线抗体
髓系	CD117、CD13、CD33、MPO	CD14、CD15、CD11、CD61、CD64、CD41、CD61、CD71、CD36、CD235a
B 淋巴系	CyCD22、CD22、CD19、CD10、CD79a	CD20、Cyμ、SmIg
T 淋巴系	CyCD3、CD3、CD7、CD2	CD1a、CD4、CD5、CD8
非系列特异性	CD34、TdT（胞核）、HLA-DR	

3. 细胞遗传学检验

（1）染色体显带技术：通常采用 G 显带技术，是临床常用的白血病细胞遗传学诊断方法之一，染色体核型分析对急性白血病的诊断、分型、预后和发病机制的探讨都具有重要的价值。急性白血病患者可检测到遗传学定义的异常、克隆性异常（但是无特异性）或无异常，如检测到细胞遗传学定义异常时，可检测到相应基因，详见表 5-4。有的 ALL 也伴有细胞遗传学定义的异常并检测到相应基因。

表 5-4　部分遗传学定义的 AML 及形成相应的基因

细胞遗传学定义的 AML	形成相对应的基因
APL 伴 t（15；17）（q22；q12）	APL 伴 *PML∷RARA* 融合基因
AML 伴 t（8；21）（q22；q22.1）	AML 伴 *RUN1∷RUNX1T1* 融合基因
AML 伴 inv（16）（p13.1；q22）或 t（16；16）（p13.1；q22）	AML 伴 *CBFB∷MYH11* 融合基因
AML 伴 t（6；9）（p23；q34.1）	AML 伴 *DEK∷NUP214* 融合基因
AML 伴 t（1；22）（p13.3；q13.3）	AML 伴 *RBM15∷MRTFA* 融合基因
AML 伴 t（9；22）（q34；q11）	AML 伴 *BCR∷ABL1* 融合基因
AML 伴 t（9；11）（p21.3；q23.3）	AML 伴 *KMT2A* 重排基因
AML 伴 inv（3）（q21.3；q26.2）或 t（3；3）（q21.3；q26.2）	AML 伴 *MECOM* 重排基因

（2）染色体荧光原位杂交（FISH）技术：可以用于检测间期细胞，不受染色体中期分裂象数量、质量的影响，可以作为常规染色体失败后的补救检测方法，可用于白血病诊断、预后估计、治疗监测和微小残留病灶检测等方面。如 t（15；17）即 15 号染色体上的 *PML* 基因移位到 17 号染色体上的 *RARA* 基因上，形成 *PML∷RARA* 融合基因，是 APL 的特征性病变，可作为 APL 诊断依据、疗效评估、判断预后及监测白血病微小残留状态的分子指标。

4. **分子生物学检验** 血液分子生物学检验技术主要包括聚合酶链反应技术、核酸分子杂交技术、基因芯片（DNA-chip）技术、DNA测序技术、限制性片段长度多态性（RFLP）、蛋白质分析技术及转基因技术、基因表达谱分析技术等。白血病中特异的融合基因可以通过快速且敏感的荧光实时定量PCR（RQ-PCR）方法检测。实时定量PCR包括TaqMan荧光探针技术和SYBR Green Ⅰ嵌合荧光法。但检测结果阴性不排除存在其他断裂形成的融合基因可能，可通过基因测序等方法补充检测。进一步还可进行与预后相关基因检测，以指导临床治疗、评估疗效、判断预后。一些急性白血病的遗传学检验核型正常，融合基因检查也呈阴性，却检出一些与细胞行为和患者预后有关的基因突变。如常见的 *FLT3* 基因突变见于1/3核型正常的AML，可以预示不良预后。

2022年WHO分型关于（分子）遗传学异常定义的AML中，除了表5-4中基因外，还有AML伴 *NUP98* 重排、AML伴 *NPM1* 突变、AML伴 *CEBPA* 突变等，这些遗传学异常定义的AML患者，除AML伴 *BCR∷ABL1* 融合基因和AML伴 *CEBPA* 基因突变外，即使骨髓中原始细胞<20%也诊断为AML。急性淋巴细胞白血病也存在一些遗传学定义的异常，但当原始淋巴细胞（指细胞免疫学上的原始淋巴细胞）<20%，即使检测到（分子）遗传学定义的异常，一般考虑是淋巴母细胞淋巴瘤浸润/扩散骨髓或外周血所致。

【实验结果与分析】

1. **形态学检验** 患者血常规检查白细胞数明显减少，血片白细胞分类易见幼稚细胞。患者之后的骨髓检查显示骨髓增生明显活跃，以颗粒异常增多的异常早幼粒细胞增生为主，红系、巨核系均减少，血小板少见，故从细胞形态学来分析，基本可确诊为急性早幼粒细胞（M3）；进一步做细胞化学染色，其MPO染色、NAS-DCE染色均呈强阳性，α-NAE染色阳性也较强且加氟化钠后不抑制，PAS呈弥散颗粒状阳性，提示为粒系细胞而非单核系细胞，也支持诊断M3。

2. **细胞免疫学检验** 该患者流式细胞术检验的结果为：髓系异常细胞约占有核细胞总数的73.69%。该群细胞表达：CD13$^+$、CD33$^+$、CD64$^+$、CD117$^+$、CD9$^+$、CD123$^+$、CD3$^-$、CD5$^-$、CD7$^-$、CD8$^-$、CD10$^-$、CD11b$^-$、CD14$^-$、CD15$^-$、CD16$^-$、CD19$^-$、CD20$^-$、CD34$^-$、CD56$^-$、CD79a$^-$、HLA-DR$^-$，提示急性早幼粒细胞白血病。典型M3的表型为CD13$^+$、CD33$^+$、CD64$^+$、CD117$^+$、CD34$^-$、HLA-DR$^-$、CD3$^-$、CD19$^-$等。

3. **细胞遗传学检验** 该患者骨髓细胞染色体核型分析可见46XY, t(15;17)(q24;q21)；骨髓细胞FISH：可见 *PML∷RARA* 融合基因表达阳性。进一步支持患者为2022年WHO分型中的APL伴 *PML∷RARA* 融合基因。

4. **分子生物学检验** 根据PML基因的断裂位点，可分别形成长型（bcr1型/L型）、变异型（bcr2型/V型）、短型（bcr3型/S型）3种类型。L型约占55%，S型约占40%，V型约占5%。本次检测采用Taqman探针实时荧光定量RT-PCR检测方法，患者急性白血病 *PML∷RARA* 融合基因（bcr3型/S型）阳性。其 *PML∷RARA* mRNA水平为202.02%。进一步检测造血和淋巴细胞肿瘤基因突变组合（222个基因）：显示该样本 *FLT3-TKD*、*KRAS*、*FLT3-ITD* 基因阳性，*KRAS* 基因突变在AML患者中与较短的中位总生存期（OS）和无事件生存期（EFS）相关；AML伴 *FLT3-TKD* 突变，预后较差。

该患者最后诊断为急性早幼粒细胞白血病伴 *PML∷RARa*（S型）融合阳性，同时 *FLT3-TKD*、*KRAS*、*FLT3-ITD* 基因阳性，为中危。

【病例小结】

1. 对于急性白血病的实验室检查，首先要及时观察血片中有核细胞形态，如出现数量不等的原始细胞，即可建议临床进行骨髓穿刺等检查。

2. 若骨髓片或血片显示原始细胞≥20%，即可基本诊断为急性白血病，若同时检到棒状小体，基本诊断为急性髓细胞白血病。

3. 目前急性白血病的诊断及分型均采用2022年的WHO分型，精准确诊急性白血病及其亚型，除细胞形态学检验外，还必须有细胞免疫学、细胞遗传学和分子生物学检验的证据，以作为急性白血病诊断、治疗及预后评估的重要指标。

4. 细胞形态学检验是诊断急性白血病最简单、最实用、最快速的检验手段，需要检验人员有很好的细胞形态学检验技能，一般采用FAB分型来诊断及分型。

5. 细胞形态学检验时，若检到疑为遗传学异常定义的AML，例如检到异常早幼粒细胞、易见杯口细胞等，即使其急性白血病细胞<20%，也需考虑到急性白血病的可能性，进一步确诊需要结合细胞免疫学、细胞遗传学和分子生物学等检查。

（莫武宁）

实验三　B细胞慢性淋巴增殖性疾病的检验诊断

B细胞慢性淋巴增殖性疾病（B cell chronic lymphoproliferative disease，B-CLPD）是临床上以外周血和骨髓成熟B细胞克隆性增殖为主要特征，并通过外周血/骨髓细胞形态学、细胞免疫学及细胞/分子遗传学检测可以诊断的一组成熟B细胞淋巴增殖性疾病。其包括的疾病详见表5-5，来源于《B细胞慢性淋巴增殖性疾病诊断与鉴别诊断中国专家共识》（2018年版）。B-CLPD的一些共同特征见表5-6。

表5-5　B细胞慢性淋巴增殖性疾病

原发白血病

　　慢性淋巴细胞白血病（CLL）

　　B-幼稚淋巴细胞白血病（B-PLL）*

　　毛细胞白血病（HCL）

　　脾B细胞淋巴瘤/白血病不能分类

淋巴瘤白血病期

　　边缘区淋巴瘤（MZL）**

　　滤泡性淋巴瘤（FL）

　　套细胞淋巴瘤（MCL）

　　淋巴浆细胞淋巴瘤/华氏巨球蛋白血症（LPL/WM）

B细胞慢性淋巴增殖性疾病不能分类（B-CLPD-U）

注：*2022年WHO分型中的成熟B细胞肿瘤中已取消B-PLL，分别归入脾B细胞淋巴瘤/白血病伴显著核仁、套细胞淋巴瘤、CLL的幼淋巴细胞转化。**2016年版WHO分型中的边缘区淋巴瘤（MZL）包含脾边缘区淋巴瘤（SMZL）等，2022年WHO分型中将SMZL、HCL、HCL-V（HCL变异型）都归于脾B细胞淋巴瘤/白血病。

表 5-6　B 细胞慢性淋巴增殖性疾病的共同特征

临床特征	中老年发病；临床进展缓慢，多数呈惰性病程（大多数套细胞淋巴瘤除外）；可向侵袭性淋巴瘤转化；治疗后可缓解，但难以治愈
形态学	以小到中等大小的成熟淋巴细胞为主
免疫表型	表达成熟 B 细胞相关抗原（CD19、CD20、CD22）和表面免疫球蛋白（sIg）、单一轻链（κ 或 λ）
基因重排	免疫球蛋白重链（IgH）和 / 或轻链（IgL）基因重排阳性

【实验目的】　通过 B 细胞慢性淋巴增殖性疾病的典型病例（CLL），应用所学的淋系肿瘤的基本理论、检验及临床表现，达到理清实验室检查思路、能设计实验方案、能分析实验结果的目的，提高对 B-CLPD（尤其是 CLL）实验室检查的综合分析、检验诊断及综合分型的能力，并进一步掌握、巩固 B-CLPD 的相关知识。

【病例与分析】

1. **病例资料**　患者，男性，82 岁，因体检发现"白细胞数增高"入院。发病以来无发热。否认肝炎、结核病病史及接触史、外伤手术史及药物过敏史。体格检查：体温 36.8℃，心率 90 次 /min，呼吸 20 次 /min，血压 120/82mmHg。颌下、双侧腋窝、双侧腹股沟可扪及肿大淋巴结（其边界清、质地硬、无压痛），肝、脾未触及，呼吸平稳，心律齐，未闻及杂音。血常规检查：Hb 130g/L，RBC 4.51×10^{12}/L，PLT 145×10^9/L，WBC 153.42×10^9/L；WBC 分类：中性粒细胞（NEU）4%，淋巴细胞（LC）96%，涂抹细胞易见。

2. **病例分析**　患者体检发现白细胞数显著增加，血红蛋白、红细胞数及血小板数正常，提示惰性病程。血片显示以成熟的小淋巴细胞增加为主，再结合患者年龄大、多处浅表淋巴结肿大，故首先考虑慢性淋巴增殖性疾病（CLPD）。如为幼儿，需首先考虑传染性淋巴细胞增多症或传染性"单个核细胞"增多症，但白细胞增加不那么明显，且可出现反应性淋巴细胞。

【实验室检查思路】　若患者为老年人、浅表淋巴结肿大、无明显症状、外周血白细胞数及淋巴细胞明显增加，要考虑慢性淋巴增殖性疾病的可能。首先需要做细胞形态学检验，包括血片、骨髓片检验，同时需做骨髓活检，但骨髓活检的结果滞后较明显，所以一般只能先通过血片、骨髓片检验得出"提示或疑为慢性淋巴增殖性疾病骨髓象"的诊断意见。进一步检查包括细胞免疫学、细胞遗传学、分子生物学检验及病理组织活检。慢性淋巴增殖性疾病的检验诊断思路见图 5-3。

【实验设计方案】　通过临床及血常规检查后，大多数患者可预判为慢性淋巴增殖性疾病，所以需要进一步做更为深入的各项检查，主要包括以下 4 方面，其中最重要的是淋巴结等病理组织活检加免疫组织化学法，而细胞免疫学、细胞遗传学及分子生物学检验的项目多（尤其是分子生物学检验），其作用各不相同，所以需设计具体实验方案，合理、针对性地选择检验项目，以免延误病情或增加患者经济负担等。

1. **形态学检验**

（1）骨髓片及血片检验：这类疾病极易累及外周血，导致白细胞数增加，且淋巴细胞比例也增加；不同类型的 CLPD，淋巴细胞的形态特点不同，而且往往血片比骨髓片的形态更为典型，故血片检验非常重要。骨髓片检验显示骨髓常增生明显活跃，淋巴细胞比例增加（早期也可呈局部增加），个别患者伴有溶血性贫血。粒系、红系、巨核系正常或减少。多种典型 B-CLPD 的血片及骨髓片主要特点见表 5-7。

```
┌─────────────────────────────────┐
│  老年人、淋巴结肿大、无明显症状  │
└─────────────────────────────────┘
                  │
                  ▼
┌───────────────────────────────────────┐
│  血常规检查：白细胞计数增加，以淋巴细胞为主  │
└───────────────────────────────────────┘
                  │
                  ▼
         ┌──────────────┐
         │  细胞形态学检验  │
         └──────────────┘
```

| 血片检验：白细胞计数、分类 | 骨髓片检验：骨髓增生程度，细胞计数、分类 | 骨髓活检：造血组织容量、细胞分类与分布 |

```
┌──────────────────────────────────────────┐
│ 细胞形态学诊断：CLPD骨髓象（活检结果报告滞后）  │
└──────────────────────────────────────────┘
```

| 细胞免疫学检验：流式细胞术等 | 细胞遗传学检验：核型分析、FISH等 | 分子生物学检验：PCR等 | 病理组织活检：淋巴结活检+免疫组织化学法等 |

```
         ┌──────────────────┐
         │ 精准确诊：CLPD及类型 │
         └──────────────────┘
```

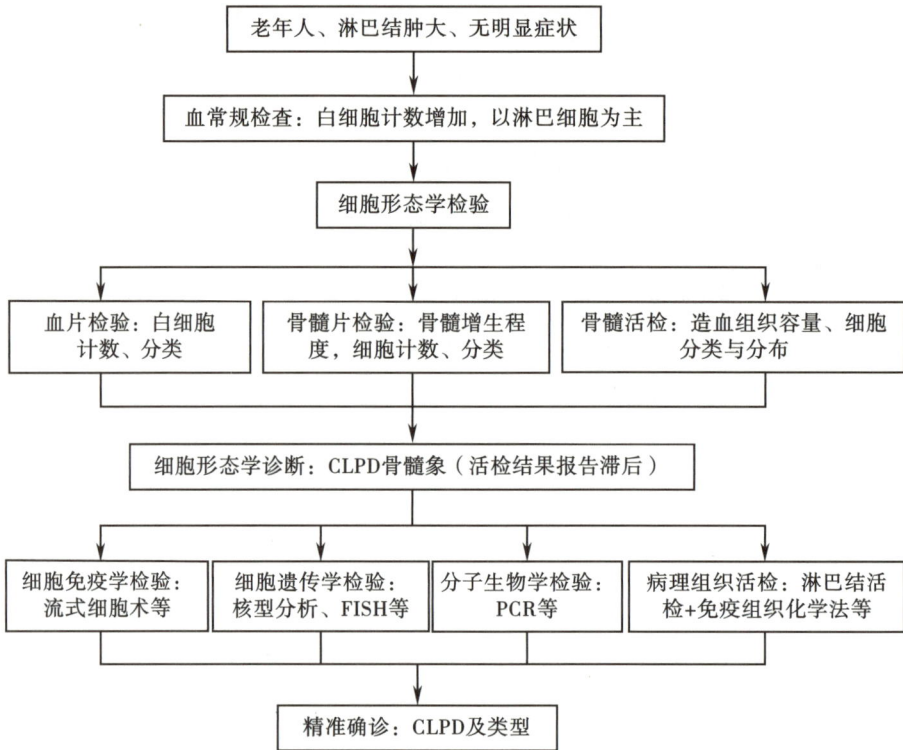

图 5-3　慢性淋巴增殖性疾病的检验诊断思路

表 5-7　多种典型 B-CLPD 的血片及骨髓片主要特点

疾病		典型者的血片及骨髓片主要特点
CLL/SLL[*]	血片	WBC 增加，淋巴细胞（LC）常≥50%，形态似正常小淋巴细胞，但染色质常更聚集（典型呈龟背壳样），涂抹细胞易见
	骨髓片	淋巴细胞明显增生，LC 常≥40%，形态基本同血片，涂抹细胞易见
FL	血片	WBC 及 LC 增加，胞核有明显核裂隙的 LC（即小裂细胞）较易见
	骨髓片	淋巴细胞增加，常 >30%，形态基本同血片
MCL	血片	WBC 及 LC 比例增加，胞核圆形、不规则、切迹、核裂隙，可见小裂样细胞。有的以"原始及幼稚淋巴细胞"增加为主，有的以多形性淋巴瘤细胞增加为主
	骨髓片	淋巴细胞增加，常 >30%，形态基本同血片
HCL	血片	WBC 数量不定，LC 增加，其中多数为毛细胞
	骨髓片	淋巴细胞比例增加，其中多数为毛细胞（形态往往不如血片典型）

注：[*]慢性淋巴细胞白血病（CLL）和小淋巴细胞淋巴瘤（SLL）被认为是同一生物学实体的不同表现形式，无本质区别，故 WHO 分型中将两者合并，称为 CLL/SLL。

（2）病理组织活检及免疫组织化学法：包括淋巴结、骨髓活检等，尤其是淋巴结活检，可观察疾病发生在淋巴结的具体部位及淋巴结被破坏程度，是确诊 B-CLPD 最重要的检验手段。小 B 淋巴细胞肿瘤各型间形态容易混淆，多种 B-CLPD 的细胞形态学鉴别见表 5-8。

表 5-8 多种 B-CLPD 的细胞形态学鉴别

鉴别要点	CLL	FL	MCL	HCL	SMZL
细胞大小	小	小	中	中 / 大	小
染色质	成块	致密	斑点状	疏松 / 棉絮状	致密
核仁	无 / 小	无	无 / 小	无	无
核形	规则	核裂隙等	不规则等	规则	规则
细胞质	甚少	甚少	中	丰富绒毛	极性绒毛

2. 细胞免疫学检验 采用流式细胞术进行免疫表型分析,是 B-CLPD 诊断和鉴别诊断的主要方法之一。常用免疫标志包括:白细胞共同抗原 CD45、成熟 B 细胞相关抗原(CD19、CD20、CD22、CD79b、CD23、FMC7、sIg、轻链)、前体 B 细胞相关抗原(CD34、TdT、CD10)及其他 CD(CD5、CD11c、CD25、CD103、CD123、CD38、CD138、CD200)等。另外,病理免疫组织化学法表型特征也具有重要价值。B-CLPD 的主要免疫表型及遗传学特征见表 5-9。

表 5-9 B-CLPD 的主要免疫表型及遗传学特征

特征	CLL	HCL	MCL	SMZL	FL	LPL/WM
免疫表型						
CLL 积分 *	4～5	0	1～2	0～2	0～1	
CD5+	++	−	++	+	−	−/+
CD23+	++	−	−/+	−/+	−/+	−/+
FMC7+	−/+	++	++	++	++	++
限制性轻链 **	存在	存在	存在	存在	存在	存在
sIg	弱表达	强表达	强表达	强表达	强表达	强表达
CD79b	弱表达	中等表达	强表达	强表达	强表达	强表达
CD200	强表达	强表达	−			
Cyclin D1	阴性	弱表达	阳性	阴性	阴性	阴性
LEF-1	阳性	阴性	阴性	阴性	阴性	阴性
FISH						
t(11;14)	无	无	存在	无	无	
t(14;18)	无	无	无	无	存在	
del(7q)/+3	无	无	无	存在	无	
基因突变及重排						
BRAF p.V600E	无	存在	无	无	无	无
MYD88 L265P	无	无	无	无	无	存在
IgH、IgL 重排	存在	存在	存在	存在	存在	存在

注:*CLL 积分,CLL 为 4～5 分,其他 B-CLPD 为 0～2 分,如 3 分时建议 FISH 检测除外 MCL 等,并参考 CD200、CD42 的表达情况。** 指 κ:λ>3 或 <0.3。−:阴性或 <10% 的患者阳性。−/+:10%～25% 的患者阳性。+:25%～75% 的患者阳性。++:>75% 的患者阳性。

3. 细胞遗传学检验　采用常规染色体核型分析（G 显带技术）、FISH 进行细胞遗传学异常检查。G 显带技术分析 40%～50% 的 CLL 患者存在染色体异常；而采用 FISH，染色体异常检出率可达 80%。FISH 常用探针包括针对 13q14、11q23（ATM）、17p13（p53）的 DNA 特异性探针，3 号和 12 号染色体着丝粒探针及 t（11；14）（q13；q32）和 t（14；18）（q32；q21）双色双融合探针等。B-CLPD 的主要细胞遗传学特征见表 5-9。

4. 分子生物学检验　采用 PCR 检测 *BRAF* p.V600E 和 *MYD88* L265P 突变、IgH 和 IgL 基因重排等，二代测序技术（NGS）同时检测多个具有诊断和预后意义的基因突变，如 *TP53*、*ATM*、*SF3B1*、*BRAF*、*MYD88*、*NOTCH1*、*NOTCH2*、*PTPRD*、*EZH2*、*CREBBP*、*KMT2D*（*MLL2*）、*KMT2C*（*MLL3*）、*MAP2K1*、*KLF2*、*CCND1*、*CXCR4*、*PLCG2*、*BTK* 等。B-CLPD 的主要分子生物学特征见表 5-9。

【实验结果与分析】

1. 形态学检验　该患者白细胞数明显增加，淋巴细胞比例明显升高，易见涂抹细胞。患者之后的骨髓检查显示骨髓增生明显活跃。小淋巴细胞明显增生（形态与正常小淋巴细胞相似），占 96.6%，粒、红系减少，巨核细胞全片 32 个，血小板较易见。涂抹细胞较易见。故细胞形态学检验诊断为：慢性淋巴增殖性疾病（首先考虑 CLL/SLL）骨髓象，需结合免疫分型、活检及遗传学检验。之后的骨髓活检及免疫组织化学法表型特征也符合 CLL/SLL。

2. 细胞免疫学检验　流式细胞术检测结果显示淋巴细胞占 76.54%，其中 B 淋巴细胞占 66.90%。免疫表型为：CD11c+、HLA-DR+、CD19+、CD5+、CD203−、CD23+、CD21+、CD20+、CD58+、CD22+、CD200+、CD10−、CD25−、CD34−、CD123−、FMC−、sIgM+、κ+、λ−、κ:λ>3，为 CD5+ 的单克隆成熟 B 淋巴细胞。CLL 积分为 4～5 分，符合 CLL/SLL 的免疫表型。

典型 CLL/SLL 的免疫表型为：CD5、CD19、CD23、CD200 强阳性，膜免疫球蛋白（常为 IgM）、CD20、CD22、CD79b 弱阳性，FMC7、Cyclin D1 常为阴性，B 细胞呈单克隆性（即 κ:λ>3 或 <0.3，或 >25% 的 B 细胞 sIg 不表达，或 Ig 基因重排阳性）。

3. 细胞遗传学检验　该患者骨髓细胞染色体核型检查结果为：46，XY[20]，为正常核型。染色体正常、+12 预后中等，而伴 11q− 或 17p− 的患者预后差，特别是 17p− 患者预后最差；单纯 13q− 的 CLL 患者最常见，且预后较好。

4. 分子生物学检验　该患者白血病融合基因筛查阴性；B 细胞淋巴瘤热点基因检测呈阴性；淋巴瘤重排基因检测、IgH 克隆性重排检测呈阳性。

故患者最终确诊为慢性淋巴细胞白血病 / 小淋巴细胞淋巴瘤，其染色体核型正常、B 细胞淋巴瘤热点基因检测呈阴性。

【病例小结】

1. 大多数患者通过血常规及骨髓检查，可以做出慢性淋巴增殖性疾病骨髓象的诊断意见，如果细胞形态学表现典型，有时还可预判 CLPD 的亚型，以指导临床进行下一步的检查。故细胞形态学检验是最基本、最实用的检验手段，且能快速报告，诊断 CLPD 的准确率也较高。

2. B-CLPD 的种类有很多，其治疗、预后各不相同，而仅借助一种方法往往无法精确诊断 CLPD 亚型，往往需与形态学（包括病理组织活检）、细胞免疫学、细胞遗传学及分子生物学检验结果相结合，进行综合分析，进而做出精准的诊断。

3. 流式细胞术免疫表型分析结合细胞遗传学、分子生物学检验，可以对多数 B-CLPD 进行诊断与鉴别诊断，详见图 5-4。

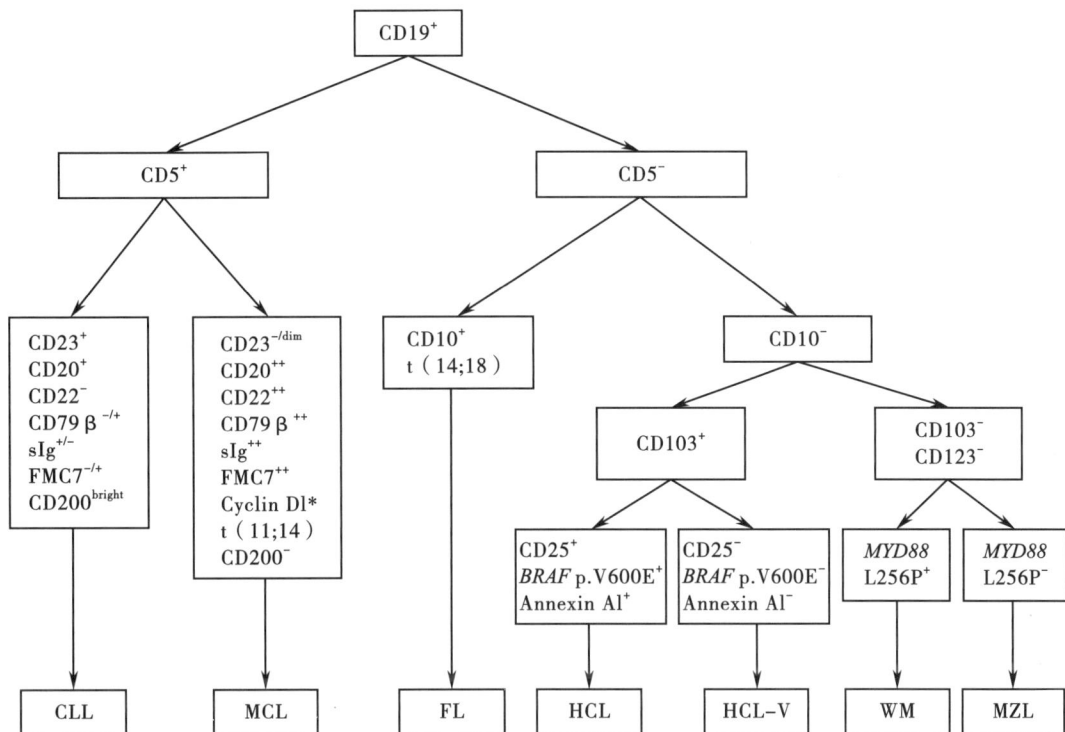

图 5-4 B-CLPD 免疫表型和遗传学的诊断及鉴别诊断流程

（高海燕）

实验四　出血性疾病的检验诊断

出血性疾病（hemorrhagic diseases）是因遗传性或获得性因素导致机体的血管、血小板、凝血、抗凝及纤溶等止血机制缺陷或异常而引起的以自发性或轻微损伤后过度出血或出血难止的一类疾病。根据病因和发病机制的不同，分为血管异常、血小板异常、凝血因子异常、异常抗凝物增加以及纤溶功能亢进等因素导致的出血性疾病。人体止血过程分为：一期止血（即初期止血）、二期止血。一期止血缺陷是指血管壁和血小板异常所引起的止血功能缺陷，常用的筛查试验包括出血时间（BT）、血小板计数（PLT）检测；二期止血缺陷是指血液凝固和抗凝功能异常等所引起的止血功能缺陷，常用的筛查试验有凝血酶原时间（PT）、活化部分凝血活酶时间（APTT）、凝血酶时间（TT）、纤维蛋白原（FIB）检测；纤溶亢进也会导致出血，常用的筛查试验有纤维蛋白（原）降解产物（FDP）、D- 二聚体（D-D）检测。

血友病（hemophilia）是一组遗传性凝血因子Ⅷ或Ⅸ基因缺陷导致的凝血功能障碍所引起的出血性疾病，包括血友病 A（hemophilia A，HA）、血友病 B（hemophilia B，HB），前者又称血友病甲或因子Ⅷ缺乏症，后者称血友病乙或因子Ⅸ缺乏症。凝血因子Ⅷ、Ⅸ的基因分别位于 Xq28 和 Xq27，故 HA 和 HB 均为性连锁（即伴性）隐性遗传病，患者几乎均为男性，女性携带者可见，女性纯合子型极少见。有 46%～50% 的患者无遗传性家族史，采用基因检测技术可发现患者有基因缺陷，推测可能是母体在妊娠过程中胎儿自身基因突变所致。血友病 A 和 B 的临床表现相同，主要表现为自发性或外伤后出血难止，出血常发生于负重的关节、肌肉和深部组织，也可有胃肠道、泌尿道、中枢神经系统出血等，反复关节腔出血是血友病的重要特征。

【实验目的】 通过出血性疾病的典型病例（血友病），应用所学的血栓与止血的基本理论、检验及临床表现，达到理清实验室检查思路、设计实验方案、分析实验结果的目的，提高对出血性疾病（尤其是凝血因子缺陷所致的疾病）实验室检查的综合分析、诊断能力，并进一步掌握、巩固出血性疾病的相关知识。

【病例与分析】

1. 病例资料 患儿，男，2岁，因"撞击伤后颜面头皮淤青肿胀3天"入院。3天前撞伤前额部，无出血及肿胀，家长未予重视。入院前2天，患儿前额出现肿胀，无淤青，并出现头部肿胀、颜面部及双眼睑肿胀。入院前1天，患儿前额部、双眼眶周围出现淤青，头部、颜面部肿胀及双眼睑肿胀加重。患儿发病以来，无发热，无吐、泻，大小便正常。否认肝炎、结核病病史及有害物质接触史，无牙龈出血、鼻出血、皮肤瘀斑等病史。体格检查：体温36.8℃，心率125次/min，呼吸26次/min，血压103/69mmHg。一般状态差，贫血貌，头部弥漫性肿胀，非凹陷性，触之软，前额部及双眼眶周明显淤青，右侧颜面部肿胀，躯干部及四肢皮肤无黄染、无出血点及瘀斑，全身浅表淋巴结、肝、脾未肿大，呼吸平稳，咽部充血，双肺呼吸音粗，心率快，心音低钝。血常规检查：Hb 60g/L，RBC 2.1×10^{12}/L，PLT 295×10^9/L，WBC 14.42×10^9/L；WBC分类：中性粒细胞占比55%，淋巴细胞占比36%，单核细胞占比5%，嗜酸性粒细胞占比4%。

2. 病例分析 患儿前额因轻微创伤出现大片肿胀和淤青，为深部血肿，躯干部及四肢皮肤无黄染、出血点及瘀斑。血常规检查显示Hb减少、血小板数及白细胞数正常，再结合患儿症状、体征，初步考虑为出血性疾病。

【实验室检查思路】 出血性疾病的检验诊断依赖临床、实验室检查等，其中实验室检查尤为重要。引起出血性疾病的原因很多，故对出血性疾病的检验诊断应遵循一定的程序。从临床表现来分析，一期止血缺陷的最主要临床表现为：皮肤、黏膜出血，表现为瘀点与体表紫癜、鼻出血、牙龈出血，成年女性常有月经量过多。凝血因子缺陷导致二期止血缺陷的最主要临床表现为：迟缓性再发的渗血与深部组织血肿形成，如关节腔出血、内脏出血、小型手术或轻度外伤后出血不止。

对于出血性疾病患儿，首先应根据筛查试验进行大致分类，判断是否为出血及大致病因，然后进一步行确诊试验以明确哪种物质异常。通过病史和家族史调查明确是遗传性还是获得性，如为遗传性可进行基因诊断。出血性疾病的检验诊断思路见图5-5。

【实验设计方案】 结合临床表现、血常规检查、止凝血常规检查，大多数患儿可预判是否为二期止血缺陷所致的出血性疾病，但还需要进一步的筛查试验、确诊试验。筛查及确诊试验的项目很多，其作用也各不相同，所以需设计具体实验方案，合理、针对性地选择检验项目，以免延误病情或加重患儿家庭的经济负担等。

1. 筛查试验 首先要进行筛查试验，对出血性疾病进行初步分类，出血时间（BT）、血小板计数（PLT）、凝血酶原时间（PT）、活化部分凝血活酶时间（APTT）、凝血酶时间（TT）五项试验是最常用的筛查试验，纤溶活性也可用纤维蛋白（原）降解产物（FDP）或D-二聚体（D-D）进行筛查。其筛查项目的意义详见表5-10。

通过筛查试验，可初步将出血性疾病分为五大类，详见表5-11，以便于进一步选择特异性诊断试验进行确诊。

出血

血小板数；PT、APTT

血小板数低；PT、APTT正常　　　血小板数正常；PT、APTT异常　　　血小板数正常；PT、APTT正常

原发免疫性血小板减少症　　　　　　　　　　　　　　　　　　　血管因素、凝血因子ⅩⅢ缺乏
继发性血小板减少症等

PT延长，APTT延长　　　　　　PT延长，APTT正常　　　　　　PT正常，APTT延长

纠正试验　　　　　　　　　　　服用华法林类药物　　　　　　　纠正试验

可以纠正　　　不能纠正　　　　　　　　　　　　　　　可以纠正　　　不能纠正

凝血因子缺乏　　凝血因子
ⅧⅨ/ⅪⅩ　　抑制物

TT延长　　TT、FIB　　TT延长　　TT、FIB
FIB低　　正常　　FIB正常　　正常

消耗性　　因子缺乏：　　肝素过量　　抗Ⅹ因子
因子缺乏　　共同途径凝血因子　　或类肝素　　抗体
如DIC　　Ⅱ/Ⅹ缺乏维生素K　　物质
依赖凝血因子Ⅱ/
Ⅶ/Ⅸ/Ⅹ缺乏

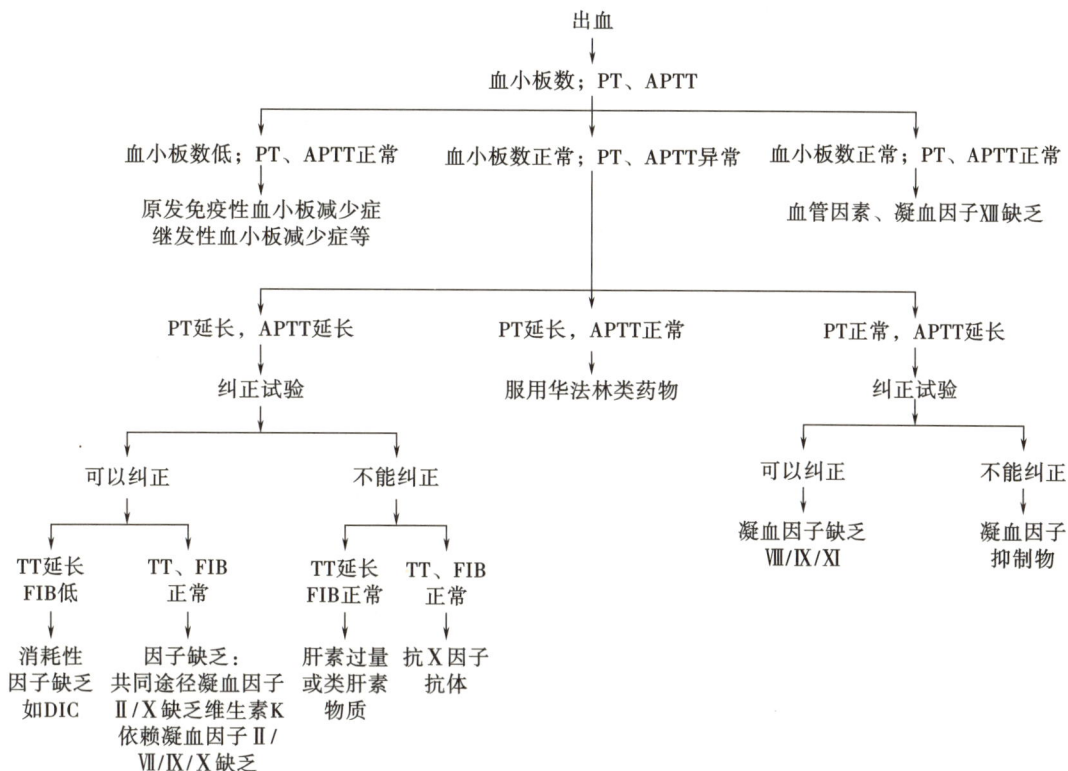

图5-5　出血性疾病的检验诊断思路

表5-10　出血性疾病筛查试验的项目及意义

BT	由于操作较为复杂等，临床并未常规开展，怀疑血管异常时才进行
PLT	重要的筛查试验。存在假性减少或增加，可通过血片等来验证
PT	筛查外源性凝血系统，见于FⅦ、Ⅹ、Ⅴ、Ⅱ、Ⅰ缺乏或减少等
APTT	筛查内源性凝血系统，见于FⅧ、Ⅸ、Ⅺ、Ⅹ、Ⅴ、Ⅱ、Ⅰ缺乏或减少等
TT	见于肝素及类肝素物质增加、低纤维蛋白原血症、无纤维蛋白原血症或异常纤维蛋白原血症等
FDP	间接反映纤溶活性亢进，灵敏度较高

表5-11　筛查试验对出血性疾病进行的初步分类

项目	血管性疾病	血小板疾病	凝血因子缺陷	异常抗凝物增加	纤溶亢进症
BT	P/N	P/N	N	N/P	N/P
PLT	N	D/N	N	N	N
PT	N	N	P/N	P/N	P/N
APTT	N/P	N	P/N	P/N	P/N
TT	N	N	N/P	P	P
FDP	N	N	N	N	I

注：P=延长，N=正常，D=降低，I=增高。

　　临床上 PT、APTT、TT 三项筛查试验的联合应用及分析,对初步判断疾病方向具有较重要的价值,详见表 5-12。

表 5-12　PT、APTT、TT 筛查试验的联合应用及分析

PT	APTT	TT	疾病的初步判断
N	N	N	正常人、FⅩⅢ缺陷、α₂-抗纤溶酶缺陷、凝血因子的亚临床和轻度缺陷、初期止血异常
P	N	N	FⅦ缺陷
N	P	N	FⅧ、FⅨ、FⅪ、FⅫ缺陷,血管性血友病,因子抑制物,狼疮抗凝物
P	P	N	FⅡ、FⅤ、FⅩ缺陷和抗磷脂抗体综合征
P	P	P	异常抗凝物,如肝素和 FDP 增加、纤维蛋白原缺乏或分子结构异常、多发性骨髓瘤、巨球蛋白血症、弥散性血管内凝血

注:N=正常,P=延长。

　　2. 确诊试验　筛查试验基本确定了五大病因(血管因素、血小板因素、凝血因子因素、异常抗凝物增加、纤溶功能异常)。每大类病因中有许多检验项目,故需要我们结合临床及病史(包括家族史),有针对性地选择一些项目进行检测,以确定出血性疾病的具体病因,详见表 5-13。但各种遗传性疾病的精确诊断需要做相应的基因检测。

表 5-13　出血性疾病确诊试验的项目及意义

血管因素
　　血管性血友病因子抗原检测:下降主要用于辅助诊断血管性血友病
　　毛细血管脆性试验:很少开展,主要用于辅助诊断遗传性毛细血管扩张症

血小板因素
　　血小板聚集试验:辅助诊断遗传性及获得性血小板功能缺陷病、血栓性疾病等
　　血小板相关抗体、补体检测:诊断免疫性血小板减少症的重要指标之一
　　血小板膜糖蛋白测定:特异性高,主要用于诊断遗传性血小板功能缺陷病等
　　血小板活化检测:包括多项试验,主要用于辅助诊断血栓前状态及血栓性疾病
　　血块收缩试验:血块收缩过度主要用于 FⅩⅢ 缺乏症或严重贫血

凝血因子因素
　　凝血因子活性检测:包括各因子活性检测,下降见于相应的遗传性因子缺乏症等
　　纤维蛋白原定量检测:下降见于低、无或异常纤维蛋白血症,纤溶亢进等

异常抗凝物增加
　　狼疮抗凝物检测:包括筛查和确证试验,多见于自身免疫性疾病
　　凝血因子抑制物检测:主要为 FⅧ抑制物,见于血友病 A、自身免疫性疾病等

纤溶功能异常
　　组织型纤溶酶原激活剂活性检测:增高提示纤溶亢进,下降见于血栓性疾病等
　　纤溶酶原活性检测:下降见于遗传性、获得性 PLG:A 减低

【实验结果与分析】 患儿血常规检查发现血小板数并未减少,但患儿出血却很明显,呈外伤后的深部组织出血,故需做凝血方面的检查(包括筛查试验、确诊试验)。

1. **筛查试验** 进一步筛查试验发现患儿 APTT 明显延长,而 PT、TT、FIB 及 FDP 均正常,故考虑为凝血系统因子缺陷引起的出血性疾病。因患儿 APTT 延长,而 PT、TT 正常,故首先考虑为内源性凝血途径的凝血因子缺陷。

2. **确诊试验** 需做内源性凝血途径的凝血因子活性检测,包括 FⅧ、FⅨ、FⅪ、FⅫ,但由于单纯 FⅫ 的缺陷罕见且 FⅫ:C 的减低不会有临床出血表现,故无须检测 FⅫ 活性,只需进一步检测凝血因子Ⅷ、Ⅸ、Ⅺ活性即可。患儿的检测结果如下:凝血因子Ⅷ:C 为 2.40%(参考区间为 103%±25.7%),凝血因子Ⅸ:C 为 96%(参考区间为 98.1%±30.4%),凝血因子Ⅺ:C 为 107%(参考区间为 100%±18.4%)。由此可见,该患儿为凝血因子Ⅷ减少所致的出血(首先考虑血友病 A)。根据凝血因子活性缺乏程度不同,将血友病分为轻型(>5%～40%)、中间型(1%～5%)及重型(<1%)。

临床引起凝血因子Ⅷ减少的疾病主要有遗传性疾病,如血友病 A、血管性血友病(vWD)以及获得性血友病。为了诊断和鉴别诊断,该患儿需要进一步检测 vWF:Ag 和凝血因子Ⅷ抑制物,以排除血管性血友病和获得性血友病。考虑到为儿童,获得性血友病可能性不大,故主要进行 vWF:Ag 检测以排除血管性血友病。同时应询问患儿亲属是否有类似病史出现。患儿 vWF:Ag 89%,凝血因子Ⅷ抑制物阴性,故可排除血管性血友病及凝血因子Ⅷ抑制物引起的 FⅧ减少。

最后,通过基因检测发现 *FⅧ* 基因存在 c.1537G>A(p.Gly513Ser)错义突变,最终精准诊断为血友病 A(中间型)。

【病例小结】 出血性疾病的诊断主要依赖实验室检查,在选择实验项目时应遵循以下原则。

1. 密切结合病史、家族史和临床表现,有目的地进行筛查与确诊试验检查。

2. 实验项目应从常用、简便试验开始,有必要时再进行技术要求高、较复杂的试验。几种出血性疾病的筛查试验结果比较见表 5-14。

表 5-14 几种出血性疾病的筛查试验结果比较

出血性疾病	BT	PLT	PT	APTT	TT	FDP
血管性紫癜	N/P	N	N	N	N	N
原发免疫性血小板减少症	P/N	D	N	N	N	N
血小板无力症	P	N	N	N	N	N
血友病 A	N	N	N	P	N	N
血管性血友病	P/N	N	N	P/N	N	N
FⅦ缺陷	N	N	P	N	N	N
FX缺陷	N	N	P	P	N	N
弥散性血管内凝血	P	D	P	P	P	I
肝硬化	P/N	D	P	P	P/N	N/I

注:N=正常,P=延长,D=降低,I=增高。

3. 对部分已认识较深入的疾病,可从细胞、分子、基因水平进行全面检查,最终再做出诊断。

4. 出血性疾病的发病机制较为复杂,各种试验的灵敏度、特异性均有差别,所反映的病理变化既不相同但又可能有交叉,有时需要多次、定期复查并排除一些相关疾病或药物的干扰,切忌根据某一项实验或某一次检查就做出诊断,有些实验结果还需动态观察。

(屈晨雪)